全国医药高职高专护理类专业"十二五"规划教材

U0297523

护理管理学

主 编 孙 铮

中国医药科技出版社

内 容 提 要

本书是全国医药高职高专护理类专业"十二五"规划教材之一,依照教育部教育发展规划纲要等相关文件要求,紧密结合卫生部执业护士资格考试特点,根据《护理管理学》教学大纲的基本要求和课程特点编写而成。

全书共分十二章,主要介绍管理学与护理管理学的基本概念、基本理论、基本方法及其发展趋势,管理职能的相关知识与技能,护理管理的临床实践活动,护理管理与医疗卫生法律法规等内容。在编排上,每章前提出学习目标和案例导入,加强了课堂的互动性,让学生主动参与课堂教学,章末辅以实训,突出实用性和可操作性。

本书适合医药卫生高职高专、函授及自学高考等护理类专业相同层次不同办学形式教学使用,也可作为医药行业培训和自学用书。

图书在版编目(CIP)数据

护理管理学 / 孙铮主编 . —北京:中国医药科技出版社,2013.7

全国医药高职高专护理类专业"十二五"规划教材

ISBN 978-7-5067-6138-3

Ⅰ.①护… Ⅱ.①孙… Ⅲ.①护理学 –管理学 –高等职业

教育 –教材 Ⅳ. R47

中国版本图书馆 CIP 数据核字(2013)第 086123 号

美术编辑 陈君杞
版式设计 郭小平

出版 中国医药科技出版社
地址 北京市海淀区文慧园北路甲 22号
邮编 100082
电话 发行:010-62227427 邮购:010-62236938
网址 www.cmstp.com
规格 787×1092mm $^{1}/_{16}$
印张 14 $^{1}/_{4}$
字数 283千字
版次 2013年 7月第 1版
印次 2013年 7月第 1次印刷
印刷 北京昌平百善印刷厂
经销 全国各地新华书店
书号 ISBN 978-7-5067-6138-3
定价 **29.00元**

本社图书如存在印装质量问题请与本社联系调换

全国医药高职高专护理类专业"十二五"规划教材建设委员会

编委会 / 《护理管理学》

主　编　孙　铮

副主编　田秀丽　范翠萍　庞国伟

编　委　（按姓氏笔画排序）

王凤莲（廊坊卫生职业学院）

田秀丽（泰山护理职业学院）

孙　铮（泰山医学院）

张　敏（泰山医学院）

范翠萍（北京卫生职业学院）

庞国伟（山东中医药大学）

曾　伟（泰山医学院附属医院）

编写说明

当前，我国医药高等职业教育教学已步入了一个新的发展阶段，教育部门高度重视，依托行业主管部门规范指导，各学术团体和高等院校也开展了更加深入的医药高等职业教育教学改革的研究。为贯彻落实《国家中长期教育改革和发展规划纲要（2010～2020年）》和全国医学教育工作会议精神，结合我国"十二五"规划关于医疗卫生改革的战略和政策，适应最新颁布的护士执业资格考试新大纲的要求，推动高质量教材进课堂，2012年9月，在卫生计生委人才交流服务中心的指导下，中国医药科技出版社联合中华预防医学会公共卫生教育学会职教分会，在总结"十一五"期间教材建设经验的基础上，组织泰山护理职业学院、广西卫生职业技术学院、北京卫生职业学院、廊坊卫生职业学院、通辽职业学院、济南护理职业学院等十余所院校，启动了全国医药高职高专护理类专业"十二五"规划教材的编写工作。

《国家中长期教育改革和发展规划纲要（2010～2020年）》提出当前我国职业教育应把提高质量作为重点，到2020年，我国职业教育要形成适应经济发展方式转变和产业结构调整要求、体现终身教育理念、中等和高等职业教育协调发展的现代职业教育体系。作为重要的教学工具，教材建设应符合纲要提出的要求，符合行业对于医药职业教育发展的要求、符合医药职业教育教学实际的要求。根据全国医药行业的现状和对护理高技能型人才的需求，医药高职高专教学公共核心知识体系和课程体系的建立、精品课程与精品教材的建设，成为全国医药高职高专院校护理类专业教学改革和教材建设亟待解决的任务。

在编写过程中我们坚持以人才市场需求为导向，以技能培养为核心，以医药高素质实用技能型人才培养必需知识体系为要素，规范、科学并符合行业发展需要为该套教材的指导思想；坚持"技能素质需求→课程体系→课程内容→知识模块构建"的知识点模块化立体构建体系；坚持以行业需求为导向，以国家相关执业资格考试为参考的编写原则；坚持尊重学生认知特点、理论知识适度、技术应用能力强、知识面宽、综合素质较高的编写特点。

本套教材根据全国医药高职高专院校护理类专业教学基本要求和课程要求进行编写，涵盖了护理类专业教学的所有重点核心课程和若干选修课程，可供护理及其相关专业教学使用。欢迎广大读者特别是各院校师生提出宝贵意见。

全国医药高职高专护理类专业"十二五"
规划教材建设委员会
2013 年 6 月

前言 / PREFACE

护理管理学是管理学的分支学科，是融管理学及护理学为一体的综合性应用学科，也是护理学专业学生的主干课程和必修课程。

《护理管理学》坚持以护理管理的基本理论、基本知识和基本技能为主线，突出体现护理专业的实践应用。在"十一五"规划教材的基础上，根据我国高职高专培养应用型人才的总体目标，借鉴国内外现代管理理论和方法，结合管理学和护理管理的发展以及护士执业资格考试大纲编写而成。

全书以管理职能为主线构建教材基本内容，共分十二章。第一章和第二章介绍管理学与护理管理学的基本概念、基本理论、基本方法及其发展趋势；第三章至第九章系统讨论管理职能的相关知识与技能，内容包括计划、组织、人力资源管理、领导、控制、护理管理中的激励、管理沟通与冲突；第十章和第十一章重点阐述护理管理的临床实践活动，包括护理质量管理、护理信息管理；第十二章介绍护理管理与医疗卫生法律法规的有关知识。

本书的特色如下。

1. 新颖性。本教材内容在保留成熟的管理学和护理管理学基本理论、知识和技能的基础上，注重增加国内外管理学研究的新理论、新成果与新方法，如创建高效能团队、护理质量管理模式等内容，同时创设了知识链接栏和管理名言，以丰富知识内容，开阔学生的视野，增进对管理知识的理解。

2. 实用性。本教材注重理论的应用价值，重视实践环节。紧密与护士执业资格考试大纲相结合，从每章的引导案例导入，提出问题，引导学生带着问题进行理论学习，提高学生的学习兴趣，每章之后附有填空题、不同类型的选择题、简答题及实训题，贴近教学实际，有利于教学目标的实现，并力求培养学生的综合能力。

3. 可获得性。本教材通俗易懂、用词准确、阐述清楚、层次分明，利于管理学知识和技能的理解和掌握，培养管理思维。每章开篇介绍学习目标、章后附有"目标检测"，利于知识的复习巩固。

本教材为全国医药高专护理类专业"十二五"规划教材，适用于全国医药高职高专护理学教育，也可作为临床护理人员继续教育的教材和护理管理工作者的参考书。

本书在编写过程中得到了中国医药科技出版社和各编者单位的帮助，在此表示衷心的感谢！对本书所引用书籍和文献的原作者致以诚挚的谢意！

根植于管理学的护理管理学是一门年轻的学科，学科的知识与实践体系也在不断构建、完善和发展。由于编者的水平所限，编写时间紧迫，教材中的不妥乃至错误之处在所难免，恳请广大师生、读者和护理界同仁批评指正。

编　者
2013 年 3 月

目录 / *CONTENTS*

第六章 领导 / 95

第十章　护理质量管理 / 157

第十一章　护理信息管理 / 179

第十二章　护理管理与医疗卫生法律法规 / 189

附　录　/ 200

第一章

绪 论

学习目标

知识目标
1. 掌握管理的概念、基本特征、职能；掌握护理管理的概念及特点。
2. 熟悉管理的方法、对象；熟悉护理管理者的角色和技能要求。
3. 了解护理管理的发展史；了解护理管理学研究内容与方法。

技能目标
1. 熟练掌握护理管理学研究内容与方法，分析解决护理管理中的实际问题。
2. 领会学习护理管理的意义及发展趋势。

【引导案例】

在 2003 年抗击非典型肺炎的战场上，广大医务工作者发扬白求恩精神，无私无畏，冲锋在前，用生命谱写了救死扶伤的壮丽篇章。广东省中医院急诊科护士长叶欣，因抢救"非典"患者而不幸感染，以致光荣殉职，她留下一句令人刻骨铭心的话："这里危险，让我来吧。"把风险留给自己，把安全留给患者，这是无数医务工作者的崇高境界。正是有了我国政府的高度重视，医院安全管理措施的到位和一大批医务人员的顽强奋战，"非典"蔓延的势头才得以遏制，人民群众才得以安享宁静的生活。

叶欣同志于 1956 年 7 月 9 日出生在广东省湛江市徐闻县的一个医学世家。1974 年被招进广东省中医院卫训队。1976 年毕业时，因护理能力测试成绩名列前茅被留院工作。1983 年被提升为广东省中医院急诊科护士长，是该院护士长中最年轻的。2009 年 9 月 14 日，她被评为 100 位新中国成立以来感动中国人物之一。急诊科是广东省中医院最大的护理单位，她在每一分钟都与死神赛跑的急诊科，一干就是二十多年，"快速、有效、及时"的工作性质、复杂多变的病情、触目惊心的状况，护士长不仅要有一流的护理技能，更要具备临危不惧、指挥若定、身先士卒的领导能力。无论是现场急救坠楼的垂危民工，还是带头护理艾滋病患者和吸毒者，以及冒险抢救"非典"患者，叶欣护士长从来没有瞻前顾后，自虑吉凶。她是时代的英雄，是抗击"非典"的勇士。给医务人员树立了榜样，我们将永远记住她、学习她。

问题：

1. 叶欣同志从事护理工作二十余年，最后牺牲在抗击"非典"的战场上，从叶欣护士长感人的事迹中你得到什么启示？

2. 医院的护理管理者一般分为哪几个层次？叶欣护士长是属于哪个层次的管理者？护士长角色包括哪些？

管理学作为一门系统地研究人类管理活动的普遍规律、基本原理和一般方法的科学，已得到人们的普遍重视。护理管理学是管理学的一个分支，属于管理学的学科范畴，是将管理学的基本理论、技术、方法应用于护理实践，结合护理管理的特点加以研究和探索，使护理管理更趋专业化、科学化和效益化的一门科学。

第一节　管理概述

管理，古今中外，无处不在。自从有了人类社会和社会组织以来，就存在管理问题，管理已经成为人类社会发展不可缺少的一项重要活动。

一、管理与管理学的概念

（一）管理的概念

关于管理（management）的概念，各管理理论学派均有不同的解释。如管理决策学派赫伯特·西蒙认为，"管理就是决策"，"管理就是领导"；管理职能学派法国管理学家亨利·法约尔认为，"管理就是计划、组织、指挥、协调和控制"；美国管理学家彼得·德鲁克认为，"管理不只是一门学问，还应是一种'文化'，它有自己的价值观、信仰和语言"。本书把管理定义为：管理是指管理者为实现组织目标，通过实施计划、组织、人员配置、领导、控制等职能来协调各种资源（如人、财、物、时间、信息等）取得最佳效益的过程。

（二）管理学的概念

管理学（science of management）是一门系统地研究管理过程的普遍规律、基本原理和一般方法的科学。它是自然科学和社会科学相互交叉而产生的一门综合性的应用学科。管理学研究的主要目的是在一定条件下，通过合理地组织和配置人、财、物等多种资源，提高组织运行效率与效果。尽管管理与管理学联系十分密切，但却是两个不同的概念。管理是一种时间活动或过程，是管理学研究的一个基本范畴。而管理学则是研究管理活动共性问题的一门独立学科，其主要使命是建立一个完整的基础性管理知识体系。管理作为客观存在的社会实践活动，是管理学研究的对象，也是管理学这门学科知识的具体运用。

【管理名言】

管理是一种实践，其本质不在于"知"而在于"行"；其验证不在于逻辑，而在于成果；其唯一权威就是成就。

——彼得·德鲁克

二、管理的基本特征

（一）管理的二重性

由于生产过程既包括物质资料的生产也包括生产关系的再生产，具有双重性，因此对生产过程的管理活动也就存在着二重性，一是自然属性，二是社会属性。管理的自然属性是指通过计划、组织、领导和控制等管理职能，对人、财、物、时间、信息等资源进行组合、协调和利用，以取得最佳效益的管理过程。管理的社会属性是指人们在一定生产关系条件下和一定社会文化、政治、经济制度中必然要受到生产关系的制约和社会文化、政治、经济制度影响的特性，具有特殊性和个性。

（二）管理的科学性和艺术性

管理活动的科学性是指管理者在管理活动中遵循管理的原理及原则，按照管理的客观规律解决管理中的实际问题的行为活动过程。管理的艺术性是管理者熟练地运用管理知识，针对不同的管理情景采用不同的管理方法和技能，达到预期管理效果的管理行为。二者是辩证统一的，科学性是艺术性的基础，艺术性是科学性的发挥，管理既是科学，又是艺术。

（三）现代管理学的学科性质

管理学是一门独立的科学，发展到今天，已形成了比较完整的现代管理学学科体系，分析其特性主要有以下三方面内容。

1. 现代管理学是一门应用性科学

管理学的知识来源于人们的管理实践，是人们管理经验的概括和总结，没有管理实践，它就成了无源之水、无本之木。同时，管理学的知识，必须运用到实践中去才有价值，否则，它就失去了存在的意义。

2. 现代管理学是一门边缘性、交叉性学科

管理学在其发展过程中，必然要吸收各方面专家参与，从而带来了各个领域、各个学科的知识。研究对象的复杂性、研究范围的广泛性，也决定了这门学科的交叉性。它吸收多个学科的优秀成果，是历史发展的必然。

3. 现代管理学是一门软科学

广泛运用数学知识，凭借多种数学运算，提高研究的科学化和精确化，是现代管理学的一大特点。由于管理涉及的因素很多，管理者不可能将它们的关系全部数量化，还有许多问题只能进行定性分析和研究。"软科学"就是相对于这点而言的，它除了具有前面所说的不能完全精确化、定量化的涵义外，更主要的是具有类似电子计算机软件的涵义。

三、管理对象

管理对象，或称为"管理要素"，是指管理过程中管理者实施管理活动的对象，是管理的客体。随着人们对管理认识的变化，对管理要素的认识也不断拓宽。最初的科学管理阶段，美国著名的管理学家费雷德里克·泰勒（Frederick Taylor）提出了管理对象"三要素"观点，包括人、财、物三个基本要素。后来，随着管理实践和理论的发展，管理学家提出了管理对象包括人、财、物、时间、信息的"五要素"观点。目前，管理者也把技术和公共关系视为管理对象。

（一）人

人力资源是组织中最重要的资源。人是管理的核心，具有思维和创造性，是管理的最主要的要素。如何使人的积极性、主动性、创造性得以充分发挥，提高组织的工作效率，是管理者面临的管理挑战。人力资源管理不仅强调以人为本，做到事得其人，人尽其才，同时还注重通过人员职业生涯规划和有效的人力资源的开发达到提高组织人力资本价值的目的。

（二）财

财力资源管理目标就是管理者通过对组织财力资源的科学合理管理，做到以财生财，财尽其用，用有限的财力资源为组织创造更大的经济效益和社会效益。财的管理要遵循一定的原则：①开源，变"巧妇难为无米之炊"为"借米下锅"；②节流，即杜绝铺张浪费，堵住"跑、冒、滴、漏"；③注重投资效益，做好充分论证及招标工作。

（三）物

物是人们从事社会实践活动的基础，所有组织的生存与发展都离不开物质基础。物力资源管理是指对设备、仪器、材料、能源以及物资的管理，充分发挥物的功效，提高对物的利用率。在进行物力资源管理时，管理者要遵循事物发展的客观规律，根据组织管理目标和实际情况，对各种物力资源进行合理配置和最佳的组合利用，做到物尽其用。

（四）时间

时间是运动着的物质的存在形式，它是无形的、没有弹性，但却是有价值的，没有替代品。时间与物质、时间与空间都是客观存在且不可分割的。管理者应学会管理时间的艺术，做到在最短的时间完成更多的事情，创造更多的价值。

（五）信息

在当今信息化的社会，信息是管理活动不可或缺的要素，是重要的资源。信息管理活动包括广泛地收集信息；精确地加工和提取信息；快速准确地传递处理信息；有效地利用信息。作为管理者应保持对信息的敏感性和具有对信息迅速做出反应并分析处理信息的能力，通过信息管理提高管理的有效性。

四、管理方法

管理方法是指管理者为了实现组织管理目标、贯彻管理思想、执行管理职能所采取的手段、方式、途径和程序的总和。常用的管理方法有以下几种。

（一）行政方法

行政方法指依靠行政组织权利，通过命令、指示、规定等手段按照行政隶属关系来执行管理职能实施管理的一种方法，是最基本的、传统的管理方法。其特点是：①使管理系统达到统一，整个组织的目标、组织成员的意志和行动高度的保持一致；②具有一定的强制性，以下级服从上级为原则，具有较强的时效性，见效快；③管理效果受决策者水平的限制，不利于发挥基层单位的主动性。

（二）经济方法

根据客观经济规律，以人们对物质利益的需求为基础，运用各种经济手段来执行管理职能，以获取较高的经济效益或社会效益的管理方法。其特点是：①有利于提高经济效益；②促使组织员工从物质利益的角度，关注组织目标的实现；③适用范围广泛，影响面宽，与各个方面有着直接或间接的联系；④缺点是容易导致只顾经济利益，而忽视社会利益的倾向。

（三）教育方法

按照一定的目的和要求对受教育者从德、智、体等方面施加影响，以改变受教育者的行为，提高人员素质的管理方法。教育是一个缓慢的过程，也是一个互动的过程，教育的形式是多样的，如思想政治工作、工作岗位培训、组织文化建设、对员工的感情投资等都是行之有效的教育方法。

（四）法律方法

运用法律规范及类似法律规范性质的各种行为规则进行管理的一种方法。在管理的法律方法中，既包含国家正式颁布的法律，也包括各级政府机构和各个管理系统所制定的具有法律效力的各种社会规范。法律的管理方法具有权威性、强制性、规范性、公平性、稳定性、概括性等特点。

此外，还有数学管理方法、目标管理法、重点管理法、风险管理法、无缺点管理法、系统过程、网络技术等管理方法。

五、管理职能

管理职能（management functions）是管理者在管理活动中，应发挥的作用或承担的职责和任务，是管理活动内容的理论概括。对于管理的职能不同的管理学家有不同的解释。本教材从计划、组织、领导、人力资源管理、控制五个方面来论述管理职能。

（一）计划

计划（planning）是管理活动最基本的职能。计划职能包括选定组织目标和实现目标的途径。具体而言就是确定做什么（what）、为什么做（why）、何时做（when）、何地做（where）、谁来做（who）和如何做（how）。计划是一项科学性极强的管理活动，严密、统一的计划能使组织的各项活动有效、协调的进行，有助于预期目标现实。

（二）组织

组织（organizing）是指为实现组织目标，根据计划而设计和维持合理的组织结构。为实现组织的目标，对各种业务活动进行组织和分类，形成不同的工作部门，并将适当的人员安排在相关的岗位上，并且根据组织活动及环境的变化对组织的结构不断地进行调整。组织是完成计划、进行领导和控制的保证。

（三）领导

领导（directing）就是对组织内成员的个人行为及集体行为进行引导，运用各种手段和方法施加影响力的过程。通过对组织成员进行指导、沟通与协调，增强其凝聚力，从而保证组织目标的顺利实现。领导职能是使各项管理职能得以有效实施、运转并取得实效的统率职能。

（四）人力资源管理

人力资源管理（human resources management）职能是指管理者根据组织管理内部的人力资源供求状况而进行的人员选择、使用、培训、评价的活动过程，其目的是保证组织任务的顺利完成。近年来，人力资源管理作为一项独立的管理职能，已得到越来越多的实际工作者和管理理论家的认同，并且把人员配备职能的内涵扩展为选人、用人、评人、育人和留人等五个方面。随着管理理论的不断研究和实际的不断深入，这一职能已经发展成为一门独立的管理学科分支－人力资源管理学。

（五）控制

控制（controlling）是指为了保证组织目标的实现，按照既定目标和标准对组织的活动进行监督、检查、调整、规范的过程。贯穿于整个管理活动中。控制职能与计划职能联系密切，计划是控制的前提，控制是实现计划的手段。

第二节　护理管理概述

护理管理是将管理的科学理论和方法在护理实践中应用的过程。在结合护理工作特点的基础上研究医院护理管理活动的基本方法与规律，对护理工作的诸多要素进行科学合理的综合统筹，从而使护理系统达到最优运转，以提高护理工作的效率和效果。

一、护理管理的发展变迁

（一）国外护理管理发展史

护理管理的发展与护理事业的发展是同步的，但早期的护理管理不系统、不规范，管理就更谈不上科学了。18世纪下半叶英国天主教兴办了医院，并由天主教干事与护理部主任共同管理，由于医院床位较少，护士长靠个人经验从事护理管理，因此护理管理的成败主要取决于个人的经验，这种管理模式西方称为"公立医院"或"家庭医院"。20世纪后期在资本主义自由竞争到资本主义垄断形成之间的几十年，诞生了科学管理的思想，在美国展开了对医院管理进行专门教育的讨论，各种医疗护理均有标准指标，并逐步形成医院管理学体系。1946年美国波士顿大学护理系开设护理管理学课程来培养护士的行政管理能力。此后，美国医院护理管理的成果，引起世界各国的重视，许多国家的医学院、护理学院纷纷开设护理管理学课程，培养专门的护理管理人才。

真正的科学的护理管理是从弗洛伦斯·南丁格尔（Florence Nightingale，1820～1910年）时期开始的。南丁格尔被誉为近代护理学的创始人，她首先提出医院管理要采用系统化方式、创立护理行政制度、注重护士的训练等。无论是在伦敦的看护所还是在克里米亚的战地医院，由于她的科学管理，奇迹般地降低了战地医院的感染率及死亡率。南丁格尔成为护理管理的典范，极大地推动了护理学科及护理管理的发展。第二次世界大战后，各国护理管理者相继学习南丁格尔的护理管理模式，使护理管理事业有了迅速的发展。随着先进的管理思想和管理方法的渗透和引入，护理管理逐渐由经验管理走向了科学管理的轨道。

（二）国内护理管理发展史

中医学在几千年漫长的封建社会中一直保持着医、护、药不分的状态，但中医药学为我国护理学的起源提供了丰富的理论和技术基础，其中"三分治，七分养"中的"七分养"即指我们今天的护理工作。

鸦片战争后，随着外国军队、宗教、西方医学进入我国，西方的一些护理管理经验逐渐传入我国。1909年，中国护士会（1923年改称为中华护士会，1936年改称中华护士学会，现称为中华护理学会）成立，成为全国护士相互联系与交流的重要纽带。学会的主要任务是制定和统一护士学校的课程，并编写教材，办理学校注册，组织毕业生考取护士执照，颁发执照。中国护士会的成立是中国护理事业发展史上的一个重要里程碑。

新中国成立之后，随着卫生事业的发展，我国护理工作进入了一个新的发展时期。随着护理组织的日趋健全，逐渐形成了比较系统、全面的管理制度。这些管理制度成为护理管理工作的重要依据，督促和检查规章制度的有效贯彻执行成为护理管理者工作的重要内容。

20世纪80年代初，我国高等护理教育恢复并得到进一步发展，在高等护理教育课程中开设了"护理管理学"，护理管理者在借鉴国外先进的护理理论、管理方法的基础上积极探索适合我国国情的护理工作模式及管理模式。20世纪90年代在实践总结责任制护理的基础上，引入新型的整体护理观念。这一护理模式的转变导致了护理管理模式的变革。护理服务的内容在原有基础上得到扩展，护理管理从人员配置到护理质量标准、指标、服务效果评价模式、结果测量均发生了重大变化，护理质量管理进入了标准化、规范化的轨道。建立了三级医院的护理质量标准，引进了ISO 9000国际质量保证体系；实行了全面质量管理，使护理质量得到稳步提高和持续改进。

二、护理管理的内涵

（一）护理管理的概念

护理管理（nursing management）是以提高护理质量和工作效率为主要目的的活动过程。世界卫生组织（WHO）给护理管理的定义是："为了提高人民的健康水平，系统地利用护士的潜在能力和有关其他人员、设备、环境和社会活动的过程。"美国护理专家吉利斯认为护理管理过程应包括：资料收集、规划、组织、人事管理、领导与控制的功能。

护理管理学是管理科学的一般原理与方法在护理管理实践中的具体运用，是研究护理管理活动中的基本原理、普遍规律、方法和技术的一门科学。因此护理管理是护理管理者运用管理学的原理和方法，通过计划、组织、人员管理、领导和控制的管理过程，协调人力及其他资源，使护理系统有效地运转，提高护理工作质量的过程。

（二）护理管理的意义

1. 护理管理在现代医院管理中起重要作用

护理系统作为医院系统的子系统，在保证患者得到优质、高效的护理服务过程中起到重要的作用。护理人员占卫生技术人员的50%，分布在医院3/4的部门，在护理、医疗、预防保健、教学、科研等各项工作中，承担着重要的任务。护理工作的质量直接影响到整个医院的医疗质量和工作效率。护理管理水平是医院管理水平的重要体现。

2. 科学的护理管理是提高护理质量的保证

在提高护理质量方面，护理管理与护理技术是相辅相成的，二者缺一不可。护理管理贯穿于护理工作的整个过程和所涉及的各个方面，如患者的管理、环境的管理等，在护理管理中，每位护理人员均具有管理的职责，精湛的护理技术结合科学的护理管理才能为患者提供高质量的护理服务。

3. 科学的护理管理可促进现代护理事业的健康发展

当今，医疗卫生和护理范围不仅局限于医院，而且逐步向社区、家庭和社会延伸，护理管理的范围也进一步拓宽。随着医学的发展，服务技术和分工协作更加精细化、复杂化以及医院管理的信息化都对护理管理工作提出了更高的要求，因此，现代的护理管理对提高护理质量，推动护理事业的发展起着极大的促进作用。

（三）护理管理的特点

1. 广泛性

广泛性体现在护理管理对象范围和参与管理人员的广泛。护理管理的范围包括组织管理、人员管理、业务管理、病区环境管理、质量管理、经济管理、物资管理、教学和科研管理、信息管理等。参与护理管理的人员除了不同层次的护理管理者外，各个部门各个班次的护理人员均参与护理管理，不同层次的护理人员担负不同的管理责任，这就需要广大护理人员既要学习护理管理知识，具备一定的管理能力，还要协调医院与社会方面的关系，具备广泛的社会人文科学知识。

2. 综合性与实践性

护理管理学是一门综合性应用科学。护理管理以管理学的理论为基础，同时综合了多学科的知识和研究成果，将管理的原理及原则运用于护理实践，从而达到最佳的经济效益和社会效益。

3. 独特性

现代护理学已经发展成为一门独立的学科，护士的角色由过去单纯的协助医生进行诊断治疗、执行医嘱，发展成为独立地进行护理诊断和处理人们现存的或潜在的健康问题，具有自身独特的理论知识和技术规范。广大护理人员已成为人们健康的保持者、促进者和恢复者。

三、护理管理者的角色与技能

（一）护理管理者角色

角色（role）是描述一个人在某位置或状况下被他人期望的行为规范和行为模式的总和。根据管理者的工作任务和特点，管理专家对管理者的角色模式作了不同的分析和探讨。20世纪70年代，亨利·明茨伯格（Henry Mintzberg）提出了著名的管理者角色理论，他将管理者在管理过程中需要履行的特定职责简化为10种角色，并将这10中角色进一步组合为3种类型，即人际关系型角色、信息型角色和决策型角色（图1-1）。

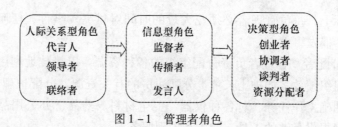

图 1 - 1 管理者角色

1. 人际关系型角色

（1）代言人 作为单位的领导，管理者必须履行有关法律的、专业的、社会的和礼仪等方面的责任。即管理者礼仪性、象征性地出席组织内或代表所在组织参加其他组织的活动。例如，管理者有时必须出现在社区的集会上，参加社会活动；护士长在处理行政、业务工作中，代表科室参加院里或护理部召开的各种会议，代表科室接待来访者；护理教育部门管理者为毕业生颁发学位证书、参加迎新晚会等。

（2）领导者 领导者的角色最重要的是通过自身的影响力和创造力营造一个和谐的组织环境，需要运用谋划、鼓励、激发、培训、沟通、指导和个人魅力等各种方式和技能，促使下属充分发挥潜能，促进他们不断成长。

（3）联络者 在护理工作中，要建立沟通和联络的网络关系。护理管理者不仅要在组织内部与上、下级保持密切纵向联络，而且还要积极发展与外部的横向联络，进行多方面的接触与协调。通过与其他部门、其他专业的管理者、专家和员工的接触，建立广泛的合作学习关系。如在组织内部护士长要与医师、行政、后勤等有关人员联系协商工作相关事宜，并共同营造一个和谐的环境，以保证相关工作任务顺利完成。

2. 信息型角色

（1）监督者 管理者持续关注组织内外环境的变化以获取对组织有用的信息。管理者为了得到信息而不断审视自己所处的环境，如通过接触公众媒体或与其他人谈话等来获取组织内外部环境变化的情况等。

（2）传播者 向组织成员发布信息，称为传播者。在传播者的角色中，管理者把他们所获取的大量信息进行发布并分配。管理者需要在维护组织和谐的基础上，负责任地将收集地信息传达给组织成员并影响他们的态度和行为。如护士长将与患者有关的资料传达给护理人员，主持病房的各种会议、学习等，传达上级的指令、文件、政策精神等。

（3）发言人 代表组织向外界宣布、公布信息，称为发言人。管理者可运用信息提升组织的影响力，把信息传递给单位或组织以外的个人，向外界发布有关部门的公开信息，如举行新闻发布会、向媒体或公众发布消息等。

3. 决策型角色

（1）创业者 创业者的角色功能体现在管理者需要适应不断变化的环境，在思想、观念、方法等方面勇于创新与改革，如提供新服务、开发新产品、发明新技术等，以谋划和改进组织的现状和未来。

（2）协调者 协调者的角色为管理者非自愿地回应压力。一个组织无论被管理得多科学，在它运行的过程中，总会遇到一些冲突或问题。管理者必须善于处理冲突或解决问题。实际上，每位管理者必须花大量的时间对付突发事件，任何组织都不能够事先考虑到每个偶发事件。

（3）资源分配者　管理者负责分配组织的各种资源，以最佳地利用人力资源和其他资源来提高组织绩效。如护士长负责分配病房的有关资源，分配护理人员人力资源，具体如排班并明确工作任务，对各种仪器、卫生材料、药品、办公用品的请领和分配使用，以为患者提供足够的人员、物质和护理服务。

（4）谈判者　管理者常代表组织和其他管理者与组织内外成员，进行正式或非正式的协商和谈判，谈判对象包括护士、上级、护理对象和其他部门，如商谈签订有关合同、项目和协议等，同时还平衡组织内部资源分配的要求，尽力使各方要求达成共识。

无论是在何种类型的组织中或者组织的哪一个层次上管理者都扮演着类似的角色。但是管理者角色的强调重点随组织的层次不同而变化。

（二）护理管理者层次与技能

技能是来源于知识、信息、实践和资质的特殊能力，它是人们把各种知识和业务应用于实践活动中所表现出来的能力。美国管理学学者罗伯特·卡茨（Robert. L. Katz）提出了管理者必备的三种基本技能：技术技能、人际交往技能和概念技能。

1. 技术技能

技术技能（technical skill）是指管理者运用自身所掌握的某些专业领域内的有关工作程序、技术和知识来完成一项特定工作任务所具备的能力。如护理管理者必须具备的熟练的护理专业临床技能、医院护理工作程序、护理质量管理标准与方法以及洞察安全隐患的风险管理能力。

2. 人际技能

人际技能（human skill）是指管理者处理人事关系及人际关系的技能。能够理解、激励他人，与他人沟通并和谐相处的能力。护理管理者面对的人际关系纵向上包括上级和下级关系。横向上包括护理组织系统与其他职能部门、其他专业领域的关系，有时还涉及组织中的其他斜向关系和组织以外的相关组织关系。

3. 概念技能

概念技能（conceptual skill）是指其观察、理解和处理各种全局性的复杂关系的抽象能力，包括感知和发现环境中的机会与威胁的能力；对全局性、战略性、长远性的重大问题的处理与决断能力；对突发事件、危机处境的应变能力等。近年来也有人将其称之为管理者的决策技能。

管理者分为：高层管理者、中层管理者和基层管理者。不同层次的管理者对于上述三种技能的要求有别（图1-2）。

作为管理者，这三种能力都应当具备，但是不同层次的管理者可能会有所侧重。管理层次越高，从事的具体业务越少，与普通员工发生直接的工作关系也越少，因此其技术技能的要求会越低，但是概念技能的要求却会逐渐增加；而人际技能的要求对各个层次的管理者来说大致相同，只是交往的对象可能会有所不同，高层管理者与外部的交往会更多，基层管理者与内部的交往会更多。

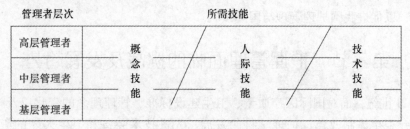

图 1 - 2 管理者的层次与所需要技能的关系

四、护理管理学研究内容

根据管理学的研究内容和特点，凡护理学研究的领域或护理活动所涉及的范围都是护理管理学的研究范围。研究的内容非常广泛，涉及护理领域的各方面，包括临床护理、护理教育、护理科研、护理理论中的许多问题。

（一）护理管理服务模式

传统的护理管理属于行政事务的管理，注重对事控制，而现代护理管理强调以人为中心，注重人与事相宜，以达到人、事、职能效益最大化，在护理实践中用护理理念引导护士转变观念，凝练护士的职业精神，构筑高质量服务品质，规范护士工作的行为标准。"以人为本"的服务模式是现代管理科学发展和研究的必然趋势。

（二）护理质量管理

护理质量是衡量医院医疗服务水平的重要标志，也是护理管理的核心。我国医院普遍实行质量分级负责制，通过自我控制、同级控制、逐级控制、前瞻性和回顾性控制等方法，研究各种护理质量、管理方法和手段以保证优质服务。

（三）护理人力资源管理

护理人力资源的合理配置与优化是护理管理改革研究的一项重要内容。护理人力资源管理要从建立规范入手，逐步实现从行业规范管理为主到依法管理的转变，建立适宜护理人力资源管理的体系和考核的指标体系。对医院和科室护士进行科学合理的测算，制订各级护士的聘任标准和岗位职数。建立护理人才库，研究探讨各级护士继续教育培训机制和内容。

（四）护理经济管理

随着经济全球化的发展，护理经济学研究成为护理领域中一个全新的课题。护理管理者应关注护理成本、市场需求及护理相关政策方面的研究，增强成本管理意识，对成本进行正确评估与控制，重视成本效益，通过成本核算合理使用护理资源，减少护理资源浪费和不足共存的现象，以适应护理科学现代化的需求。

（五）护理文化建设

现代医院服务中的文化含量，文化附加值越来越高，经济与文化"一体化"是医院发展趋势中的重要内容。医院护理文化内涵包括了人文科学、思想意识、沟通技巧、行为规范等，体现了医院护理的文化素质、护理特色和服务意识。

当前护理管理者应该主动适应医院内外环境的变化，掌握国内外护理管理的信息和发展动态，吸取国内外先进的管理理念和方法，大胆研究与实践，勇于创新，发展护理学科，以促进我国护理管理与国际接轨。

第三节　护理管理面临的挑战及发展趋势

进入 21 世纪，面对国际医疗质量、卫生建设标准、管理理念的变化以及社会环境变迁、医疗卫生体制改革、护理学科的发展、先进技术装备和卫生人才的激烈竞争，护理学科同其他学科一样，面临着新的挑战和发展机遇。

一、护理管理面临的挑战

（一）社会环境变迁的挑战

1. 疾病谱和人口结构变化的影响

随着经济和医疗技术的发展，现代医学模式由生物模式向生物－心理－社会和环境相结合的模式转变。疾病谱与过去相比发生了一定的变化，与生活方式、社会因素、心理密切相关的慢性非传染性疾病的发病率逐年增高，并成为影响人群健康和生活质量的重要因素。人口老龄化、人口流动化和家庭规模小型化等趋势越来越明显，人民群众健康观念的不断提高，对护理服务的需求日益突出。以个人和疾病为中心的医疗保健服务模式转变为以个人、家庭和社区为基础的保健服务模式，已是全球卫生事业发展的必然趋势，研究和发展适于我国国情的护理服务模式刻不容缓。

2. 经济及人类活动全球化的影响

随着护理领域的国际交流与合作日益扩大，我国护理事业的发展面临着许多机遇与挑战。经济时代的到来，改变了传统的护理工作模式、卫生保健服务形式以及护理教育的方式。

（二）医疗卫生体制改革的挑战

1. 护理人力资源短缺

相对于人民群众日益提高的健康服务需求，能够满足社会需要的护理人力资源还处于相对缺乏的状况。随着我国人事和分配制度改革力度加大，各地纷纷出台吸引优秀人才的政策和措施，使护理骨干人才流失率呈上升趋势，对本身就缺乏高学历、高层次的护理队伍来说，问题就显得日益突出。

2. 护理经营模式

护理作为不可替代的医疗服务项目，其工作价值带来的经济效益一直未得到应有的体现。近年来护理经济作为一个概念逐渐被引入医疗机构。护理管理者要重视护理价值的研究，逐渐将经济学的经营管理理念和知识渗透到护理管理工作中，构建符合我国国情的成本核算，真实体现护理人员的工作价值。

3. 全方位管理模式

全方位管理模式（overall every control and clear，OEC），简称 OEC 管理模式，即全方位对每个人每一天所做的每件事进行控制和清理的管理方法。其实质就是把组织的核心目标量化到个人，把每一个细小的目标责任落实到每位组织成员身上。执行全方位管理需建立一整套科学化、标准化、规范化的质量管理体系。运用 OEC 管理模式，将护理质量标准列入考核范围，强化了"以患者为中心"的整体护理模式，能够有效地指导护理实践，增强护士全方位服务的意识，有助于提高护理管理工作水平。

4. 护理管理体制

服务模式决定管理模式。根据我国经济发展状况及人口学特点，护理工作重点从医院扩大到社区已成为发展趋势，但长期以来，我国护理服务管理体制一直是以患者群的临床护理管理为重点。这种模式下的护理管理机制只适用于医院护理管理，制约着社区医疗护理的发展，难以满足社会的广泛需求，尤其是老年护理、慢性病护理、临终关怀等方面的服务存在的问题尤为突出。改革护理行政管理体制已是摆在各级行政领导和护理管理者面前的一项紧迫的任务。

（三）护理学科发展的挑战

鉴于国内外"护理学"的发展需要，经中国学位与研究生教育学会医药科工作委员会专家反复论证，2011 年初将"护理学"定为国家一级学科，在为护理学科的发展提供了更大的发展空间的同时也向护理管理人员提出了新的挑战。

1. 护理教育改革

护理学科成为一级学科后，护理管理者应改变以往"医学＋护理"的两段式课程模式，致力于护理学科体系构建的研究，在护理学科建制规范、学科体系结构、学科理论基础、解决实际问题的思路、研究方法等方面深入探讨。按照一级学科的培养目标，发展具有护理专业特色的教育模式，促进护理事业的不断发展。

2. 护理研究

学科建设是进行科学研究的基础和推动力，而科学研究是学科建设的前提和动力，科研项目则是护理学科建设的载体。目前，我国护理学科的理论研究相对滞后，研究对象、研究方法和研究问题缺乏学科专业特色，在深度和广度方面仍旧存在局限性。

3. 循证护理模式的开展

循证医学与循证护理的出现使临床医学及护理学发生了巨大的转变，这一新的护理模式也给护理管理带来了新的挑战，护理管理必须要适应其改变。任何管理活动，如计划、决策、人员管理等都要在遵循证据的基础上进行，才能提高管理效率，提高护理服务质量，进而促进护理管理学科的不断完善和发展。

二、护理管理的发展趋势

（一）管理思想的现代化

随着现代医学的发展、医学模式的转变以及健康观念的改变，人们对护理服务需求不断增加，护理管理思想必须紧紧围绕这些变化发展。管理思想的现代化转变主要表现在：从过去重视过程管理转向多层次、多元化的目标管理；从一维分散管理转向多维系统管理；从重视硬件管理转向重视软件、信息管理；从监督管理转向激励管理；从定性或定量管理转向定性与定量相结合的管理；从经验决策管理转向科学决策管理；管理人才从技术型的"硬专家"转向"软专家"等。

（二）管理人才的专业化

现代护理管理的最新观点认为，一个合格的护理管理者，其管理技能和知识比临床经验更重要。例如，选拔护士长强调的是管理水平，而不是高级临床护理技能。护理管理要走向科学管理的轨道，管理人员必须向专业化发展，既是临床护理专家，又是护理管理专家。将来的护理管理者，护理部主任或护理副院长应有护理专业和管理专业本科以上的双学历，护士长上岗前要经过严格的管理知识培训。管理知识、管理技术和管理方法将成为护理管理者追求质量与效率的重要工具。

（三）管理理念的人性化

现代管理中强调人是第一要素。在护理管理的实践中，将重视全面贯彻以人为本的管理思想。它包括对护理人员的管理和对患者及其家属的管理两方面。一方面，管理者努力营造一个和谐、宽松、奋进、向上的工作环境，充分发挥护理人员自主权、参与权，充分调动护理人员的工作积极性。另一方面，管理者要坚决落实以"以患者为中心，以质量为核心"的管理理念，在护理工作安排、病区管理、规章制度建设等方面都要进行适当的调整。以人为本的管理思想贯穿于整个管理实践将是护理管理者今后的一项长期任务。

（四）管理方式的整体化及柔性化

整体护理是 20 世纪 70 年代在美国兴起的一种护理工作模式，即以现代护理观为指导，以患者为中心，以护理程序为核心，将临床护理业务和护理管理的各个环节系统化的护理模式。整体护理作为较先进的护理理念，自 1994 年在我国建立试点以来，已得到社会各界的肯定与关注，并取得显著成效。整体护理的中心是患者，要求把患者看成是生物的、心理的、社会的、文化的人，从他们需要的多样化出发来考虑其护理措施，提供全程、全方位的护理服务；而整体化护理管理的中心则是护士，因为实施整体护理的关键在于有合理的组织结构、明确的岗位职责、先进的护理理念、制定标准的护理计划和患者教育计划、严格的护理评价体系、护理质量控制等，这些均是通过对护士的管理来实现的。整体化护理管理既是一种把临床护理、护理教学、护理科研等各个方面有机结合的系统管理，也是一种统筹当前工作与长远发展的战略管理。

柔性护理管理的本质是自主管理，即通过激发护士的事业心、责任感、进取精神、成就感、爱心等思想情感因素来实现个体价值观与组织相一致，从而发挥护士的主观能动性和潜力的一种现代管理模式。临床柔性化管理的前提是科学的管理和良好的组织文化建设，特别是建设高素质的护理队伍，这样才能做到"软管理"与"硬管理"有机结合、相得益彰。

（五）管理手段的电子化

广泛应用计算机网络技术是现代护理管理的趋势。管理手段的电子化，可以使管理工作达到经济、准确、及时、高效的要求。护理管理者通过网络可以了解全院各科室的工作动态，发布信息，统计数据，进行质量监控，调配护理人员等。各病区护理人员通过计算机网络完成处理医嘱，书写病历，办理出入院手续，通知取药、化验、特殊检查等多项工作。计算机信息化技术与护理工作相结合，将大大提高护理管理的效率。

（六）管理方法的科学化

护理管理者除了综合运用行政、经济、法律、教育等管理方法外，还要结合专业特点，学习并掌握先进的管理方法，如全面质量管理、全面经济核算、目标管理、ABC 时间管理法、量本利分析、微机辅助管理等，推进护理管理科学化的进程。

（七）经营管理的企业化

护理管理中融入企业化的管理制度和经营模式。医院不但要重视社会效益，同时要注重经济效益和讲究成本核算。护理管理要进行成本核算，有效利用人、财、物等资源，提高效率，降低成本，突出护理服务的特色。

（八）管理实践的全球化

护理管理全球化是指不同国家之间护理管理方法和理念相互借鉴、护士相互交流学习、护理科研相互合作等。随着经济全球化的快速发展，人口资源跨国流动引起病源和医疗服务的国际化，使护理管理的全球化趋势日益引起各国护理界的重视。我国护理管理的全球化体现在：①要积极借鉴发达国家的护理管理新思想、新观念，不断转变和创新管理思想与理念；②临床护理工作、护理管理、护理教育模式与护理研究不断改革创新，努力与发达国家达到同样甚至更高的质量标准；③加强护士的国际化培养，使之具备护理国外患者的能力和素质。④要善于进行跨文化管理，特别是引导护士理解和尊重多元文化及其习惯。

护理管理学是管理科学在护理管理中的具体应用，在管理学基本原理和方法的指导下，通过对管理的含义、内容、方式以及管理活动规律的系统研究，实现对护理工作的有效管理。合格的护理管理者必须掌握护理管理的科学规律，以及先进的管理理念和方法，不断改进和提高自己的管理能力和水平，在管理实践中不断探索和创新，建立和完善适合我国的护理管理理论和方法。

目 标 检 测

一、填空题

1. 管理的基本职能是指_____、_____、_____、_____、_____。

2. 管理的二重性是_____、_____。

3. 管理者必备的基本技能包括_____、_____、_____。

4. 护理管理的特点有_____、_____、_____。

5. 护理管理学研究的内容主要包括_____、_____、_____、_____、_____。

二、单选题

A₁ 型题（单句型最佳选择题）

1. 管理职能中最基本的职能是（　　　）。

    A. 计划职能　　　　　B. 组织职能　　　　　C. 领导职能

    D. 控制职能　　　　　E. 人力资源管理

2. 管理对象中，最主要的因素是（　　　）。

    A. 时间　　　　　　　B. 空间　　　　　　　C. 财

    D. 物　　　　　　　　E. 人

3. 管理的基本方法不包括下列哪种?（　　　）

    A. 行政方法　　　　　B. 经济方法　　　　　C. 考核方法

D. 法律方法　　　　　E. 教育方法

4. 护理学科在哪一年被定为国家一级学科？（　　　）
　　A.2010 年　　　　　B.2011 年　　　　　C.2009 年
　　D.2012 年　　　　　E.2008 年

5. 护理管理主要指（　　　）。
　　A. 是医院管理的组成部分　　　　　　B. 是对护理人员的管理
　　C. 是对护士的管理　　　　　　　　　D. 是对患者的管理
　　E. 是以提高护理质量和工作效率为主要目的的活动过程

A₂ 型题（案例摘要型最佳选择题）

6. 在临床护理管理中，护士长强化护理质量意识，规范护理操作流程，反映了护理管理的（　　　）。
　　A. 广泛性　　　　　B. 实践性　　　　　C. 创新性
　　D. 专业性　　　　　E. 重要性

7. 护士长在处理行政、业务工作中，代表科室参加院里或护理部召开的各种会议，代表科室接待来访者等，体现了护理管理者的何种角色（　　　）。
　　A. 传播者　　　　　B. 监督者　　　　　C. 联络者
　　D. 代言者　　　　　E. 领导者

A₃ 型题（案例组型最佳选择题，8 ~ 10 题共用题干）

关于管理的概念，各管理理论学派均有不同的解释。如管理决策学派认为，"管理就是决策"；管理职能学派认为，"管理就是计划、组织、指挥、协调和控制"；现代管理学派认为，"管理是指同别人一起，或通过别人使活动完成得更有效的过程"。

8. 是哪位管理学家提出了"管理就是决策"这一管理观点（　　　）。
　　A. 德鲁克　　　　　B. 西蒙　　　　　C. 泰勒
　　D. 韦伯　　　　　　E. 梅奥

9. 法国管理学家亨利·法约尔提出的管理观点是（　　　）。
　　A. 管理就是领导　　　　　　　　　　B. 管理就是决策
　　C. 管理是一种社会活动　　　　　　　D. 管理是一种文化
　　E. 管理是由计划、组织、指挥、协调和控制等要素组成的活动过程

10. 管理对象中的人是指（　　　）。
　　A. 被管理的下属
　　B. 被管理的劳动者
　　C. 社会系统中的所有人
　　D. 被管理的劳动者及下属管理人员
　　E. 被管理的社会人

三、多选题

1. 护理管理学研究的内容是（　　　）。
　　A. 护理管理服务模式　　　　　　　　B. 护理质量管理
　　C. 护理人力资源管理　　　　　　　　D. 护理经济管理
　　E. 护理文化建设

2．我国护理管理的全球化体现在（　　）。

    A．积极借鉴发达国家的护理管理新思想、新观念

    B．临床护理工作、护理管理、护理教育模式与护理研究不断改革创新

    C．加强护士的国际化培养

    D．要善于进行跨文化管理

    E．引导护士理解和尊重多元文化及其习惯

3．管理者的人际关系角色包括（　　）。

    A．代言人　　　　　B．领导者　　　　　C．联络者

    D．传播者　　　　　E．监督者

4．关于护理管理的独特性下列哪项是正确的？（　　）

    A．现代护理学已发展成为一门独立的学科

    B．护士能独立进行护理诊断和处理人们现存的或潜在的健康问题

    C．具有自身独特的理论知识和技术规范

    D．护士已成为人们健康的保持者、促进者和恢复者

    E．护理工作责任心强，护士常常处于紧张状态

四、简答题

1．何谓管理？管理的基本特征有哪些？

2．管理的基本职能有哪些？

3．简述管理的五要素。

4．何谓护理管理？护理管理者的角色有哪些？

5．结合我国形势阐述医疗卫生体制改革遇到的挑战。

实训题　课堂讨论

一、方式

组织有关护理管理者角色转换的讨论会。

二、目标

充分理解护理管理的内涵；护士在向管理者的角色转换过程中，将面临何种差异；如何扮演好成功的管理者。学生通过医院调查了解一名护士长从普通护士到护理管理岗位角色转换历程，并联系实际展开课堂讨论，分析其管理者的角色差异。

三、实施步骤

1．调查阶段。学生分组选择调查医院及确定人选，根据调查的结果形成调查报告。

2．课堂讨论。各组选出一名同学，向全班同学汇报调查结果；阐述本次活动的体会；明确作为护理管理者与一般护士不同的是，她们不仅要根据职责领导不同规模的团队实现医院护理总目标，还要完成相关的计划、协调、领导等管理的任务。除此之外，还会发现财务预算、法规条例等成为医院发展的动力，护理管理者必须对这些因素的变化做出快速反应。任务不清、角色淡化、关系复杂、定位广泛、技能单一、思

路和决策过程僵化常常是护理管理者角色转换过程中的主要障碍。由护士转换为管理人才的角色转换过程，实质上是一个高水平的学习过程。

3. 学生评价各组的汇报结果，教师最后进行点评总结。

（孙　铮　张　敏）

第二章

管理理论和原理

学习目标

知识目标
1. 掌握古典管理理论的主要内容及其运用；掌握X-Y理论的主要内容及其运用。
2. 熟悉创新理论、企业再造理论、文化管理理论的基本观点。
3. 了解现代管理理论主要学派的观点。

技能目标
1. 熟练掌握人际关系学说的主要内容及其运用。
2. 学会运用管理理论，指导护理管理工作。

【引导案例】

门诊来电话，即将有位患者转入病房。接到电话后，护士小刘拿了一套干净整齐的床单被套来到病房为患者准备床单位。只见小刘麻利地移桌搬凳、翻转床褥床垫，站在床右侧打开床单，铺好床头、床尾，接着塞进床单中部，一侧床单铺好。一转眼小刘已站在床左侧，同样的手法铺好左侧床单，顺手拿过被套、展开……不一会一张平整、结实、干净、舒适、安全的病床单位准备好了。整个过程用时不到3min，每一步骤都用规范的手法、来回走动的路线是经过严格设计的最短路线，处处体现了节力、省时原则。

问题：

1. 该案例体现了什么管理理论？该理论由谁提出？
2. 这一管理理论有哪些主要内容？
3. 你如何评价这一管理理论？

19世纪末20世纪初，管理科学成为一门独立学科后，经历了3个发展阶段：古典管理理论阶段、行为科学理论阶段和现代管理理论阶段。不同阶段的管理理论或管理原理，对护理管理实践均有深刻的影响，发挥了重要作用。

第一节 管理理论的形成与发展

管理理论是在工业化进程中孕育、形成和发展起来的。主要形成了古典管理理论

（19 世纪末 ~20 世纪 30 年代）、行为科学理论（20 世纪 30 年代 ~20 世纪 60 年代）和现代管理理论（20 世纪 60 年代至今）。

一、古典管理理论

古典管理理论的代表有泰勒的科学管理理论、法约尔的管理过程理论、韦伯的行政组织理论。

（一）科学管理理论

1. 概述

美国著名的管理学家费雷德里克·泰勒（Frederick Taylor，1856 ~ 1915 年）是美国古典管理学家，科学管理理论的创始人。他 18 岁开始从一名学徒工，逐步被提拔为车间管理员、小组长、工长，最后到总工程师。在此过程中，针对美国工厂中管理落后、工人劳动生产率低下的状况，泰勒进行了一系列探索研究，进行了著名的"搬运生铁块试验"和"铁锹试验"。通过试验研究，提出了提高劳动生产率、改进管理制度和方法的一整套管理措施。1911 年出版了《科学管理原理》一书，该书的出版，成为管理科学正式产生的标志，泰勒也因此被称为"科学管理之父"。

2. 主要内容

科学管理理论的基本出发点是提高劳动生产效率，其主要内容是：①通过分析操作步骤，找出最节约时间的操作方法，使工作方法、劳动工具、工作环境标准化；②经过测定，确定合理的工作量；③挑选和培训工人，使之迅速掌握标准工作方法，以达到提高工作效率的目的；④实行差别工资制，激励工人主动提高生产率；⑤实行职能工长制。工长即专业管理人员，主要从事计划管理工作，发挥监督、指导作用，工人则主要从事执行工作。

3. 在护理管理中的应用

泰勒所追求的提高效率，是通过追求管理中各要素、各环节的优化来实现的，这一管理理论对护理管理也产生了深远的影响。例如根据标准化原理，在护理技术操作方面，进行动作和时间的研究，制定了护理技术的操作标准和时间要求，并以此来规范护士的操作技能，提高技能操作效率及质量；通过科学地挑选、培训护士，建立奖惩制度以提高护士的绩效；通过划分护士长和各类护士的工作职责，使各类人员职责明确，各司其职，有序运行，大大节省了人力。

（二）管理过程理论

1. 概述

法国的亨利·法约尔（Henri Fayol，

> **知识链接**
>
> **搬运生铁块试验**
>
> 1898 年，泰勒受雇于伯利恒钢铁公司期间，进行了著名的"搬运生铁块试验"。该公司有五座高炉生产的生铁，由 75 名工人搬运，每块约重 92 磅（lb），一名工人平均每天搬运 12.5 英吨（ton）。泰勒对搬运操作进行研究，利用改进操作方法训练工人，结果一名工人每天可搬运 47.5ton。研究结果指出，工人必须有 57% 的休息时间，这是工人每天沉重工作所必需的，若工作轻，休息时间可以减少。由于该研究改进了操作方法，训练了工人，使生铁块搬运量提高 3 倍，工人工资由 1.15 美元/日，增加到 1.85 美元/日，从而大大提高了工作效率。

1841～1925年）是欧洲一位杰出的经营管理思想家，与泰勒同时代的人物。与泰勒不同，法约尔一开始就参与管理企业的最高决策层，而后担任了企业的最高领导人。法约尔对组织管理进行了系统、独创的研究，特别是关于管理组织和管理过程的职能划分理论。1916年出版的《工业管理与一般管理》是其最主要的代表作，标志着一般管理理论的形成。法约尔作为西方古典管理理论的杰出代表，被称为"管理过程之父"。

2. 主要内容

（1）关于管理的基本职能　法约尔认为，任何企业的经营都有6种不同的基本活动，即管理活动、技术活动、商业活动、财务活动、安全活动和会计活动。管理活动是其中之一，它包含计划、组织、指挥、协调、控制5种职能。

（2）关于管理的一般原则　围绕着管理活动和职能，法约尔提出了管理人员解决问题时应遵循的14项原则：①合理分工；②权利与职责相适应；③纪律严明；④统一指挥；⑤统一领导；⑥个人利益服从集体利益；⑦合理的报酬；⑧权力集中；⑨等级链明确；⑩良好的工作秩序；⑪公平、公正的领导方法；⑫人员稳定；⑬鼓励创新精神；⑭倡导良好的团队精神。

3. 在护理管理中的应用

强调护理管理者必须承担各项工作的计划、组织、指挥、协调和控制等事宜。医院设立正式的护理管理组织系统，明确职责，分别设主管人员。护理部主任是最高护理主管，中层为科护士长，基层为护士长，权力与职责对等，并进行分工。管理活动中护理管理者还应注意奖惩分明、个人利益服从集体利益等，才能达到良好的管理效果。

（三）行政组织理论

1. 概述

德国的马克斯·韦伯（Max Weber，1864～1920年），著名经济学和社会学家，在社会学、宗教学、经济学与政治学等方面均有相当造诣。在管理思想方面最大的贡献是在《社会和经济组织的理论》一书中，他提出了理想的行政组织理论，对后来的管理学发展产生了深远的影响，因此被称为"行政组织理论之父"。

2. 主要内容

韦伯的行政组织理论认为，理想的行政体系至少应具备以下特征：①明确的组织分工：每一职位都有规定的权利和义务；②森严的等级系统：职权应按照等级原则建立指挥系统；③合理地任用人员：任用人员完全要通过职务要求的考核和教育训练来实行；④管理人员职业化：管理人员应有固定的薪金和明文规定的升迁制度，组织成员的任用必须一视同仁；⑤遵守规则和纪律；⑥组织成员间关系：即成员之间只有对事的关系，而无对人的关系。

3. 在护理管理中的应用

根据医院规模，建立不同层级的护理管理的组织结构。每一层次分工明确，职责与权力对应，形成自上而下的护理管理的等级系统。奖罚处理有明文规定的程序，晋升除了考虑学历、经历，还要参考护士的工作表现和奖罚记录。

二、行为科学理论

行为科学产生于20世纪20年代，正式形成一门学科是在20世纪40年代末到50

年代初。行为科学的发展可以分为前后两个阶段，前期为人际关系学说，后期为行为科学理论。

（一）人际关系学说

1. 概述

美国行为科学家乔治·梅奥（George Elton Mayo，1880~1949年），是人际关系理论的创始人。1927年在西方电气公司所属的霍桑工厂，主持了组织管理与生产效率关系的试验，即著名的长达8年的"霍桑试验"。于1933年和1945年先后出版了《工业文明的人类问题》和《工业文明的社会问题》这两本著作，对霍桑试验进行了总结，奠定了行为科学的基础，其试验结果得出的结论构成了管理中的人际关系学说的主要观点。

2. 主要内容

人际关系学说认为：①人是"社会人"，不仅仅是"经济人"，其工作态度受情绪、心理、社会等多种因素的影响；②劳动效率主要取决于职工的积极性和人际关系；③除正式组织外，职工中还存在非正式小群体，这种无形的组织更能影响职工的情绪，有时甚至左右职工的行为；④科学的领导者应善于沟通与倾听，尽可能满足职工的需求，提高其满足感。

3. 在护理管理中的应用

在护理管理中，可以采用试点、总结经验再进一步推广的模式，是护理管理创新或改革工作得以顺利推进的重要手段。要重视医院护理组织中的各种非正式组织的存在，采用积极引导的方式，来调动护士的积极性和主动性，使其高效能地完成护理组织目标，同时还应重视护理组织文化建设，更好地发挥组织内部的协同作用，激发护理人员强大的凝聚力以确保组织目标的实现。

知识链接

霍桑试验

1924~1932年，在西方电器公司所属的霍桑工厂，梅奥进行了著名的霍桑试验，由此产生了人际关系学说。试验分4个阶段。

第一阶段：工厂照明试验（1924~1927年）。选择一批工人分为两组，一组为"试验组"，先后改变照明强度，让工人在不同照明强度下工作；另一组为"控制组"，工人在照明度始终维持不变的条件下工作。结果发现，照明度的变化对生产效率几乎没有影响。

第二阶段：继电器装配室试验（1927~1928年）。开展材料供应、工作方法、工作时间、劳动条件、工资、管理作风与方式等各个因素对工作效率影响的试验，结果发现无论各个因素如何变化，产量都会增加。

第三阶段：大规模的访问与调查（1928~1931年）。利用两年时间开展了全公司范围的普查与访问，调查了2万多人次，所得结论与上述试验所得结论相同，即任何一位员工的工作绩效都受到其他人的影响。

第四阶段：接线板接线工作室试验（1931~1932年）。以集体计件工资制刺激"快手"对"慢手"的压力以提高效率。试验发现，工人既不会为超定额而充当"快手"，也不会因完不成定额而成为"慢手"，当他们达到自认为是"过得去"的产量时，就会自动松懈下来。

（二）人性管理理论

1. 概述

美国著名的行为科学家道格拉斯·麦格雷戈是人际关系学派最具有影响力的管理学家之一。1957 年他发表了《组织的人性方面》，提出了著名的"X – Y 理论"，该理论侧重对个体行为的研究。

2. 主要内容

（1）X 理论　这种观点对人性的假设是：①多数人是懒惰的，他们尽可能地逃避工作；②多数人都没有什么雄心壮志，也不喜欢负什么责任，而宁可让别人领导；③多数人的个人目标与组织目标是矛盾的，为了达到组织目标必须靠外力严加管制；④多数人干工作是为了满足基本的生理需要和安全需要；⑤多数人都是缺乏理智的。麦格雷戈发现当时企业中对人的管理以及传统的组织结构、管理政策、实践和规划都是以 X 理论为依据的。

（2）Y 理论　这种观点对人性的假设是：①一般人都是勤奋的；②外来的控制和惩罚并不是促使人们为实现组织目标而努力的唯一方法；③一般人在适当条件下，不仅学会了接受职责，而且会寻求责任；④多数人在解决组织的困难问题时，都能发挥较高的聪明才智和创造性；⑤在现代工业生活的条件下，一般人的智慧潜能只是部分得到发挥。根据以上假设，相应的 Y 理论管理措施应创造一个使人得以发挥才能的工作环境，发挥职工的潜力。

3. 在护理管理中的应用

X – Y 理论并不是管理策略，只是两种不同的有关人性的理念。无疑，每一种假设都会影响护理管理者履行自己的管理职能和管理活动时的做法。X 理论强调客观因素，认为只有管得严才能出效益，护理管理人员必须对下属控制、强制；而 Y 理论强调主观因素，认为诱导和统一目标是管理的正确对策。护理管理者应掌握和了解人性假设对提高管理绩效的意义，结合护士不同的人性特点，采取有针对性的激励手段，从而调动护士的工作积极性、能动性和创造性，提高护理组织绩效。

三、现代管理理论

（一）管理理论丛林

20 世纪 40 ~ 80 年代，随着现代自然科学和技术的日新月异，生产和组织规模急剧扩大，生产力迅速发展，生产社会化程度加深，管理理论受到普遍的重视，从而形成了许多管理学派。1961 年美国管理学家哈德罗·孔茨（Harold Koontz）发表了《管理理论的丛林》中提出，现代管理学派林立，形成了"管理理论丛林"。

1. 社会系统学派

美国哈佛大学教授切斯特·巴纳德（Chester Barnard，1886 ~ 1961 年）为代表提出的理论，该理论学派的主要观点是：社会的各级组织均是一个协作系统。协作系统是由组织系统、物质系统、人的系统及社会系统构成的整体。管理人员是协作系统中相互联系的中心，通过他们的协调维持组织的正常运转。

2. 决策理论学派

以社会系统学派为基础，吸收行为科学、系统理论、运筹学和计算机程序等学派内容发展起来的。该学派的代表人物是诺贝尔经济学奖获得者赫伯特·西蒙（Herbert Simon，1916~1978年），其主要观点是："决策贯穿管理的整个过程，管理就是决策，管理人员的中心任务就是决策。决策的准则是以'令人满意'代替'最优化'的原则"。

3. 系统管理学派

代表人物弗里蒙特·卡斯特（Fremont Kast）。该理论学派的主要观点是：①用系统的观点来指导管理实践，把一般系统论同管理结合起来，能产生有效的管理；②任何组织都是一个开放系统，同时又是另一个系统的子系统，是由许多相互联系、相互作用的要素构成；③组织作为一个系统，与环境相互作用、相互影响；④组织具有信息反馈网络，能够不断地进行自我调节，维持动态平衡状态。所以，管理者在实践中要注意从整体的角度来认识问题，防止片面性。

4. 经验主义学派

代表人物彼得·杜拉克（Peter Drucker）和欧内斯特·戴尔（Ernest Dale）。该理论学派的主要观点是：有关企业管理的理论应该从企业管理的实际出发，主要是以大企业管理经验为主要研究对象，并加以概括和理论化，然后传授给管理人员。

5. 权变理论学派

代表人物弗雷德·卢桑斯（Fred Luthans），1976年出版的《管理导论：一种权变学》是系统论述权变管理的代表著作。该理论学派的主要观点是：没有一成不变、普遍适用、最好的管理理论和方法。管理必须随着组织所存在的内外环境的变化而随机应变。该理论强调很难找到适合所有情况的最佳管理方式，管理者要针对组织情形及不同的人和事，采取不同的管理方式。

6. 科学管理学派

科学管理学派又称管理中的数量学派，是在近年发展起来的。这个学派把自然科学和技术科学的最新成果广泛运用到管理上来，形成了一系列新的组织管理方法和组织管理技术，把管理纳入了科学的轨道，提高到一个前所未有的水平。

（二）现代管理理论的新进展

进入20世纪80年代以后，随着社会、经济、文化的迅速发展，特别是信息技术的发展与知识经济的出现，世界形势发生了极为深刻的变化。面对信息化、全球化、经济一体化等新的形势，企业之间竞争加剧，联系增强，随着对新情况和新问题的探讨研究，便产生了众多新的、颇具建设性的管理理论，分别从不同的视角提出了企业管理发展思路。

1. 创新理论

增强组织竞争力避免失败的唯一途径就是：坚持不断创新。1912年，经济学家约瑟夫·阿洛伊斯·熊彼特（Joseph Alois Schumpeter）出版了他的早期代表作《经济发展理论》，成为系统阐述创新概念的第一人。在该书中他开创性地论述了以技术创新为基础的经济创新理论。后来又相继在《经济周期》和《资本主义、社会主义和民主主义》两书中加以运用和发挥，形成了"创新理论"为基础的独特的理论体系。熊彼特所说的"创新"包括产品创新、技术创新、市场创新、组织创新、资源配置创新。其基本观点：①创新是生产过程中产生的；②创新是一种"革命性"变化；③创新同时意味着毁灭。在竞争性的经济生活中，新组合意味着对旧组织通过竞争而加以消灭，尽管消灭的方式不同；④创新必须能够创造出新的价值；⑤创新是经济发展的本质规定。

如今，创新依然是一个历久弥新的话题，护理组织也应视"创新"为灵魂，不断"创新"为护理事业注入新的活力。新时期医院护理工作的内外环境已发生了巨大的变化，医疗制度的改革、编制体制的调整、医疗市场日趋激烈的竞争对医院的发展提出了严峻的挑战。医院要在竞争中求生存，在生存中求发展，就要求医院护理管理的模式必须与之相适应。

2. 企业再造理论

20 世纪 80 年代以后，由于许多企业经过一个世纪的发展，已具有相当大的规模，企业的业务流程越来越复杂。复杂的业务流程越来越不能适应不断变化的消费者的需要，企业必须以为顾客创造价值的流程的视角来重新设计组织的结构，以实现企业对外界市场环境的快速反应。企业再造也称业务流程再造。

1994 年美国新一代管理专家迈克尔·汉默（Michael Hammer，1948 ~ ）和詹姆斯·钱比（James Champy）出版了著作《公司再造》，该书一出版便引起管理学界和企业界的高度重视，迅速流传开来。

流程的改革建立在信息技术得以高度发展的今天，这是因为信息技术的发展使得效率不一定产生于分工，而有可能产生于整合之中。在信息技术发达的今天，人们已经准备了对综合性问题进行整合性处理的方案，这也就是流程革命可以进行的基础。

3. 文化管理理论

最早发现管理中文化的问题及价值的是美国哈佛大学教授巴纳德，其在 1938 年出版的《经理的职能》一书中，第一次论述了总经理作为一个企业共有价值观缔造者和管理者的职能，但这没有引起人们的重视。1981 年《Z 理论》出版后立即得到了广泛重视，成为 20 世纪 80 年代初研究管理问题的名著之一。1980 年由美国哈佛大学教授泰伦斯·狄尔（Terrence Deal）和管理顾问艾伦·肯尼迪（Allen Kennedy）合著的《企业文化》一书出版；1982 年，美国管理学者彼得斯（T. Peters）和沃特曼（R. Waterman）《追求卓越》一书出版。这些专著的出版，标志着企业文化管理理论的诞生。在其推动下，管理学界对纯理性的科学管理进行了深刻反思，文化管理热迅速在全球蔓延。

在现代经济活动中，文化越来越凸现出内在的、无形的支配作用。文化与管理共生共荣，管理因文化而异，管理因文化而利。文化管理就是从文化的高度来管理组织，以文化为基础，强调人的能动作用，建立组织文化，强调团队精神和情感管理，用一整套集体共享的价值观和行为准则来规范组织成员的行为，管理的重点在于人的思想和观念。

文化管理以重视制度化、理性化为基础，又特别强调共同的价值观、和谐的人际关系、卓越的团队精神、高超的管理艺术以及精神的激励方式等，在这种管理理念指导下，尊重人、关心人、培育人、发展人真正成为医院管理的主题，使得人文精神在当代医院发展中的地位与作用凸现出来。

第二节 管理的基本原理和原则

管理的基本原理是对客观事物的实质及其运动规律的基本表述。管理原则是依据客观事物的实质和运动规律，而要求人们共同遵守的行动规范。管理原理、管理原则是进行管理活动的行动指南，是实施管理职能的理论依据。

一、系统原理

（一）系统的含义及特征

系统（system）是指由若干相互作用和相互依赖的若干组成部分或要素组成的，具有特定功能的有机整体。

1. 整体性

系统是由各个要素组成的有机整体。系统的功能不是各个要素简单的叠加，而是大于各个个体的功效之和。例如，管理过程是一个系统，是由各个管理职能构成的有机整体，其功效大于各个职能功效之和。

2. 目的性

系统的存在就是为了达到一定的目的。管理系统的目的就是创造价值和提供服务，实现一定的经济效益和社会效益。

3. 相关性

系统内各要素之间是相互联系、相互依存的，不是独立存在的。一个要素的变化，会引起另一个要素的变化，并引起系统的变化。在管理系统中，不仅管理要素之间，管理活动之间也是相互关联的。

4. 层次性

任何系统都有一定的层次结构。管理系统也有一定的层级结构，各个层次的部门或人员具有特定的位置和职责，以保证管理活动有序进行。

5. 环境适应性

任何一个系统都存在于一定的物质环境中，与环境进行物质、能量和信息的交换。环境变化对系统有很大的影响，只有经常与外部环境保持最佳适应状态，才是理想的系统，不能适应环境变化的系统难以生存。

（二）主要内容

现代管理的每一个基本要素都不孤立，是根据整体目标相互联系并按一定结构组合在一起，既在自己的系统内，又与其他各系统发生各种形式的联系。因此，为了达到管理的优化目标，必须对管理对象进行细致的系统分析，从整体看到部分，使部分服从整体。同时，管理对象是一个整体系统，也是更大系统的一个构成部分，应该从更大全局考虑，摆好其在系统的位置，使之为更大系统的全局服务。系统原理是贯穿管理过程的第一个基本原理，也是现代管理学中最基本、最重要的一个原理，是指运用系统的观点和系统分析的方法，去解决和处理管理中的实际问题。在实践中可具体化为若干管理原则。

(三) 对应原则

1. 整分合原则

即管理必须在整体规划下进行明确的分工，又在分工的基础上进行有效综合的原则。概括起来就是整体把握、科学分解、组织综合。例如，医院的总目标是由医疗部门、护理部门及各个职能部门分工协作完成的，每个独立的部门，均有相应的权力范围和责任。

2. 相对封闭原则

是对于一个系统内部，管理的各个环节必须首尾相接，形成回路，使各个环节的功能作用都能充分发挥；对于系统外部，任何系统又必须具有开放性，与相关系统有输入输出关系。既然管理在系统内部是封闭的，管理过程中的机构、制度和人都应是封闭的，如管理中的人要一级管一级，一级对一级负责，形成回路才能发挥各级的作用。

(四) 在护理管理中的应用

系统原理要求护理管理者用系统论的观点和方法，来分析和解决护理管理中的实际问题。一方面要求护理管理者要整体地认识问题，运用系统思维的方式，控制和处理护理管理中的问题。另一方面要求护理管理者必须清醒意识到，管理过程和管理对象都是一个完整的动态系统，是管理系统的子系统，具有系统的一切特性。因此，要求护理管理者运用整体的、相关的、有序的、动态的、开放的观点，去分析和解决系统或局部的护理管理问题。

【**管理名言**】

管理的重点在于建构一个好系统，让人的长处得以发挥，短处得以包容。

——杜拉克

二、人本原理

(一) 主要内容

1. 人本原理的含义

一切管理均应以调动人的积极性，做好人的工作为根本。管理者要做好整个管理工作，包括管好资金、技术、时间、信息等，就必须紧紧抓住做好人的工作这个根本，使全体人员明确整体目标、个人职责、相互关系，主动、创造性地完成任务。

2. 人本管理思想

人本原理强调，要把人的因素放在第一位，重视处理人与人的关系，创造条件来尽量发挥人的能动性。要强调和重视人的作用，善于发现、培养和使用人才。

(二) 对应原则

1. 能级原则

人的能量是不同的，能量的大小具有一定的级别，可以按照一定的规范和标准分级，从而形成一定的序列，这就是能级。能级原则的基本内容：①建立合理稳定的能级结构，如护理人员的技术职称分为正、副主任护师、主管护师、护师和护士等不同的能级系列。稳定的组织结构应该是正三角形，即正高最少，护士最多。②不同的能级主体应授予不同的权力，完成不同的职责。③不同能级的主体应给予相应的岗位，即把不同能级的人放在合适的岗位上，达到人尽其才、才尽其用的目的。

2. 动力原则

要使管理活动持续而有效地进行，必须有强大的动力。动力包括物质动力、精神动力和信息动力。物质动力是指物质待遇和经济效益。精神动力主要有理想、道德、信念和荣誉。在一定的条件下，精神动力可以发挥极大的作用，成为决定性的动力。信息动力包括消息、情报、指令等，管理者可有效地利用信息的传播，增强竞争意识，提高决策的准确性。管理者要注意综合运用物质、精神和信息动力的作用，提高管理效能。

3. 参与管理原则

管理者要为员工创造和提供机会，鼓励员工参与管理，以增强员工的责任感，发挥他们的主观能动性。

（三）在护理管理中的应用

在管理实践中应注意：①精神鼓励：护理管理者应改变传统的、严厉的工作方式，减少对护士的指责，发现其被忽视的长处，对护士辛勤的劳动及时肯定，多加赞美，激励其发挥最大的工作热情与潜能，变被动工作为主动工作；②重视授权：授权的意义在于表明护理管理者对护士的鼓励与信任，知人善任，用人所长，不仅可使护理人员充分发挥其聪明才智，还可让护士参与管理，大大提高其工作积极性和主动性，激发工作热情；③物质鼓励：奖金的分配应当与工作绩效挂钩，使奖金分配相对合理。应多采用正向激励，对工作有疏忽、麻痹大意的护士，也应进行适当的负向惩罚，并结合说服教育等其他管理手段，以促使他们改正错误。

三、动态原理

（一）主要内容

管理对象是个系统，任何系统的正常运转，不仅受系统本身条件的限制和制约，而且受到环境的影响和制约，经常发生变化。随着系统内外条件的变化，人们对系统目标的认识也在不断地深化，目标会不断地更新与变换，相应的衡量目标的准则也会变动。动态原理是指管理者在管理活动中，应注意把握管理对象的运动、变化情况，不断调整各个环节以实现整体目标。

（二）对应原则

1. 反馈原则

反馈是由控制系统把信息输送出去，又将作用结果返送回来，以便对信息的再输出产生影响，从而起到控制作用。管理者应及时了解发出指令的反馈信息，及时做出反应，并提出相应建议，以确保管理目标的实现。

2. 弹性原则

任何管理活动都要有适应客观情况变化的能力，管理必须遵循弹性原则。①人不可能完全掌握所有因素，管理者必须承认自己认识上的缺陷。②管理活动具有很大的不确定性。管理者与被管理者都具有积极思维活动并处于运动和变化中。管理方法僵化、没有弹性，在另外情况下可能就不起作用。③管理是行动的科学，管理因素多变，每一个细节的疏忽都可能产生巨大的影响，管理从开始就应保持可调节的弹性。

（三）在护理管理中的应用

护理管理者必须收集信息，把握各种变化，及时反馈，对管理目标及管理方式进行调整，因地制宜，保持充分弹性，有效地进行动态管理，以适应社会环境的变化对护理的要求。如护理部每年在年初都会制定详细的年度工作计划，对全年的日常工作和特殊工作进行计划和部署。但随着医疗环境的不断变化，医院要不断调整自身发展方向，改变工作重心以应对不断变化的新形势。这需要护理管理者有敏锐的洞察力，一方面在制定年度计划时，要对计划的执行留有"余地"，以应对计划赶不上变化的可能；另一方面不断根据新的形势需要及时调整工作计划。

四、效益原理

（一）主要内容

效益原理是指组织的各项管理活动都要以实现有效性、追求高效益为目标。影响效益的因素是多方面的，如科学技术水平、管理水平、资源消耗和占用的合理性等。管理的目标就是有效发挥管理功能，使资源得到充分利用，给组织带来高效益。

（二）对应原则

效益原理相应的原则是价值原则。价值原则是指在管理工作中通过不断地完善自己的结构、组织与目标，科学、有效地使用人力、物力、财力、智力和时间资源，为创造更大的经济效益和社会效益而尽心工作。现代管理工作如果不重视和不考虑智力和时间的耗费，就不可能正确地运用价值原则。

（三）在护理管理中的应用

效益原理要求管理者在任何管理活动中，都要注意讲究实效，把追求良好的经济与社会效益作为根本目的，但当经济效益与社会效益出现矛盾时，经济效益应服从社会效益，并以社会效益为最高目标。护理管理者要善于把长远目标与当前任务相结合，增强工作的预见性、计划性，减少盲目性、随意性，以达到事半功倍的效果。

目标检测

一、填空题

1. 管理学家梅奥根据"霍桑试验"提出了著名的_____管理理论。

2. 与系统原理相对应的原则有_____、_____。

3. 与人本原理相对应的原则有_____、_____、_____。

4. 与动态原理相对应的原则有_____、_____。

5. 系统的特征有：整体性、_____、_____、层次性、_____。

二、单选题

A₁ 型题（单句型最佳选择题）

1. 管理的14项原则是由谁提出的？（   ）

    A. 泰勒   B. 韦伯   C. 法约尔

    D. 沙因   E. 梅奥

2. 行为科学把人视为（　　　）。

    A. 工具人　　　　　　B. 机器人　　　　　　C. 经验人

    D. 社会人　　　　　　E. 经济人

3. "科学管理之父"是（　　　）。

    A. 法约尔　　　　　　B. 西蒙　　　　　　　C. 泰勒

    D. 韦伯　　　　　　　E. 梅奥

4. 首次提出"在正式组织中存在着非正式组织"观点的是（　　　）。

    A. 泰勒的科学管理理论　　　　　　　　B. 法约尔的管理过程理论

    C. 梅奥的人际关系学说　　　　　　　　D. 马斯洛的人类需要层次理论

    E. 韦伯的行政组织理论

5. 下列哪项陈述反映了现代管理的系统原理？（　　　）

    A. 管理活动中以做好人的工作为根本　　B. 管理活动中重视处理人际关系

    C. 管理活动要把握全局、总体规划　　　D. 管理活动要注意讲求实效

    E. 管理活动中要注意事态发展变化

A₂ 型题（案例摘要型最佳选择题）

6. 某医院护理部根据护理专业的发展变化及时调整工作模式，遵循的管理原理是（　　　）。

    A. 系统原理　　　　　B. 人本原理　　　　　C. 动态原理

    D. 效益原理　　　　　E. 都不是

7. 护理人员的"按职称上岗"体现了管理的（　　　）。

    A. 整分合原则　　　　B. 动力原则　　　　　C. 能级原则

    D. 弹性原则　　　　　E. 反馈原则

A₃ 型题（案例组型最佳选择题，8~9 题共用题干）

    某医院护理部于 2013 年初制定了详细的年度工作计划，对全年的日常工作和特殊工作进行计划和部署。但随着医疗环境的不断变化，医院要调整自身发展方向，改变了工作重心，随后护理部对年度工作计划进行相应调整，以适应医院总体的发展规划。

8. 与现代管理相对应的基本原理是（　　　）。

    A. 系统原理　　　　　B. 人本原理　　　　　C. 动态原理

    D. 效益原理　　　　　E. 均不是

9. 相对应的现代管理原则是（　　　）。

    A. 整合分原则　　　　B. 弹性原则　　　　　C. 反馈原则

    D. 动力原则　　　　　E. 能级原则

三、多选题

1. 下列属于泰勒科学管理理论内容的是（　　　）。

    A. 效率至上　　　　　　　　　　　　　B. 实行标准化管理

    C. 提出例外原则　　　　　　　　　　　D. 实行计划职能和执行职能的分离

    E. 提出非正式组织

2. 创新理论的基本观点是（　　　）。

    A. 创新是生产过程中产生的　　　　　　B. 创新是一种"革命性"变化

C. 创新同时意味着毁灭   D. 创新必须能够创造出新的价值

E. 创新是经济发展的本质规定。

3. 理想行政组织体系的特点（　　　）。

  A. 明确的分工   B. 自上而下的等级系统

  C. 职业管理人员   D. 人员的考评和教育

  E. 遵守规则和纪律

4. 管理人本原理对应的原则有（　　　）。

  A. 弹性原则   B. 能级原则   C. 动力原则

  D. 参与管理原则   E. 反馈原则

5. 一般来讲，系统的特征包括（　　　）。

  A. 目的性   B. 整体性   C. 层次性

  D. 动态平衡性   E. 环境适应性

四、简答题

1. 简述泰勒科学管理理论的主要内容。

2. 根据历时 8 年的"霍桑试验"，梅奥等人得出了什么结论?

3. 简述人本原理对应的原则。

4. 简述动态原理对应的原则。

5. 简述系统原理在护理管理中的应用。

实训题 案例讨论

一、方式

分析讨论管理理论在护理管理实践中的应用。

二、目标

学生通过案例分析讨论加深对管理理论的理解和感性认识，增强解决实际护理管理问题的能力。

三、实施步骤

1. 在讲完本章内容之后安排案例，学生在课下准备，每个人认真阅读分析案例，并搜集有关资料，可安排 1~2 课时集中讨论。

案例：护理管理问题分析与诊断

王护士长是心内科护士长，在她的带领下，多年来该科室在全院护理工作考核中始终处于领先。但是，今年的情况发生较大的变化，连续几个月名次下滑，出现几例护理质量差错，缺勤率比去年高 20%，迟到早退现象也有所增加。王护士长认为这种情况的发生，很可能与管理有关，但她不能确定发生这些问题的原因，也不知道应该怎样去改变这种状况。她决定去请教管理专家。

假如王护士长分别去请教具有科学管理思想、行为科学管理思想、文化管理思想的三位专家，你认为这三位专家将如何诊断这一管理问题? 该科室的问题出在哪里?

如何解决?

2. 针对该案例,组织学生分组进行讨论。

3. 由推选出的 3~5 名学生与教师一起组成评价小组,针对各组的讨论结果进行分析点评、讨论,最后由教师总结。

(范翠萍)

计 划

知识目标

1. 掌握计划的概念；掌握目标管理的概念、过程及特点；掌握时间管理的概念、过程及有效时间管理的方法。
2. 熟悉计划的重要性；熟悉目标管理的优缺点及其在护理管理中应用。
3. 了解计划的种类和形式；了解决策的概念和基本原则。

技能目标

1. 熟练掌握计划制定的基本步骤及SWOT分析的方法，结合临床护理工作实际，能制定合理的计划。
2. 了解决策的程序，学会结合实际工作，对需要解决的问题作出科学的决策。

【引导案例】

某三级综合医院为促进重点学科的发展，拟将普通外科病区拆分为胃肠外科病区及肝胆外科病区。李莉作为一名拥有丰富临床工作经验和护理管理经验的护士长，被推荐负责肝胆外科病区的护理筹备事宜。护理部要求新病区应尽快完善护士与物资的配备，争取两个月内投入使用。针对新病区筹备过程时间紧、任务重、专科性强的特点，李莉护士长编制了一份新病区筹备计划书，对护士选配、护理组织结构、病区物资采购与安装、仪器配备与调试等具体事宜进行逐一安排，并明确完成时间与相关负责人员，确保了新病区如期顺利投入使用。

问题：

1. 你认为上述计划和决策是否可行，为什么？
2. 请按计划的程序编制出详细的行动方案。

管理始于计划。《札记·中庸》："凡事预则立，不预则废"，预者即计划之意。告诉我们无论做什么事情都要预先制定计划，才能达到预期的目标。计划工作既包括确定组织和部门的目标，又包括实现这些目标的途径和方法。管理人员根据计划确定组织的目标，然后进行组织、领导、协调、控制等活动，以达到预定目标。为使组织中各种活动进行的有序，必须制定严密的计划。

第一节 计划概述

计划是管理职能中最基本的职能之一，是其他职能的基础，与其他四个职能密切相连。良好计划的是组织增强竞争力的重要途径和有力工具。有成效的计划对任何一个组织的成功都具有积极作用和重要意义。

一、概述

（一）概念

计划（planning）有广义和狭义之分。广义上的计划是指制定计划、实施计划、检查评价计划三个工作过程。狭义上的计划是指制定计划的活动过程，即根据组织内外部的实际情况，权衡客观需要和主观可能，通过科学的预测，确定在未来一定时期内组织所要达到的目标以及实现目标的方法或途径。本章节主要介绍狭义的计划。

> **知识链接**
>
> 美国著名管理学家哈罗德·孔茨（Harold Koontz）认为："计划工作是一座桥梁，它把我们所处的这岸与我们要去的对岸连接起来，以克服这一天堑"。

计划的内容可以用"5W1H"来表示。即做什么（What）？制定计划工作的具体任务和要求；为什么做（Why）？制定计划工作的宗旨、目标和战略，并论证可行性；何时做（When）？制定计划工作开始和完成相应进度的具体时间；何地做（Where）？制定计划工作实施的地点和场所，了解计划实施的环境条件和限制；谁去做（Who）？制定由哪个部门主管或那些人员负责；怎么做（How）？制定实现计划的措施以及相应的政策和规则，对人、财、物等资源进行合理分配和集中使用，对实施计划的能力进行平衡，对一些辅助计划进行综合平衡；另外，一个完整的计划还应包括控制标准及考核指标的制定，即明确做成什么样，达到什么标准才算完成了计划。

（二）计划的基本特性

（1）目的性 计划工作是为实现组织目标服务的。任何组织或个人制定计划都是为了有效地达到某种目标。在计划工作过程的最初阶段，制定具体的、明确的目标是其首要任务，其后的所有工作都是围绕目标进行的。

（2）主导性 管理其他职能作用发挥的如何，首先要取决于计划工作。在整个管理职能中，计划处于主导地位，只有计划制定出来，计划目标确定下来，其他职能才有明确的方向，工作才有指导。

（3）普遍性 计划工作具有普遍性，一是计划工作贯穿于管理过程的始终，其他管理职能都有计划工作；二是组织中各层次的管理者都有制定计划的权力和责任。但是，计划工作的特点和范围随着管理人员的层次和职权的不同而不同。一般来说，高层管理人员负责制定战略性的计划，而实现组织目标的具体计划由下级来完成。

（4）经济性 计划的经济性可以用计划的效率来衡量。计划的效率是指制定计划与执行计划时所有的产出与所有的投入之比。如果一个计划虽然达到了目标，但它需要的成本太高，这个计划的效率就很低，它就不是一份好计划。在制定计划时，要考虑计划的效率，不但要考虑经济方面的利益及耗损，还要考虑非经济方面的利益及耗损。只有制定的计划本身所产生的效益大于计划成本的计划，才具有效益性，才是一份好计划。

二、计划的种类和形式

（一）计划的种类

1. 按计划的作用时间分类

（1）长期计划（long–term plan） 又称为规划，是针对未来较长时间所做的计划，时间一般在 5 年以上。多为组织的重大方针、政策和策略。长期计划要求建立在对未来发展趋势充分预测、论证和研究的基础上，以科学的态度、正确的步骤进行。例如：医院发展的 5 年规划、护理队伍的建设等。

（2）中期计划（middle–term plan） 介于长期和短期计划之间，一般指 2~4 年的计划。它是根据长期计划提出的阶段性目标和要求，并具有衔接长期计划和短期计划的作用。

（3）短期计划（short–term plan） 是针对未来较短时间所做的计划，时间一般在 1 年或 1 年以下的计划。短期计划比中期计划更为详细具体，内容仅涉及组织的具体工作。例如：病区年度护理工作计划等。

2. 按计划的规模分类

（1）战略性计划（strategic plan） 指制定整个组织的基本目标和发展方向的计划。是由高层管理者制定的，体现组织在未来一段时间里的基本目标和发展构想以及实施的政策。它具有长期性、全局性和指导性的特点。一旦确定，不易更改。例如：国家"十二五"发展规划、中国护理事业发展规划等。

（2）战术性计划（tactical plan） 指针对具体工作问题，在较小范围内和较短时间内实施的计划。多由基层管理者制定。战术性计划具有灵活性的特征，通常是某一战略性计划的一部分，是战略计划执行的具体保证。例如：医院开展以患者为中心的工作计划、病房的预算、病房设备的维修计划等。

3. 按计划的内容分类

（1）综合计划（comprehensive plan） 综合计划又称为整体计划，是指一个组织或系统对各项工作所拟定的总体计划。其特点是总体把握；重点突出；综合平衡。例如：医院发展整体计划、护理部的年度工作计划。

（2）专项计划（special plan） 专项计划又称专题计划，是指为完成某一特定任务或某个局部领域的具体工作而拟定的计划，是对综合计划的具体化。其特点是针对性强，是整体计划的一个子计划。例如：医院护理人员专业发展计划。

4. 按计划的约束程度分类

（1）指令性计划（mandatory plan） 指令性计划是组织的各级主管部门针对目标、内容、步骤和进度等所拟定的计划。此类计划以指令的形式下达到各执行单位，具有强制性约束力。例如：政策、法规等。

（2）指导性计划（guidance plan） 指导性计划是组织的各级主管部门针对目标、指标所拟定的计划。对实现该目标的方法、工作程序不作严格的规定，只是通过宣传教育、经济调节及法律制约等手段来引导执行单位实施。例如：医院各科室业务学习计划。

（二）计划的形式

计划具有多种表现形式。美国著名管理学家哈罗德·孔茨（Harold Koontz）指出："只要记住，计划包含有将来任何的行为过程，我们就能认识到计划的多样性。"他按照这一观点，把计划分类为：宗旨、目的或任务、目标、策略、政策、程序、规则、规划以及预算等。它们自上而下按层次排列，见图3-1。

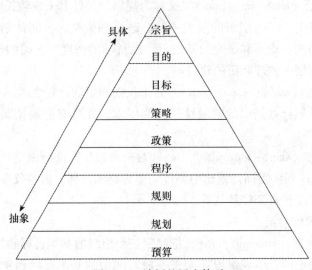

图3-1 计划的层次体系

（1）宗旨（philosophy） 又称使命，是组织或系统对其信仰和价值观的表述，它回答一个组织是干什么的，应该干什么。不同的组织结构有不同的宗旨和使命。护理的宗旨在卫生保健事业中担负着重要的服务使命，显示护理在临床和教育、科研、社会服务方面的目标和价值。明确组织宗旨，是发展具体计划的前提。

（2）目的或任务（purpose or task） 是指组织机构的作用，是社会赋予一个组织的基本职能。如医院的任务是"治病救人"；世界卫生组织（WHO）规定了护士的任务是：保持健康、预防疾病、减轻痛苦、促进康复。

（3）目标（objective） 是在宗旨、任务的指导下，整个组织活动所要达到的、可测量的具体成果。目标不仅仅是计划工作的终点，而且也是组织工作、人员配备、指导与领导以及控制等活动所要达到的结果。如护理质量管理年度目标中"急救物品完好率为100%"。

（4）策略（strategy） 是为实现目标而采用的对策，即确定总体的行为过程、工作部署和人、财、物、时间、信息等资源的取得、运用和处理的方法。策略为计划提供了基本原则，为解决问题指明了方向。例如：医院在市场竞争中求生存、求发展的策略是重点发展优势科室，将工作部署和资源配置的重点放在本院的优势科室建设上，以获取良好的经济效益和社会效益。

（5）政策（policy） 是组织为达到目标而制定的一种限定活动范围的计划。是组织执行决策时应遵循的原则和方针，是决策的指南。政策由组织的最高管理层确定，比较稳定，一旦制定，就要持续到新的政策出台为止。组织制定的政策有 3 个基本作用：①为组织成员指出行动的方向；②保证组织成员的各项活动协调一致；③树立和维护组织的尊严。如护士晋升政策。

（6）程序（procedure） 是根据时间顺序而确定的一系列相互关联的活动。它规定了如何处理重复发生的例行问题的标准方法。它是行动的指南，具有严格的指定性。如护理程序。

（7）规则（rule） 是对具体场合和具体情况下，允许或不允许采取某种特定行动所作的规定，是一种最简单的计划。可以理解为规章制度、操作规则。规则详细地阐明了必须行动或非必须的行动，对执行者有较强的约束力，可作为要求员工为实现计划而努力的行为规范。如无菌技术操作原则。

（8）规划（plan） 是为实施既定方针所采取的目标、政策、策略、程序、规则及资源分配等要素的复合体，它是一个综合性计划。规划有大有小，一个主要规划可以派生出许多小的规划。如某医院要制订社区护理服务的发展规划，其中就有护理人员在职培训计划。

（9）预算（budget） 是用数字表示预期结果的一种数字化的计划，包括人员、时间、设备、经费等内容。预算既是使组织的各级计划协调统一的重要手段，也是控制组织活动不可缺少的内容。管理人员通过预算方式可控制业务指导工作，明确本部门与整个组织目标之间的关系。如某医院制定下一年护理人员培训计划预算为 10 万元。

三、计划的步骤

计划是一个连续不断的循环过程。任何完整的计划都可遵循一定的步骤进行编制，一般分为以下八个阶段：评估形势、确定目标、评估资源、拟订备选方案、比较方案、确定方案、制定辅助计划、编制预算，见图 3-2。

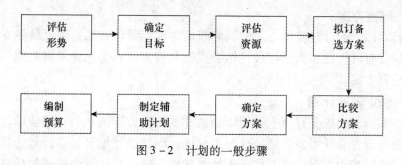

图 3-2 计划的一般步骤

（一）评估形势

收集相关信息对形势进行分析是计划工作的第一步，能否制定切实可行的目标取决于对形势的分析。通过对组织或系统所处的内外环境进行综合分析做出科学评估，预测将来可能要出现的问题，明确自己的优势和不足。调查分析的内容包括：①社会需求；②社会竞争；③服务对象的需求；④组织自身的资源情况。

（二）确定目标

在评估现状的基础上为组织或个人制定目标。明确目标应包括时间、数量和质量三方面内容。通常在确定总目标后各部门按照总目标拟定分目标，总目标控制下属各部门的分目标，自上而下，层层控制，以把握和有效控制全体员工未来行动的方向。因此，目标在整个组织机构中形成了一个层次体系。

（三）评估资源

要将确定的目标变成现实，离不开组织资源。评估资源就是明确实施计划的前提条件或期望环境。管理人员在制定计划前，必须对组织内、外部环境进行评估。目前常用"SWOT"分析法。S（strength）指组织内部的优势；W（weakness）指组织内部的劣势；O（opportunity）指组织外部可能存在的机遇；T（threat）指组织外部可能存在的不利因素或威胁。例如：某医院某科室举办重症监护学习班。S——有经验丰富的专家授课，所在科室是重点科室。W——会议费欠缺。O——可拉赞助，或与其他医院及科室合办。T——与其他会议发生冲突，听课人数无法保证。

（四）拟订备选方案

组织为了达到目标必须拟订多种可供选择的行动方案，因为实现某一目标的途径是多样化的，达到某一目标不可能只有一种方案。因此要运用创新性思维的方法，从不同角度出发，拟订多种实现目标的方案。它包括以下内容：①设立几套备选方案；②运用创新思维分析备选方案；③逐步筛选出最有成功希望的几个方案，以备考察。如护理部的目标是提高护理人员的业务素质，可行的备选方案有：聘请护理专家进行专题讲座，招聘大学毕业的或研究生毕业的护理人员，成立护理质量管理检查小组，加强护士的在岗培训，加强在岗护士的学历教育等。

（五）比较方案

在确定的各备选方案中，由计划部门组织有关专家，根据计划的前提条件和目标，将所有备选方案进行分析、比较，评价各个方案的利弊，并对各个方案进行论证。论证的内容包括计划的可靠性、科学性、可行性、经费预算的合理性、效益的显著性。

（六）确定方案

即抉择阶段。通过对多种方案的利弊权衡，确定最佳方案。确定最佳方案时应考虑：①选择具有可行性和满意性最优结合点的最佳方案；②选择具有高效、低耗、风险性小的最佳方案。

（七）制定辅助计划

选定方案后，一般要有派生计划以辅助和扶持该方案的执行，即辅助计划，是总计划下的分计划。总计划要靠辅助计划来保证，而辅助计划又是总计划的基础。如护理部制定一份短期内提高护理人员素质的总计划，这个总计划中就要包括日程安排的计划、人员轮转计划、课程设置计划、资金使用计划等辅助计划。

（八）编制预算

预算是数字化的计划，即在计划付诸前要将其转变成预算，对计划进行量化。通常是预算出各种费用的开支情况及预期成果的数量、质量，以保证计划目标的实现，计划进度的完成。

四、计划在护理管理中的应用

有效的计划的组织实施过程，能够使计划在不同时期内和不同职能空间上协调一致，保证计划全面且均衡地得以实施和完成，保证组织稳步地发展。

（一）有利于减少工作中的失误

计划工作是面向未来的，而未来在时间和空间上都具有不确定性和变化性。计划工作并不能消除未来的不确定性和环境的变化性，但通过计划工作，可以预估各种变化和风险，并制定适应变化的最佳方案，有效回避风险，保证组织长期稳定发展。如护理计划就是针对患者的健康状况做出周密细致的评估，提出解决问题的方案，预计患者可能出现的健康问题，从而提出应采取何种应对措施。

（二）有利于实现组织目标

计划确定了组织、部门及个人目标，并确定了如何做才能确保组织目标的实现。如护理工作繁杂、琐碎且常有突发性，如果始终将提高护理质量，维护患者利益，实现护士自身价值作为管理者和员工的工作目标和方向，各级护理人员都能统筹安排，详细制定日常工作计划和应急计划，则能使护理工作在日常和应急状态下均井然有序，保证工作取得成效。

（三）有利于合理使用资源

计划工作使组织的人、财、物等有限资源得到更合理的配置和有效地利用，减少了重复行动和多余的投入。如合理的排班计划可以使各层次护理人员做到人尽其才，各尽所能，最大限度地利用人力资源，提高工作效率和服务质量。对病区物资要有完善的领取、使用、保管、维护等计划，可以减少不必要的浪费。

（四）有利于控制工作

计划与控制活动紧密相连。计划工作制定了组织活动的目标、内容、步骤、进度和预期成果，是控制活动的标准和依据。控制的实质是根据计划纠正行动的偏差，从而保证行动方向的正确性。如果我们不知道要达到什么目标，也就无法确定是否实现了目标，因此，未经计划的活动是无法控制的。正是计划工作提出了目标及标准，在控制活动中，管理者才能将下属成员实际业绩与目标对照。一旦出现偏差，就能及时采取纠偏行动使活动保持既定的方向。例如，检查病区护理工作实施情况，就必须按照计划中指定的标准，来衡量实施的效果。

第二节　目标管理

目标管理（management by objectives，MBO）是由组织的管理者和被管理者共同参与制定具体的、可行的目标，在工作中由员工进行自我控制，并努力完成工作目标的一种管理方法。因而被称为"管理中的管理"。

一、概述

（一）目标的概念

目标是一个计划或方案所要达到的最终的、具体的、可测量的结果。计划工作和一切管理工作都是以目标为基础的，是工作成效的衡量尺度，决定着组织决策的方向。

（二）目标的性质

（1）层次性 一个组织从结构上看是分层次、分等级的。相应的目标也是分层次分等级的（图3-3），即上层目标和下层目标。二者的关系为上层目标是下层目标确定的依据，而下层目标则是上层目标实现的保证。

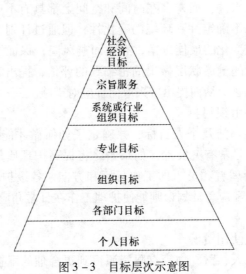

图3-3 目标层次示意图

（2）时间性 目标是一定时期内所要达到的预期成果，所以，目标应有时间的跨度，即完成目标的期限。

（3）网络性 目标和具体的计划构成一个网络。组织的目标通常是通过各种活动在网络中相互关系、相互促进来实现的，即目标和目标之间左右关联、上下贯通、彼此呼应、融为一个整体。

（4）多样性 目标的多样性主要表现为：按重要性分为主要目标和次要目标，按长短分为长期目标和短期目标，按性质分为定性目标和定量目标。了解目标的多样性，有助于管理人员正确地确定目标和充分发挥目标的作用。

（5）可考核性 为便于目标的考核，应使目标尽量数量化或具体化。数量化是指给目标规定出明确的数量界限，如使用率、百分比等方法。具体化是指对目标的描述尽可能明确具体，如加强急救物品管理的具体化目标是"急救物品的完好率为100%"。

（6）挑战性和可行性 制定的目标要稍高于现有的水平，并切实可行，不要过高或过低。目标过高则不易实现，容易挫伤员工的积极性；目标过低不易调动员工的积极性。

（三）目标的作用

（1）指向作用 目标指向作用与管理效能直接相关，可用公式表示：目标×工作效率＝管理效能。这说明如果目标正确，工作效率越高，管理效能也就越高，否则相反。另外，只有组织目标明确后，组织中各部门和员工才有了工作的方向，并能根据目标来自我控制、自我引导，使整个组织自动地运转起来。因此，目标决定着组织发展的方向，决定着各项管理活动的内容。

（2）协调作用 明确而切实可行的目标，可以使上下左右的思想和行动协调一致，从而提高工作效率。当组织目标与个人目标存在着潜在的冲突时，则会降低组织的凝聚力和协调作用。

（3）标准作用 目标可成为衡量工作成效的尺度，以评价工作的成绩和质量。管理实践表明，单凭上级的主观印象作为对主管人员及员工绩效考核的依据，是不客观的、不科学的，不利于调动员工积极性。正确的方法是根据明确的目标来考核。

（4）激励作用 目标是激励组织成员的力量源泉。目标反映社会、集体、个人对某种需求的愿望和要求，一个明确具体而切实可行的目标，可激发员工的动力，鼓舞士气，同时也提高了组织成员的自觉性和责任感。

（四）目标管理的特点

（1）自我控制 目标管理的宗旨在于用自我控制的管理方式代替压制性的管理方式，使管理人员能够控制自己的行为，从而也控制自己的绩效。这种自我控制可成为工作的动力，激励员工为实现组织和个人的目标而努力工作，由"让我做"转变为"我要做"。

（2）参与管理 目标管理是一种参与管理制度，即由上下级共同参与制定的总目标，根据总目标进行层层分解，逐级展开，通过上下协调，制定出各部门的分目标，每个员工根据部门的分目标制定个人目标，形成链式的目标体系。有利于调动员工的积极性，增强组织的凝聚力。

（3）自我评价 在执行目标管理的过程中，各层管理人员定期评价，通过检查、评价、考核反馈等信息，以促使员工更好地发挥自身的才能。目标管理有一套完善的目标考核体系，员工可按照实际情况作自我评价，为下一步进行目标管理创造良好的条件。

（4）重视成果 目标管理非常重视成果，对成果的评定，都规定了比较明确、公平、客观、具体的评定标准。通过成果评定，能够按员工的实际贡献大小给予相应的奖励和表彰，同时也作为晋升晋级的条件。

二、目标管理的程序

目标管理可以分为制定目标体系，组织实施和检查评价3个阶段，这3个阶段相互制约，周而复始，形成了循环周期。

（一）制定目标体系

制定一套完整的目标体系是实施目标管理的第一步，也是最关键、最重要的一步。目标制定的越合理、明确和越详细，则后阶段具体过程的管理和评价也就越容易。这一阶段包括4个步骤。

（1）高层次管理者制定总体目标 根据组织的长远规划和所处的客观环境，管理者采取上下结合的方式制定组织的总体目标。

（2）重新审议组织结构和职责分工 目标管理要求每一个目标应与组织结构相吻合，确保每个目标都有人负责。因此，在制定总体目标之后，需要重新审查现有组织结构，做出相应调节，以便明确职责分工。

（3）制定下级目标和个人目标　　总体目标确定后，要将总目标进行层层分解，从而制定下级目标和个人目标，但一定要支持总体目标。目标展开的步骤是，先由上级将总体目标向下级宣布，以作为下级制定目标的依据。各级各部门在充分了解总体目标的基础上，根据总体目标的要求和自己的实际情况及工作能力，制定出下级目标和个人目标。在下级和个人目标的基础上，进行一次纵向和横向的协调、平衡，形成一个可以保证总体目标实现的、协调一致的目标体系。

（4）达成协议　　管理者和下级就实现各自的目标所需要的条件及实现目标后的奖惩事宜达成协议，并授予下级相应支配的人、财、物及对外联络的权利。双方商妥后，由下级写成书面协议，从而实现责、权、利的统一。此阶段是通过无数次的讨论、协商来完成的。

（二）组织实施

目标确定之后，就进入了实施阶段，这也是目标管理的关键阶段。目标管理强调自我控制，即自主、自治、自觉和自行解决完成目标的方法和手段，并及时向上级管理者汇报执行的情况和提出需上级管理者协助解决的问题。上级管理者也应给予相应的指导及必要的人力、物力和工作环境的支持。上下级要定期检查双方协议的执行情况，以便及时发现问题。

（三）检查评价

在达到预定的期限之后，要及时检查和评价目标实现的情况，检查和评价的方法如下。

（1）自检　　实施者对照目标要求，将实际工作完成的情况进行自我检查、自我评价。

（2）商谈　　上下级之间通过商谈、沟通，对自检的结果提出意见，为制定更高的目标提供参考依据。

（3）评价　　评价目标实施的最终结果，根据目标完成情况，给予相应奖惩。评价可分为4级：A级——超预期目标；B级——完成预期目标；C级——未完成预期目标；D级——结果与预期目标相反。如果没有完成目标，上级应主动承担责任，并启发下级自检，以维持相互信任的气氛，为下一循环打好基础。

三、目标管理在护理管理中的应用

护理管理目标管理就是配合护理组织系统，将护理部的总目标按组织层次、等级，层层分解，形成各级分目标，构成一个护理目标体系，最终实现总目标的过程。目标管理在护理管理中的运用主要体现以下几个方面。

（一）有利于提高护理管理效率

首先，目标管理强调成果，护理管理者在保证护理质量的基础上制定计划，使各项工作具有明确的目标和方向，避免了工作的盲目性，随意性和被动性。其次，目标管理中为保证目标的可行性，护理管理者需要考虑目标实施的人力、物力、财力、技术、信息等资源的合理分配，整体考虑实施中可能出现的问题，提高管理工作的科学性和协调性。第三，目标管理明确了各层次护理机构的结构和任务。各级目标是由上下级护理人员共同协商制定的，护理人员的责任又是围绕目标制定的，从而使各级护理人员明确其职责范围和工作呈报关系，利于管理效率的提高。

（二）有利于更好地保证和提高护理质量

护理工作目标分解后，各层次护理人员都有明确的、可考核的目标，可作为自我控制和管理者监督控制的标准。定期的检查、督促、反馈、小结可及时发现偏差，采取纠正和补救措施，实现有效控制，提高护理质量。

（三）有利于调动护理人员的工作热情

护理管理中的各级目标是各级护理人员协商制定的，护理人员参与了目标设置，明确了自己的地位、作用和职责；明确了个人利益和组织利益的紧密联系；明确了目标实现后，奖励的公正和客观，这些都有助于调动护理人员的自觉性、积极性和创造性。

第三节 时间管理

彼得·德鲁克曾说："时间是最宝贵而有限的资源"。时间是一种宝贵的无形资源，它对每个人都是公平的，但时间的价值是以一个人在一定时间里取得的成果及对社会的贡献与作用来衡量的。在竞争激烈和信息飞速发展的现代社会，时间的价值更进一步体现在管理活动中。

一、概述

（一）时间的概念

古往今来，人们从不同的角度概括了对时间的认识：有人说时间是金钱，是生命，是力量，是速度，是知识，是财富。马克思主义的时空观认为"时间是运动着的物质的存在形式"。时间不能脱离物质而存在，没有物质也就没有时间。时间是一种不可再生的无形资源，具有不可逆性、无法替代性的特点。

（二）时间的本质

时间是一种宝贵的并有价值的无形资源。时间对每个人都是均等的，但由于人们对时间的态度及利用不同，在相同的时间里创造的价值和得到的收获也不同。对社会贡献越大，时间的价值也就越大。爱因斯坦说："人的成就和差异常在业余时间"。充分利用时间是成功的前提。我们想要成功，就必须把时间管理好，提升工作效率。

（三）时间的特征

（1）客观性 时间虽然是无形的，但又同物质一样是客观存在的，是永恒的。人们可以认识和利用它的客观规律，从而较快的实现预定目标。

（2）方向性 时间流逝有一定顺序性和方向性。一旦丧失则永远失去，即一去不复返。时间的方向性在哲学上也称"一维性"。

（3）无存储性 时间资源与其他资源的区别在于无储存性。无论你是否利用，时间都照常消耗、流失，无法储存。

（四）时间管理的概念

时间管理（time management）是指在同样的时间消耗情况下，为提高时间的利用率和有效性而进行的一系列活动，包括对时间进行的计划和分配，以保证重要工作的顺利完成，并留有足够的余地处理一些突发事件或紧急变化。

（五）时间管理的意义及作用

1. 提高工作效率

通过研究时间消耗的规律，认识时间的特征，以探索科学地安排和利用时间的方法。消除浪费时间的因素，从而提高工作效率。从本质上讲我们管理的是时间，而不是管理我们的行动。

2. 有效利用时间

要求管理者按事情的轻重缓急排列优先顺序，科学地安排时间，有效地利用时间，做到事半功倍。

3. 激励员工的事业心

时间管理是发展生产力的客观需要，也是实现个人价值和获得成就的需要。有效利用时间可使员工最大限度地发挥自己的才能，获得更多的成功和业绩，从而激发其成就感和事业心，满足自我实现的需要。

二、时间管理的基本程序

（一）评估时间利用情况

列出行动目录，评估时间是如何消耗的，如护理管理需要评估的内容。①有哪些护理活动？每项活动所花费的时间多少？②时间的安排是如何确定的？根据是什么？③需要处理的紧急事情是什么？④需要增加及减少的哪些活动？⑤存在浪费时间的因素有哪些？⑥如何减少时间的浪费？⑦护理人员最忙及最闲的时间段是什么时间？⑧每人每日最佳及最差状态的工作时间段是什么时间？⑨时间的安排是否符合护理管理者的时间安排标准？

（二）确定工作标准和优先顺序

明确组织在单位时间内完成的具体工作目标，以及每人每日预期完成的工作，根据预期目标和任务的重要性，确定优先顺序，以确保首先完成重要工作和事项。

（三）选择利用时间的策略

一般要明确几个问题：①实现工作目标需进行哪些活动？②每项活动需要花费多少时间？③哪些活动能够同时进行？④哪些活动需要授权给下属去做？

（四）进行时间安排并实施

列出完成目标所需的时间表，包括所需的活动和预定的完成时间。此外，还要为每日留出一定的计划时间和自由时间，并根据事情的主次安排时间次序，完成工作任务。

（五）评估时间花费的有效性

需要评估的内容包括：①时间安排是否合理有效？是否达到了目标要求？②是否在恰当的时间内完成了工作目标？③处理事情是否主次分明？管理时间是否合理？④

有无时间的浪费？⑤是否可以减少时间的浪费？可采取哪些策略？⑥授权是否合理？

三、时间管理在护理管理中的应用

（一）评估浪费时间的因素

所谓时间浪费，是指对实现目标毫无意义的时间消耗。浪费时间评价分析是时间管理的一个重要环节。时间浪费的原因很多，主要有客观因素和主观因素两个方面（表3-1）。

表3-1 浪费时间的原因

客观因素	主观因素
1. 意外的电话或来访	1. 缺乏明确目标
2. 无效沟通	2. 工作精神不集中，有拖拉习惯
3. 会议过多	3. 处理事情缺乏果断性
4. 信息不够丰富	4. 未能充分授权
5. 事务性、手续性工作过多	5. 工作日程计划不周全
6. 合作者能力不足	6. 文件、物品管理无序
7. 缺乏反馈	7. 处理问题缺乏决策力
8. 上层领导工作无计划性	8. 缺乏有效利用时间的意识
9. 社交应酬过多	9. 不善于拒绝
10. 突发事件	10. 随时接见来访者

（二）时间管理方法

1. ABC 时间管理法

美国管理学家艾伦·莱金（Lakein）建议为了提高时间的利用率，每个人都需要定下3个阶段的工作目标，即今后5年内欲达到的目标，今后半年内欲达到的目标，以及现阶段要达到的目标。将其各阶段的目标分为ABC3个等级，A级为最优先（必须完成的）目标，B级为较重要（很想完成的）目标，C级为不太重要（可暂时搁置）目标。使用ABC目标管理法，可以帮助管理者对紧急、重要的事件立即做出判断，提出处理措施，提高工作效率。

（1）ABC时间管理法的核心 ABC时间管理法的核心是抓住主要问题并解决主要矛盾，以保证工作的重点，有效的利用时间，提高工作效率。ABC时间管理法的特征及管理要点（表3-2）。

表3-2 ABC时间管理法的特征及管理要点

分类	占总工作数量的比例	特征	管理要点	时间分配
A类	20%~30%，每日1~3件	最重要、最迫切，后果影响大	重点管理，亲自、立刻必须花时间做好	60%~80%
B类	30%~40%，每日5件以内	迫切、较重要，后果影响不大	一般管理，最好自己去做，亦可授权他人去做	20%~40%
C类	40%~50%	不迫切、无关紧要，后果影响小	可授权别人去做	0

（2）ABC时间管理的步骤　①列清单：每天工作开始前应列出全天的工作日程清单；②工作分类：对日程单上的工作进行归类。常规工作按程序办理；③工作排序：根据事件的特征、重要性以及紧急程度，确定ABC顺序；④划出分类表：按ABC类别分配工作内容及各项工作预计时间的安排以及实际完成的时间记录；⑤实施：首先投入A类工作，直到完成，取得效果后再转入B类工作，期间若有人催问C类工作时，可将其纳入B类，大胆减少C类工作，以避免浪费时间；⑥总结：每日都要进行自我总结和评价，提高管理效率。

2.“四象限”时间管理法

著名管理学家斯蒂芬·科维（Stephen Covey）提出了一个时间管理理论，把工作时间按重要和紧急两个不同的程度进行了划分，可分为4个“象限”（图3-4）。

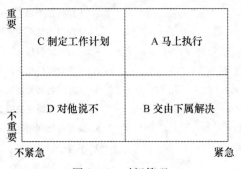

图3-4　时间管理

时间管理四象限法的处理方法如下。

Ⅰ紧急又重要：如抢救患者、人员短缺、缺乏物资等，需要管理者马上去进行的工作。

Ⅱ重要但不紧急：如建立人际关系、新的机会、人员培训、质量检查等，对于完成工作目标非常重要，但可能不会引起即刻注意的工作，需要计划好再去处理的工作。

Ⅲ紧急但不重要：如电话铃声、不速之客、行政检查、主管部门会议等，常常占用管理者大部分的时间。管理者可采取：①马上办，但只花一点时间；②请人代办；③集中处理。

Ⅳ不紧急也不重要：如客套的闲谈、查看信件、听音乐等，常是时间浪费的主要原因，可有时间再做。

【管理名言】

不能管理时间，便什么也不能管理。

——杜拉克

3. 拟定时间进度表

拟定时间进度表的目的是对时间进行记录和总结，并分析浪费时间的原因，以制定节约时间措施。时间进度表应力求详细、真实，还要留有余地，以防出现意外事件时束手无策。同时要建立时间管理系统，使用先进的管理方法、现代化办公设备，如计算机、复印机、电话、传真、电子信箱等。

4. 学会授权

在时间管理上，授权是一个重要的要素。管理者应明白很多事情不是一个人能完成的，当你接到任务后，要根据下属的能力适当授权，以增加自己的工作时间。管理者可通过适当授权把自己解放出来，集中精力去处理那些需要你亲自做的事，即"借助别人的时间去完成自己的任务"。同时也培养下属的能力，增强下属的责任心，激发下属的工作热情，并让他们通过实践获得经验。授权是一门艺术，因此授权时应注意：①应确定哪些工作可以授权，授权给什么人；②信任对方，尊重对方；③说明你的要求，赋予下属一定的权利。

5. 学会拒绝

管理者学会拒绝艺术也是合理使用时间的有效手段之一。每个人的时间都是相同的，管理者也不例外。因此，管理者面临各项工作时要有取舍。如凡事有求必应，遇事就做，其结果是任何事情都做不好。有时候管理者很难拒绝同事的请求，但在下列情况下，管理者必须拒绝不属于自己工作范围请求，如当请求的事项不符合个人的专业也不属于自己职责范围时；当请求的事项非自己能力解决时；当请求的事项是自身感到无聊时；为了避免因拒绝同事而内疚，管理者一定要学会如何巧妙而果断地说"不行"，最好不要解释为什么"不行"，因为对方会将这些解释当作是条件性的拒绝，而会想出理由来反驳。

6. 学会避免"时间陷阱"

（1）减少电话的干扰　打电话要尽量抓住重点，减少与主题无关的废话，电话机旁应放置纸、笔，便于记录重要内容；避免打社交性的、说家常的电话。

（2）减少会议所浪费的时间　会议占去了管理者的大部分宝贵时间，而且会议趋向于越开越长。根据一项问卷调查显示，有四分之三的人认为："真正开会的时间，有一半以上是与会议的主要内容无关的。"因此要减少会议并缩短会议的时间。

（3）养成整洁和有条理的习惯　有调查数字显示，人们用于寻找东西的时间，占工作时间的10%，所以高效率的基础，是工作环境的有序化，如文件、公函、报刊等资料尽可能井井有条，各归其类；扔掉没用和过时的东西。

（4）妥善接待来访者　管理者如来访者比较多，应妥善接待来访者，如在办公室以外的走廊里谈话，以便节约时间。如谈话内容重要，可请到办公室细谈并控制谈话时间，如交谈中感觉内容不重要，可看看表，或向门口走去，或礼貌地解释我现在正有急事处理，表示谈话可以结束。

第四节　管理决策

决策是管理活动的核心，它贯穿于管理过程的每一个环节，其质量的好坏对于管理工作的效率和效果有着不容忽视的影响作用。决策是各级护理领导者最重要的工作之一，决策是否科学及时，直接关系到护理事业的兴衰成败。

一、概述

（一）决策的概念

决策（decision making）是指组织或个人为了解决当前或未来可能发生的问题，

确定行动目标，拟定、论证、选择和实施方案的整个活动过程。这一概念包括三层含义：①决策是一种自觉的有目标的活动；②决策贯穿于管理的整个过程；③决策必然伴随某种行动，是决策者遵循客观规律，与外部环境、内部条件进行某种交互作用的过程。

（二）决策的类型

1. 按决策的重要性划分

（1）战略决策（strategic decision making）　指确定组织的发展方向和长期目标等有关重大问题的决策，具有全局性、长期性与战略性，它是关系到组织生存和发展的根本性决策。常由高层领导者做出，如医院机构改革计划、医院 10 年发展规划等。

（2）战术决策（tactical decision making）　指为完成战略决策所规定的目标而制定的，在未来较短的一段时间内的具体行动方案，它是为战略决策服务的，是实现战略决策的手段和环节。常由基层领导者做出，如医院护理质量控制、护理人力资源配置等。

2. 按决策的主体划分

（1）个人决策（individual decision making）　是由领导者个人所做的决策，其效果受决策者个人经验、价值观、专业知识、技术及自信心等因素影响。适用于日常事务性决策和程序化决策。

（2）集体决策（group decision making）　又称团体决策，是由领导者集体或多人通过研究、讨论做出的决策，可以避免个人决策时出现的主观偏见，提高决策的质量。适用于所有决策，尤其是重大问题的决策。

3. 按决策的重复性划分

（1）程序化决策（procedural decision making）　又称常规决策，是经常重复出现的例行决策，这种决策可以按既定的程序、模式和标准做出，解决重复性的问题。越是基层领导者，程序化决策所占比重越大。

（2）非程序化决策（non-procedural decision making）　又称非常规决策，指涉及面广、偶然性大、不定因素多、无先例可循、无既定程序可依的决策，其成败与决策者的经验、学识、创造力有关，也受决策者主观性和随意性影响。如护理领导者遇到突发性抢救事件时，对护理人员的紧急调配。

4. 按决策条件的确定性划分

（1）确定型决策（certain decision making）　指决策者可以得到制定决策所需要的全部信息，面临的是稳定可控的环境或条件，每个方案只有一个确定的结果，领导者可以采用最优原则选择出最优方案。这是一种完美理想化的决策。

（2）风险型决策（risk decision making）　指决策者对问题的性质有一定的了解，对环境条件、影响因素不能预先确知，每种方案都有风险性，但可凭借知识、经验及查找历史资料推断各种方案结果的概率性。决策者需要周密考虑，并备好多种应对措施，以防可能发生的不测。

（3）不确定型决策（uncertain decision making）　指决策者不能预先确知环境条件、影响因素，对决策方案可能会出现的发展状态及结果的概率性无法估计，成功概率无法衡量的决策。决策者应广泛收集各种信息资料，运用各种方案，灵活应变。

二、决策的基本原则

（一）信息准确原则

准确、完备的信息是科学决策的基础。决策的正确性、科学性与信息的质量、数量是成正比的。当今社会向信息化发展时，决策者必须在全面正确掌握各类信息后做出决策，切忌"拍脑袋"、"闭门造车"式的决策。

（二）科学可行原则

决策必须是可行的，这是衡量决策正确性的标志。要使决策科学可行，必须充分考虑决策实施的主客观条件、可能出现的变化，并预测决策实施后的影响。决策实施的主客观条件包括两个方面：一是所需要的人、财、物及科学技术等，是决策实施的必要条件；二是所需要的环境条件，包括国内外政治环境、社会公众的心理状态等，是决策实施的影响因素。决策前需要周密评估、审慎论证，切忌片面强调需要、单纯考虑有利因素或不利因素的决策。

（三）对比择优原则

正确的决策，必须建立在对多种方案的对比之上。只有充分比较，权衡各自利弊，才能从中择优。因此，应制定两种以上的方案，以便从多种方案中选择出最优方案。

（四）民主决策原则

为克服决策者在知识和经验方面的局限性，通常采用集体决策，充分发挥集体的聪明才智，集思广益。在集体决策中，要正确处理好集权和分权、集中和民主的关系，充分发扬民主作风，调动决策参与者及执行者的积极性和创造性。

（五）反馈原则

决策运行过程中会出现一些偏差，决策者要动态地追踪决策执行情况，时刻评价与反馈，及时修正决策方案，防止偏倚。

三、决策的程序

决策是一个全过程的概念，是人们从发现问题到解决问题整个过程中的科学实践活动，通常包括以下7个程序（图3-5）。

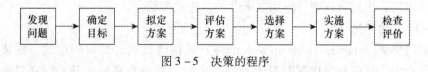

图3-5 决策的程序

（一）发现问题

发现问题是决策的前提，是确定目标的基础。首先要识别问题，领导者识别问题的关键是将事情现状与标准进行比较。另外，问题的识别，还受组织文化、现有信息和决策者的经验、感知、注意力、情感等影响。

（二）确定目标

目标是决策所要达到的预期结果。明确的目标是有效决策的前提。有效的目标应当含义明确，有责任人和可操作性的指标，并切合实际。

（三）拟订方案

目标明确以后，就应拟订实现目标的各种备选方案。常用拟订方案的途径有两条：一是经验，来自决策者的直接经验或他人的间接经验；二是创造，充分发挥创造力，拟定一个独到、新颖、适应未来发展趋势的方法。

（四）评估方案

评估方案是指对方案进行分析或论证，以利决策者挑选最有效、最满意的解决问题的方案。评估的内容有：①方案实施的可行性，包括是否具备实施的条件，准备这些条件需付出的成本等；②方案实施可能带来的影响，包括长期的与短期的、有形的与无形的、好的与坏的等；③方案实施的风险。应权衡比较各种方案，排列优劣顺序，为选择方案做好准备。

（五）选择方案

选择方案是决策的核心。在各备选方案中，经过反复对比、筛选，最后选出一套最优的或最满意的方案，选出的方案应符合全局性、适宜性、经济性标准。对于风险型决策，由于具有不确定性的特征，还应符合动态性标准。

（六）实施方案

实施方案是决策过程中至关重要的一个环节，也是最困难的一步。为确保决策的顺利实施，应做到：①做好实施的组织工作，有时还须在全面推行前进行局部试点；②做好思想动员，并解释、说明和宣传方案实施的目的、意义、原则、方法和要求等；③对实施方案的过程进行及时有效地控制和监督，及时发现问题，纠正偏差。

（七）检查评价

这是决策的最后一步，但同时也应贯穿于决策实施的全过程。通过检查评价，及时发现偏差，及时采取措施进行控制，从而确保决策目标的顺利实现。

四、管理决策在护理管理中的应用

在决策的实践中，由于决策对象和决策内容的不同，产生了不同的决策方法，归纳起来可以分为两类，即定性决策方法和定量决策方法。由于定量决策方法需要运用数学和其他分析技术建立表现数量关系的数学模型，计算方法比较复杂，下面仅介绍定性决策方法，护理管理中可应用以下几种常用的方法。

（一）互动群体法

互动群体法（interacting group technique）是指通过召开会议的形式，让成员面对面地相互启发，从而获得决策意见和观点的方法。这种方法最为简单，在日常管理中应用最多。

（二）头脑风暴法

头脑风暴法（brain storming）也称思维共振法，由英国心理学家奥斯本（A. F. Osborn）创立，是较常用的集体决策方法。原则是鼓励一切有创见的思想，禁止任何批评。方法是将对解决某一问题感兴趣的人集合在一起，围桌而坐，先由决策者阐明问题，然后群体成员在完全不受约束的情况下畅所欲言，提出尽可能多的方案，并记录所有方案，再进行讨论和分析。最适合于比较单一、明确的问题，对于较复杂、因素众多、牵涉面广的问题，则不宜采用此法。

（三）德尔菲法

德尔菲法（delphi technique）又称专家意见法，由美国兰德公司于 1969 年提出。执行的前提是要求参加决策的成员都是专家或内行，专家之间不得互相讨论。实施步骤：①确定问题，设计解决问题的问卷；②每一专家独立完成第一组问卷；③由领导者收集问卷，整理专家的意见，将结果汇总；④将汇总的结果复制反馈给各位专家；⑤在分析第一轮结果的基础上，再次请专家提出自己的见解；⑥重复步骤，直到意见基本一致。适用于重大复杂问题的决策，不用于日常事务的决策。优点：避免面对面的争论以及崇拜权威、服从权威导致抑制创造性思维，能使参与决策者畅所欲言，有利于表达意见和看法，产生有价值的方案。缺点：决策的时间过长，信息处理工作量太大，且不利于直接交流。

（四）名义集体决策法

名义集体决策法（nominal group technique）特点是小组成员独立思考，互不通气和协商，小组只是名义上的。实施步骤：①召开群体会议，组织者把要解决的问题告诉参与者；②所有成员独立思考，写出自己的意见；③将想法提交给群体；④成员按次序逐个公开说明自己的想法，全体成员阐述完之前不做讨论；⑤开始讨论，鼓励对各种想法作出评价；⑥每位成员独立把各种想法排序，综合排序最高的想法就是该次的决策方案。这一方法的优点是鼓励成员独立思考，防止屈从压力。

决策是解决问题，完成目标的管理过程，科学的决策，不是某一个领导者凭空想象出来的。护理领导者应运用自己的经验和智慧，结合护理工作实际，做出高质量、合理、正确的决策。

目标检测

一、填空题

1. 长期计划一般是指_____年以上的计划。

2. 计划的基本特性包括_____、_____、_____、_____。

3. 目标管理的程序包括_____、_____、_____。

4. 时间管理的意义体现在_____、_____、_____。

5. 按决策的重要性可划分为_____、_____。

二、单选题

A₁ 型题（单句型最佳选择题）

1. 时间管理是一项（　　）。

    A. 计划工作　　　　　　B. 领导工作　　　　　　C. 控制工作

    D. 激励工作　　　　　　E. 组织工作

2. 错误的时间特征是（　　）。

    A. 客观性　　　　　　　B. 方向性　　　　　　　C. 无存储性

    D. 主观性　　　　　　　E. 顺序性

3. 管理工作中能避免的"时间陷阱"是（　　）。

   A. 活动轮回　　　　　B. 工作无重点　　　　C. 做非力所能及的事情

   D. 选择助手　　　　　E. 减少电话的干扰

4. 计划的步骤不包括（　　）。

   A. 评估形势　　　　　B. 确定目标　　　　　C. 拟定备选方案

   D. 规定方案　　　　　E. 制定辅助计划

5. 计划工作中的"5W"错误的是（　　）。

   A. what　　　　　　　B. wher　　　　　　　C. why

   D. when　　　　　　　E. where

A₂ 型题（案例摘要型最佳选择题）

6. 某医院要求进行护理人员在职培训以提高护理人员素质。护理部立即召开相关会议传达医院工作部署，进行计划安排，你认为制定计划的第一步应该是（　　）。

   A. 确定目标　　　　　B. 评估形势　　　　　C. 评估资源

   D. 确定培训时间　　　E. 选择方案

7. 某医院护士以中专和专科学历为主，本科学历护士只占10%。今年有25名护士退休，还有6名护士需要休产假，这对护理人力资源本来就缺乏的医院护理部门来说困难很大。在落实如何补充护士的问题上，大家有不同的看法。如果你是决策者，决策的前提是什么（　　）。

   A. 确定目标　　　　　B. 拟订方案　　　　　C. 发现问题

   D. 选择方案　　　　　E. 评估方案

A₃ 型题（案例组型最佳选择题，8～10题共用题干）

某医院为促进重点学科的发展，计划组建老年病科。护理部要求新病区尽快完善护士与物资的配备，争取两个月内投入使用。针对新病区筹备过程时间紧、任务重、专科性强的特点，护士长编制了一份新病区筹备计划书，对护士选配、护理组织结构、病区物资采购与安装、仪器配备与调试等具体事宜进行逐一安排，并明确完成时间与相关负责人员，确保了新病区如期顺利投入使用。

8. 按计划的作用时间划分，这一组织计划属于（　　）。

   A. 长期计划　　　　　B. 中期计划　　　　　C. 中长期计划

   D. 短期计划　　　　　E. 组织规划

9. 这一决策如果按决策的重要性划分，属于（　　）。

   A. 战略决策　　　　　B. 战术决策　　　　　C. 确定型决策

   D. 风险型决策　　　　E. 不确定型决策

10. 计划在确定最佳方案时不应考虑的是（　　）。

   A. 具有可行性的方案　　　　　　　　B. 最具科学性的方案

   C. 选择具有低效、低耗的方案　　　　D. 风险性小的方案

   E. 经费预算合理、效益高的方案

三、多选题

1. 目标的作用包括（　　）。

   A. 指向作用　　　　　B. 协调作用　　　　　C. 标准作用

D. 激励作用　　　　　E. 规范作用

2. 决策的基本原则是（　　　）。

　　A. 信息准确原则　　　　　　　　　B. 科学可行原则

　　C. 对比择优原则　　　　　　　　　D. 民主决策原则

　　E. 反馈原则

3. 时间浪费的原因很多，下列属于主观因素的是（　　　）。

　　A. 工作日程计划不周全　　　　　　B. 文件、物品管理无序

　　C. 处理问题缺乏决策力　　　　　　D. 缺乏有效利用时间的意识

　　E. 社交应酬过多

4. 时间管理的意义及作用包括（　　　）。

　　A. 提高工作效率　　　　　　　　　B. 有效利用时间

　　C. 激励员工的事业心　　　　　　　D. 提高社会效益

　　E. 有利于组织目标的完成

5. 学会避免"时间陷阱"，应做到（　　　）。

　　A. 减少电话的干扰　　　　　　　　B. 减少会议所浪费的时间

　　C. 养成整洁和有条理的习惯　　　　D. 妥善接待来访者

　　E. 学会拒绝

四、简答题

1. 计划的特征是什么？

2. 计划的基本原则有哪些？

3. 简述目标管理的基本过程。

4. 简述决策的程序。

实训题　集体决策

一、方式

集体决策：头脑风暴。

二、目标

1. 学会对管理中集体决策方法——头脑风暴法的理解和运用。

2. 将管理中集体决策方法灵活应用于实际护理管理工作中。

三、实施步骤

1. 布置案例。某医院是一家省级三甲专科医院。近年来，随着医院的发展，在医院护理管理方面呈现出一些问题，如部分护士长知识结构单一、病房管理理念滞后等，为了解决此类问题，医院领导决定实行护士长轮转制，让护士长在不同科室轮转，每个科室轮转时间为一年，以解决护士长知识结构单一的问题，并促进不同科室护士长之间管理经验的相互交流学习，此决策实行两年后，受到了全院护士长的广泛认同，护士长们认为此决策不仅在一定程度上解决自身管理方式上存在的问题，更主要的是

更进一步地了解到不同科室的护理管理方式上存在的差异，弥补了知识结构上的缺陷。

问题：①面对医院发展中不断出现的新问题，护理管理者应注意灵活运用哪些决策方法？②在护理管理工作中，决策应注意哪些原则？请大家谈谈看法。

2. 以头脑风暴的决策方式对上述问题进行小组讨论，大约 50min（选出主持人，小组成员畅所欲言，安排专人做好书面记录）。

3. 对小组讨论的意见进行分析总结，并以书面形式上交。

4. 教师总结点评。

（庞国伟）

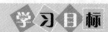

第四章

组　织

学习目标

知识目标
1. 掌握组织、组织结构、组织文化、管理幅度的概念；掌握组织文化的功能。
2. 熟悉组织结构的基本类型、组织设计的程序；熟悉护理组织概念及护理部的管理职能；熟悉护理的组织文化建设内容和方法。
3. 了解我国卫生组织及医院的分类；了解医院的基本功能。
技能目标
1. 熟练掌握组织设计的原则，学会设计合理的组织结构。
2. 熟悉组织文化的结构和特点，通过调查某医院的护理组织系统，学会分享医院的护理文化特色。

【引导案例】

　　新上任仅 3 个月的骨科护士长小王将辞职信交到了护理部。主任问其辞职原因，小王说："我有两个上司，一个是外科科护士长，一个是科主任，两个人意见经常不统一，令我左右为难。比如科护士长说为了护理安全，病区不允许加床；科主任说，为了满足患者需求及增加科室经济效益就应该加床。又比如，科护士长认为病区护理人员配置不够，必须根据优质护理病房标准增加护理人员；科主任却认为目前的人力尚能应付日常工作，且护理人员增多会导致病区人均劳务津贴减少，不允许增加护理人员。诸如此类的事情经常发生，难道一家医院的组织就只能以这样的结构运作吗"？

　　问题：

　　1. 什么是组织及组织结构？

　　2. 组织设计的原则是什么？如何进行组织结构设计？

　　在管理的各项职能中，组织是进行人员配备、领导、控制的前提。任何组织目标的实现，都必须建立一套高效运行的组织机构，科学合理地安排人、财、物各要素，使组织成员相互协作、各尽所能，形成一个有机整体，高效率地工作，从而实现总体目标。

第一节 组织概述

组织是人类生活中最普遍的社会现象。既有静态的组织，又有动态的组织。在医院环境中，根据社会需求，实施有效护理组织规划，建立健全护理组织结构，将护理活动进行科学分工，有效地在管理活动中发挥积极作用，促进护理工作质量和护理事业的不断发展。

一、概述

（一）组织的概念

组织（organization）是指按照一定的目的，有系统、有秩序地结合起来的人群集合体。是实现组织目标的工具，是职、权、责、利四位一体的机构。组织是在共同目标指导下协同工作的人群社会实体单位，如医院、学校、工厂等。从管理学来说，组织是有效配置组织内部资源，合理确定组织成员、任务及各项活动之间的关系，以实现组织目标的过程。它是动态的组织活动过程和相对静态的社会实体单位的统一。具体来说，主要包括4层含义：①组织有一个共同目标；②组织是一个人为的系统；③组织是动态的过程，可不断发展变化；④组织中包括不同层次的分工协作。

（二）组织的基本要素

组织的基本要素是组织生存和发展的基本条件，主要包括以下几个。

（1）目标与任务 组织目标是组织成员工作的指南。组织目标必须与社会需求相适应。组织任务是实现使命、履行社会责任的基础。例如护理的组织目标是以人的健康为中心，满足大众健康的需求，任务是提供满足患者和大众健康需求的服务。

（2）职权与职责 职权是组织所赋予某项职位的权利。职责是某项职位应该完成某项任务的责任。如院长分配给护理部主任任务时，必须赋予其执行任务的权利，才能使其顺利执行和完成任务。

（3）物质与精神 物质要素是指实现组织目标所需的人、财、物等必要资源。例如医院护理组织的护士、病房、医疗设备等。精神要素是指组织内成员的职责、权力、服务理念、工作规范、生活准则、认同感和归属感等。如医院的院训、护理团队文化等。

（4）技术与质量 技术是组织实现目标的根本保证，质量是组织生存发展的基础。护理组织拥有高水平的技术队伍并加强护理质量管理，才能具有市场竞争力。

（5）适应与发展 组织必须从不断发展变化的周围环境中，及时获取信息，根据环境变化调整自己的活动，才能在市场竞争中生存和发展。如针对护理组织来说，护理模式应随医学模式的转变而调整，才能满足人们的健康需求。

（三）组织的特征

（1）有明确的目标 任何组织都是为实现自己特定目标而存在的，目标是组织自我设计和自我维持的依据。组织目标受物质环境及社会文化环境影响和制约。

（2）是实现目标的工具 组织目标是通过组织工作实现的，组织是实现目标的工具。

（3）拥有资源　主要包括5大类资源：人、财、物、时间和信息。①人：是组织最大的资源，是组织创造力的源泉；②财：主要是指货币资金，是组织各项工作运转的保证；③物：是指物资资源，能满足组织发展的特定需要；④信息：信息对管理非常重要，管理者要交换和处理信息，做出决策，为组织进行战略规划；⑤时间：做好时间管理就能提高工作效率。

（4）结构清晰，分工协作　组织权责结构层次清晰，分工明确，各部门之间相互协作。

（四）组织类型

（1）正式组织和非正式组织　正式组织（formal organization）是为了实现组织的目标而设计形成的职务或职位结构。非正式组织（informal organization）是组织成员为了满足特定心理或情感需要而在其实际活动和共同相处过程中自发和自然形成的小群体。比如，外科护理组是个正式组织，但在这个组织中，有几个轮滑爱好者组成了轮滑队，该轮滑队就是非正式组织。非正式组织源于哈佛大学教授梅奥的霍桑实验。正式组织和非正式组织的特点及作用比较见表4－1。

表4－1　正式组织和非正式组织的特点及作用比较

组织的类型	特点	作用
正式组织	1. 有共同的目标 2. 明确的信息沟通系统 3. 协作的意愿，即人们在组织内积极协作，服从组织目标 4. 讲究效率 5. 分工专业化且强调协调配合 6. 赋予职权，下级必须服从上级 7. 强调团队，不强调工作人员工作的独特性，组织成员的工作及职位可以相互替换	1. 能有效实现组织目标 2. 组织制度和规范对成员具有正式的约束力
非正式组织	1. 没有法定的职位和结构 2. 是共同的兴趣、观点、思想自发形成的 3. 有较强的内聚力 4. 有不成文的奖惩办法 5. 组织的领袖有一定的影响力 6. 信息交流和传递，渠道畅通，传递快	1. 有利于组织成员间的相互理解、信任和同甘共苦等，保持良好的氛围 2. 有利于提供更多沟通渠道 3. 有利于增强正式组织的凝聚力

非正式组织的存在和产生是一个客观现实，作为一名有智慧的管理者应正确处理正式组织与非正式组织的关系，尽可能引导、支持和发挥非正式组织的积极作用，促进正式组织目标的实现。

（2）实体组织和虚拟组织　实体组织，即一般意义上的组织，例如，企业、政府、学校、医院、军队等。虚拟组织指两个以上的独立的实体，通过信息网络结成的动态联。虚拟组织的虚拟性表现为组织结构、构成人员、办公场所、核心能力的虚拟性。

（3）学习型组织 学习型组织是20世纪80年代初，美国麻省理工学院彼得·圣吉（Peter Senge）提出，其核心理念是创新。学习型组织是一个能熟练地创造、获取和传递知识的组织，是以共同愿景为基础，以团队学习为特征的组织，同时也要善于修正自身的行为，以适应新的知识和见解。学习型组织内涵，包括5项修炼：①自我超越（self transcendence）关注个人成长，做事要精益求精，努力实现心灵深处的愿望；②改善心智模式（improvement of mental pattern）是思维根深蒂固的定式反应；③建立共同愿景（establishment of common vision）是组织中全体成员的个人愿景的整合和融汇；④团队学习（team learning）团队学习同时强调终身学习、全员学习、全过程学习，提倡工作学习化、学习工作化；⑤系统思考（systemic thinking）是整体而不是片面，要求整体地、动态地、本质地思考问题。理想的学习型组织应具有以下特征：①组织具有适应性；②成员具有学习的欲望和能力；③组织具有强大的团队精神和优异的业绩。

二、组织结构的基本类型

组织结构（organizational structure）是构成组织各要素之间相对稳定的关系模式，是组织的基本构架。组织结构的基本类型包括：直线型、职能型、直线参谋型、直线职能参谋型、矩阵型及其他类型。

（一）直线型结构

直线型结构（pure line structure）又称单线型组织，是最简单的一种组织类型。它有一个纵向的权力线，从最高领导逐步到基层一线管理者，从而构成直线结构。组织的各层次管理者负责行使该层次的全部管理工作，以维持组织的正常运转，实现组织目标（图4-1）。

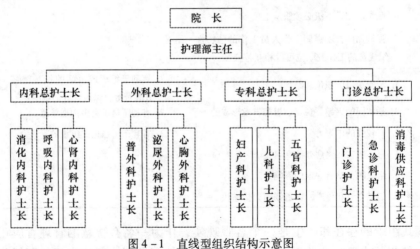

图4-1 直线型组织结构示意图

（二）职能型结构

职能型结构（functional structure）又称多线型。职能部门或岗位是为分管某项业务而设立的单位，有一定职权。各职能部门在分管业务范围内直接指挥下属（图4-2）。

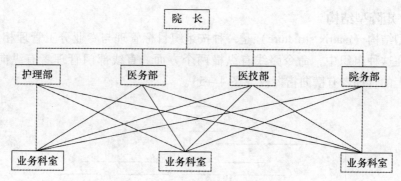

图 4-2 职能型组织结构示意图

（三）直线参谋型结构

直线参谋型结构（line and staff structure）在直线型结构的基础上，设置参谋部门。直线部门和人员在自己的职责范围内有决定权，对其下级的工作实行指挥和命令，并负全责。参谋部门没有指挥和命令权，只能对下级机构提供建议和业务指导（图 4-3）。

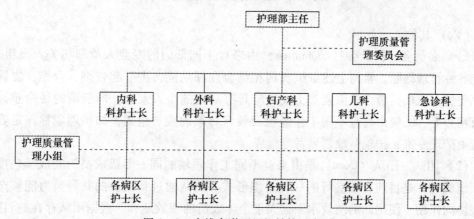

图 4-3 直线参谋型组织结构示意图

（四）直线职能参谋型结构

直线职能参谋型结构（line functions and staff structure）综合了上述几种结构类型的优点，下层成员除接受一位直接上级的命令外，又可以接受职能参谋人员的指导。直线指挥人员在分管的职责范围内具有一定职权；职能参谋人员可提建议与业务指导，特殊情况下可指挥下属，并对直线主管负责（图 4-4）。

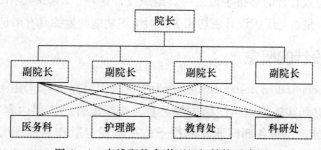

图 4-4 直线职能参谋型组织结构示意图

（五）矩阵型结构

矩阵型结构（matrix structure）是一种按组织目标管理与专业分工管理相结合的组织结构。在这种组织中，命令路线有纵横两个方面。直线部门管理者有纵向指挥权，按职能分工的管理者有横向指挥权（图4-5）。

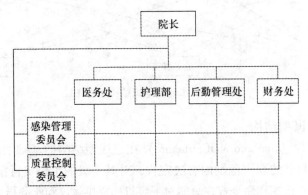

图4-5 矩阵型组织结构示意图

（六）其他

（1）委员会 委员会（committee）由来自不同部门的专业人员和相关人员组成，研究各种管理问题，常与上述组织机构相结合发挥功能，主要起咨询、合作、协调作用。委员会组成要考虑的因素：①成员应具有高度的个人意愿，即所谓的使命感、时间及精力等；②应由具有不同工作经验及教育背景的成员组成，如护理职称评定委员会应由护理专家、护理行政领导者等组成。

（2）团队 团队（team）是由来自不同工作领域的同一等级成员为完成某一项任务而组成的，是目前比较盛行的一种组织形式。团队通过其成员的共同努力能够产生积极协同作用，使团队的绩效水平远大于个体成员的绩效总和。根据团队存在的目的，常见类型有：问题解决型团队、自我管理型团队和多功能型团队。

在实际工作中，一个组织可能是多种形式并存。一般而言，以能完成工作任务的最简单的结构，为最优的结构。不同类型的组织结构的优缺点见附录一。

第二节　组织设计

组织设计是有效管理的必备手段之一。组织设计是一个动态的工作过程，组织结构是否科学、合理，是否与组织设计密切相关，对组织功能的发挥具有举足轻重的作用。

一、组织设计的概念

组织设计（organization designing）是指为实现组织目标，将组织内各要素进行合理组合和构建，设立和实施特定组织结构的过程。组织设计的主要内容有三个：一是组织内各部门的划分；二是各部门职权的授予；三是规定适宜的管理层次及管理幅度。通过组织设计，形成组织的责权关系网，协调组织活动，最终实现组织目标。

二、组织设计的原则

进行组织设计时，应遵守以下基本原则。

（一）目标一致原则

强调组织内部各部门的目标要与组织的总目标保持一致。例如：护理部的目标必须依据医院的总目标而定，并始终保持一致。

（二）精干高效原则

组织必须科学合理的配置，形成精简、高效的结构形式。

（三）分工协作原则

要求组织要合理分工和有效协作，以提高管理效能。

（四）统一指挥原则

要求组织内各部门必须服从他的上一级部门的命令和指挥。

（五）责权一致原则

组织中部门或人员的权力和责任是对等的。有多大的权力就有多大的责任。否则任务无法完成或者造成滥用职权。

（六）层幅适当原则

组织结构中的管理层次及管理幅度应适当。

（1）管理层次 管理层次是指组织结构中纵向管理系统划分的等级数量。一般从最高领导层到基层以 2～4 个层次为宜。

（2）管理幅度 管理幅度是组织中不同层次的管理人员直接有效管理下属的人数。据管理学者研究，在组织结构的高层，管理幅度一般为 4～8 人，基层一般为 8～15 人。

目前医院护理管理体系一般分为"护理部－科护士长－护士长"三个管理层次，一个护士长的有效管理幅度为12～15 名护士。

（七）稳定适应原则

组织内部结构要有相对的稳定性，以保证组织工作的正常运转，但组织结构也要随组织内外环境的变化做出适应性调整。如医院近年来开设的体检中心、心理咨询、康复治疗等部门就是组织的适应性变化。

> **知识链接**
>
> **管理幅度过宽过窄的缺点**
>
> | 管理幅度过宽 | 管理幅度过窄 |
> | --- | --- |
> | 监督不严 | 管理层次增加，成本加大 |
> | 下级等上级浪费时间 | 信息流通慢，效率低 |
> | 下级感到不被重视 | 管理太严，下属不满意 |
> | 上级劳累过度 | 可做的事太少，无聊 |

三、组织设计的程序

组织结构设计是一个复杂的工作过程，要遵循组织设计的原则并按照一定的程序进行。组织设计的程序通常包括以下步骤。

（一）确立组织目标

通过收集及分析资料，进行设计前的评估，以确定组织目标。

（二）划分业务工作

一个组织是由若干部门组成的，根据组织的工作内容和性质，以及工作之间的联系，将组织活动组合成具体的管理单位，并确定其业务范围和工作量，进行部分的工作划分。

（三）制定基本框架

按组织设计要求，决定组织的层次及部门结构，形成组织结构的基本框架。

（四）确定职责和职权

明确规定各层次、各部门以及每一职位的权限、责任。一般用职位说明书或岗位职责等文件形式表达。

（五）设计组织的运作方式

包括：①联系方式的设计，即设计各部门之间的协调方式和控制手段；②管理规范的设计，确定各项管理业务的工作程序、工作标准和管理人员应采用的管理方法等；③各类运行制度的设计。

（六）决定人员配备

按职务、岗位及技能要求，选择配备恰当的管理人员和员工。

（七）形成组织结构

对组织设计进行审查、评价及修改，并确定正式组织结构及组织运作程序，颁布实施。

（八）反馈和修正

根据组织运行情况及内外环境的变化，对组织结构进行调整，使之不断完善。

四、医疗卫生组织

（一）我国的卫生组织

1. 卫生组织结构

我国卫生组织系统是以行政体制建立为基础，在不同行政地区设置不同层次规模、大小不一的卫生组织。每个层次的卫生组织都是按医疗、预防、保健、教育和科研等主要职能配置的。

2. 卫生组织的分类和功能

（1）卫生行政组织 2013年机构改革前，我国卫生行政组织体系包括卫生部、省（自治区、直辖市）卫生厅（局）、地区（省辖市、自治州、盟）卫生局、县（自治州、县级市、区、旗）卫生局，乡镇设乡（镇）卫生助理员。卫生行政组织是贯彻执行党和政府的卫生工作方针政策，领导全国和地方卫生工作，制定卫生事业发展规划，制定医药卫生法规的督促检查的机构系统。

各级卫生行政组织的主要任务是：调查了解实际情况；总结、推广、交流各地单位好的经验；贯彻党和国家的方针、政策和各项规章制度；按照实际情况因地制宜地制定卫生事业发展规划，并监督检查。

（2）卫生事业组织 是具体开展卫生业务工作的机构。包括：医疗预防机构是承担治疗疾病任务为主的业务组织，是分布最广、任务最重、卫生人员最多的卫生组织。包括综合医院、专科医院、医疗保健所、门诊部、疗养院、康复医院等。

卫生防疫机构是承担预防疾病任务为主的业务组织。防治疾病，并对危害人群健康的影响因素进行检测、监督。包括各级卫生防疫站，地方病、职业病防治机构及国家卫生检疫机构。

妇幼保健机构承担保护妇女儿童保健任务。包括妇幼保健院、儿童医院等。计划生育专业机构，如计划生育门诊部、咨询站等亦属于妇幼保健机构。

有关药品、生物制品、卫生材料的生产、促销及管理、鉴定机构包括药品鉴定所、生物制品研究所等。承担并保证全国用药任务及用药安全。

医学教育机构由高等医学院校、中等卫生学校及卫生进修学院等组成，是培养和输送各级、各类卫生人员，对在职人员进行专业培训的专业组织。

医学研究机构这类组织的主要任务是推动医学科学和人民卫生事业的发展，为我国的医学科学的发展奠定基础。包括中国医学科学院、中国预防医学科学院等。此外，各省市自治区有医学科学院的分院及各种研究所。医学院校及其他各级卫生机构也有附属医学研究所（室）。

（3）群众性卫生组织　由国家机关和人民团体的代表组成的团体。主要任务是：协调有关方面的力量，推进卫生防病的群众性卫生组织。如爱国卫生运动委员会或地方病防治委员会。这种组织由各级党政组织负责人参加，组织有关单位、部门，支持并共同做好工作。卫生专业人员组成的学术性团体包括中华医学会、中医学会、中华护理学会等。这类组织的主要任务是组织会员学习，开展学术活动，提高医药卫生技术，交流工作经验，对提高学术水平尤为重要。由广大群众卫生积极分子组成的基层群众卫生组织，主要任务是发动群众开展卫生工作，宣传卫生知识，组织自救互救活动，开展社会服务活动和福利救济工作等为主要活动内容。在各级政府领导下，在中国红十字会统一领导下，遍布全国城乡基层单位的红十字会，是人民群众团体，是国际性组织，对开展外交活动也有积极作用。

（二）我国医院组织系统

医院（hospital）是对群众或特定人群进行防病治病的场所，具备一定数量的病床设施、配备相应的医务人员和必要的设备，通过医务人员的集体协作，达到对住院或门诊、急诊患者实施科学和正确的诊疗护理为主要目的的卫生事业机构。

1. 医院的分类

根据不同划分标准，将医院划分为不同类型。1989 年始我国医院实行分级管理制度，医院实行标准化管理，实施分级管理，我国医院的机构设置已逐步形成规模。根据医院的功能和相应规模、服务地域范围和隶属关系、技术力量、管理水平及服务质量等综合水平，将医院划分为三级（一级、二级、三级）、十等（每级分甲、乙、丙三等，三级医院增设特等）。

2. 医院病床的编设

根据医院分级管理标准，医院病床编设的原则：一级医院病床数不少于 20 张；二级医院病床数不少于 100 张；三级医院病床数不少于 500 张。

3. 医院的组织机构

医院的组织机构分行政管理组织机构和医院的业务组织机构两大类。医院内的组织系统，依其职能可分为以下几个。

（1）党群组织系统　包括党组织书记、党委办公室、工会、共青团、妇女、宣传、统战、纪检、监察等部门。

（2）行政管理组织系统　包括院长、院长办公室、医务、科教、防保、护理、设备、信息、财务、总务、膳食、门诊等部门。

（3）临床业务组织系统　包括内、外、妇产、儿、眼、耳鼻喉、口腔、皮肤、麻醉、中医、传染等临床业务科室。

（4）护理组织系统　包括病房、门诊、急诊、供应室、手术室及有关医技科室的护理岗位。

（5）医技组织系统　包括药剂、检验、放射、理疗、超声、心电图、放射性核素、中心实验室、营养等部门。

知识链接

医院等级评定

一级医院：是直接向具有一定人口（≤10万）的社区提供医疗、预防、保健和康复服务的基层医疗卫生机构，是在我国实施初级卫生保健，实现"人人享有卫生保障"全球目标的基层医疗机构。如农村乡镇医院、城市街道医院等。

二级医院：是向多个社区（其半径人口一般在10万以上）提供医疗、预防、保健、康复服务的卫生机构，是三级医疗卫生体系中的中间层次。如一般的市、县医院及直辖市的区医院等。

三级医院：是向几个地区提供高水平医疗卫生服务的医院，是具有全面医疗、教学、科研能力的医疗预防技术中心，如省、市级大医院及医学院的附属医院等。

等次采取千分制办法评定：

甲等：分等标准考核须达900分以上（含900分）。

乙等：分等标准考核须达750分至899分。

丙等：分等标准考核在749分以下。（含749分）

三级特等医院除达到三级甲等医院的标准外，还必须有全国领先的特色诊疗才能申请。

4. 医院的功能

《全国医院工作条例》指出医院的任务是：以医疗工作为中心，在提高医疗质量的基础上，保证教学和科研任务的完成，并不断提高教学质量和科研水平。同时做好扩大预防、指导基层和计划生育的技术工作。因此，医院有医疗、教学、科学研究、预防和社区卫生服务的基本功能。

（三）我国护理组织系统

护理组织（nursing organizations）是指在医院这个特定的环境内，为了实现以人的健康为中心，满足人们对于健康需求的目标，将护士按照一定程序和规则组成的一种多层次、多岗位以及具有相应隶属关系和权责角色结构的特殊集团。

1. 各级卫生行政组织中的护理管理机构

2013年机构改革前，护理管理机构是这样的：卫生部下设医政司护理处，是主管护理工作的职能机构；各省、自治区、直辖市政府卫生厅下设医政处以及地（市）、自治州政府卫生局下设的医政科，普遍配备了一名主管护师（或主管护师以上技术职称者）全面负责本地区的护理管理，部分县（市）卫生局也配备了专职护理干部。

2. 医院护理管理组织机构

（1）院领导履行对护理工作领导责任，对护理工作实施目标管理，协调与落实全院各部门对护理工作的支持，具体措施落实到位。

（2）执行三级（医院－科室－病区）护理管理组织体系，逐步建立护理垂直管理体系，按照《护士管理条例》的规定，实施护理管理工作。

（3）根据分级护理的原则和要求，落实责任制，明确临床护理内涵及工作规范，对患者提供全面、全程的责任制护理措施。

（4）实行护理目标管理责任制，岗位职责明确，落实护理常规、操作规程等，有相应的监督与协调机制。

《中国护理事业发展规划纲要（2011～2015年）》中的目标之一就是到2015年，建立公立医院护理管理制度框架，稳定和发展临床护士队伍，以实施岗位管理为切入点，对护士的合理配置、绩效考核、职称晋升、岗位培训实施科学管理，建立有效的激励和约束机制，实现公立医院护理管理的科学化、专业化、精细化。

3. 医院护理部的地位、作用及管理职能

（1）护理部的地位　护理部是医院管理的职能部门，负责医院的护理管理工作。它与医院行政、医务、医技、科教及后勤等部门处在并列地位，相互配合共同完成医院的医疗、护理、预防、教学、科研等工作。

（2）护理部的作用　护理部是医院的重要组成部分，护理部主要负责临床护理、护理教学、护理科研及预防保健的管理与组织工作。护理部良好的管理体制、建立合理的组织系统、正确的领导与决策对于提高医院护理质量水平起到至关重要的作用。

（3）护理部的管理职能　①参谋职能：随着医药卫生事业的迅速发展，医院管理日趋复杂，护理部作为医院管理的职能机构，应当好医院领导的参谋和助手。根据医院护理工作的特点、规律和任务，提出建设性意见和建议，为领导决策服务。②决策职能：护理部根据医院发展的要求，制定全院护理工作发展规划，包括工作计划、质量标准、工作制度等。③组织指挥职能：护理部在院长的领导和授权下，负责全院护理工作进行统筹安排，进行有效的指挥、领导和监督。④协调沟通职能：护理部协调和处理与科主任、医技、后勤等部门的关系，合理调配护理人员。协同人事部门做好各级护理人员的任免、考核、奖惩、晋升等工作。

第三节　组织文化

组织的有效运行除了需要硬性的规章制度的约束外，还需要一种无形的凝聚力作为一种内驱力，这种软约束力就是被称为管理之魂的组织文化。组织文化融合于组织管理实践中，与组织发展相适应的优秀的组织文化，对组织目标的实现有强大的促进作用。因此，管理者要加强组织文化建设。

一、组织文化概述

（一）组织文化的概念

组织文化（organizational culture）是特定的组织在长期发展过程中形成的价值观念、理想信念、道德规范、工作作风和行为准则的总和。是以思想观念的形式调控成员的行为，是一种独特的文化管理模式，属于管理的软件范围。

（二）组织文化的类型

根据不同的标准和不同的用途，组织文化有着不同的划分方法，可按照组织文化的内在特征、对其成员影响力的大小、所涵盖的范围、组织的有效性、权力的集中或分散等将组织文化分为不同的类型。重点介绍以下四种类型。

（1）强人型文化　这种文化鼓励内部竞争和创新，鼓励冒险。竞争性较强、产品更新快。如建筑、广告、影视、整容、出版、体育运动等方面的组织文化。

（2）努力工作尽情享受型文化　这种文化把工作与娱乐并重，鼓励职工完成风险较小的工作。竞争性不强、产品比较稳定。如计算机公司、汽车批发商、房地产经纪公司等的组织文化。

（3）赌注型文化　它具有在周密分析基础上孤注一掷的特点。一般投资大、见效慢。如石油开采、飞机制造等的组织文化。

（4）过程型文化　这种文化着眼于如何做，基本没有工作的反馈，职工难以衡量他们所做的工作。机关性较强、按部就班就可以完成任务。如银行、保险公司、公共事业、政府机关等的组织文化。

> **知识链接**
>
> **美国、日本同类组织文化的比较**
>
> 1. 自我和他人。美国人认为应该表现个性，有明确、独立的自我意识；日本人则让自己成为群体中的一员。美国人强调与他人分离，努力保持自己的身份；日本人则强调与他人的联系和互惠。美国人认为自我是可依赖的一个支撑力量；日本人则认为自我并不是可依赖的一个支撑力量，而是应该依赖朋友、同事和亲属。
>
> 2. 人和群体。日本人关心群体，工作群体是企业的基石。这种关系不仅出于角色和职务，而且出于道德与感情，乐于承担义务。美国人崇尚正直品质，常常轻视参加群体活动，认为这是应别人的要求去做令人厌烦的工作。
>
> 3. 前辈和晚辈。日本的前辈和晚辈关系是一种感情的和工作的关系，一种结合的关系。美国企业中较少有这种前辈和晚辈之间的关系，只重视上下级关系与工作有关的事项，而不重视人事和情感关系。

二、组织文化的结构和特点

（一）组织文化的结构

组织文化的结构可分为三个层次。

（1）表层文化　表层文化即物质文化，主要有组织的工作场所、办公设备、建筑设计、布局造型、社区环境以及生活环境等。是中层文化和深层文化的物质基础。

（2）中层文化　中层文化是由组织制度文化、管理文化和生活文化组成的。表现为规章制度、行为准则、管理风格、教育培训等。

（3）深层文化 深层文化即精神文化，这是一种观念文化，是全体组织成员共同信守的基本信念、价值标准、道德规范等的总和。深层文化是组织文化的核心和灵魂。

（二）组织文化特征

（1）文化性 文化性是组织文化最明显、最重要的特征。组织文化是以文化的形式表现的，以不同的形式表现其活动内容。如护士的制服和燕帽，代表护理专业的特征，体现了护士特有的精神风貌，是一种组织文化。

（2）综合性 组织文化的内容渗透到组织的各个方面，是一种独特的文化。大部分员工共同的价值观、组织共同的"以人为本"的服务理念就是组织文化的一部分。

（3）整合性 组织文化可调整员工思想行为，具有强大的凝聚力，使员工齐心协力，行为趋于一致。

（4）自觉性 组织文化是组织成员在实践中通过培养、升华并经高度自觉的努力形成的，是其具有管理职能的前提条件。

（5）实践性 组织文化是实践的文化，它源于并服务于实践，其内容与实践密不可分，作为一种实践工具存在。

三、组织文化的功能

组织文化对组织成员起到软性的制约和内化激励作用，具有以下五大功能。

（一）导向功能

组织文化对组织整体和成员的价值及行为取向起引导作用，使之符合组织所确定的目标。

（二）约束功能

组织文化对每个成员的思想、心理和行为具有约束和规范的作用，使员工的工作态度和行为尽可能符合组织要求。

（三）凝聚功能

组织文化表达了成员对组织的认同感，是群体共同的价值体系，对成员有内聚作用，保证组织的稳定性。

（四）激励功能

组织文化具有使组织成员从内心产生一种高昂情绪和奋发进取精神的效应。

（五）辐射功能

良好的组织文化通过各种渠道向社会辐射和传播。一方面，可以树立组织在公众中的良好形象；另一方面，可推动社会文化的良性发展，起到以点带面的辐射作用。

四、护理组织文化建设

（一）护理组织文化含义

护理组织文化是在特定的护理环境下，逐渐形成的共同价值观、基本信念、行为准则、自身形象以及与之相对应的制度载体的总和，它反映和代表了护士思想、共同的价值标准、合乎时代要求的伦理道德和行为准则以及追求发展的文化素质。

护理组织文化是一种调动护理人员积极性、主动性与创造性为中心的新的护理管理模式，其根本要求就是求新、求变、追求卓越，使创新成为增强护理竞争力的保证。

护理组织文化包括：①一个核心：组织精神和组织价值观；②二类范畴：护理哲理和护理形象，两者分别构成护理的内在文化和外在文化；③三个层面：精神层面（即核心层）、制度层面（即中层）和物质层面（即表层）；④五大内容：护理目标，护理价值观，护理群体意识与传统，护理职业形象，护理领导风格。护理哲理是组织的最高层次的文化，主导、制约着护理文化其他内容的发展方向，护理价值观是组织文化的核心。

（二）护理组织文化建设内容

1. 表层

（1）医院环境建设　环境清洁、路标醒目、问候语亲切、健康宣传栏等内容丰富。

（2）护理服务规范　自身形象好、仪表端庄、操作技能娴熟、专业知识丰富、态度和蔼亲切等。

2. 中层

（1）护理规章制度的制定要以《护士管理条例》、《医疗事故处理条例》等为依据，依法管理。

（2）要体现人本原理，尊重护士、关心护士，激发护士的主观能动性。

（3）要有整体护理观，制定出既符合实际，又符合行业要求，且在法律保护和约束范围内的各项护理工作管理制度、操作规程、道德规范和行为准则。

3. 核心层

（1）树立以人为本的护理理念。

（2）提高护理人员的职业道德。

（3）促进发展和创新。

上述三个层面护理文化互相影响、相辅相成，共同构筑出护理文化这一独特的职业文化现象。

（三）护理组织文化的创建

护理组织文化是一种无形医疗资产。竞争的医疗市场要求管理者不但重视有形医疗资产（医疗物质和技术），而且还应重视无形医疗资产（医学伦理价值）。护理组织文化是无形医疗资产的重要组成部分，护理管理的重要任务之一是根据护理专业的特点，建设良好的护理组织文化。护理组织文化的创建包括确立目标、清晰表述、完善设计、强化宣传、提高实践及适时更新。

（1）确立目标　全面收集资料，对组织已有的文化进行分析、诊断，确立文化建设目标。

（2）清晰表述　把组织已有的优秀文化归纳总结，用制度、口号、规范、守则的形式表述出来。

（3）完善设计　是以已有的组织文化为基础，组织全体成员共同参与设计具有特色的组织文化。

（4）宣传强化　通过各种途径大力宣传并强化组织新文化、新观念。

（5）实践提高　在实践活动中把新的价值观从感性认识上升为理性认识，从实践上升到理论，被广大成员接受和认可，不断提高组织文化的层次。

（6）适时更新　根据组织不同阶段的发展和需要，适时更新组织文化的内容，使组织文化不断优化。

（四）护理组织文化建设方法

（1）口头　管理人员通过口头宣教将护理行为准则和组织期望渗透到护理群体中。

（2）书面　通过书面材料如标语、口号、护理人员守则等方式建设护理文化。

（3）实物　可用实物和艺术构思来反映护理组织文化。例如南丁格尔塑像、医院标志、标牌、护士服饰等。

（4）电教　利用现代化的电教设备如网络、广播、电视、广告、多媒体等表现和宣传护理组织文化。

（5）其他　宣传护理组织文化还可通过文艺演出、会议、知识竞赛、表彰先进等活动来开展。

护理组织文化是护理人员职业形象、职业行为、职业规范和职业道德的集中体现，是一种团结和凝聚全体护士的无形的、巨大的文化力量，对护理人员和护理事业有着深刻影响。先进的护理组织文化能使整个护理队伍在潜移默化中接受先进的护理哲理，形成强烈的使命感，从内心深处自觉产生不断创新、积极向上的拼搏精神，同时提高团队精神，形成利益共同体与命运共同体，增强医院护士凝聚力。护理组织文化建设应结合护理工作实际，本着有针对性、可操作性、突出特色、循序渐进的原则来进行。

目标检测

一、填空题

1. 组织的基本要素有_____、_____、_____、_____、_____。

2. 学习型组织是由_____提出来的。

3. 组织文化的结构可分为_____、_____、_____三个层次。

4. 我国的医院可分为_____级_____等。

5. 组织文化的功能有_____、_____、_____、_____、_____。

二、单选题

A₁ 型题（单句型最佳选择题）

1. 护理工作范畴和制度属于组织的何种要素？（　　）

　　A. 目标与任务要素　　B. 职权与责任要素　　C. 物质与精神要素

　　D. 技术与质量要素　　E. 适应与发展要素

2. 据管理学者研究，在组织结构的高层，管理幅度一般为（　　）。

　　A. 4~8人　　　　　　B. 8~15人　　　　　　C. 4~6人

　　D. 7~8人　　　　　　E. 10~15人

3. 组织文化的核心为（　　）。

　　A. 以人为本　　　　　B. 软性管理　　　　　C. 组织价值观

D. 群体凝聚力　　　E. 特异性

4. 护理组织属于何种组织文化（　　　）。

A. 强人型　　　　　B. 攻坚型　　　　　C. 拼命干，尽情玩

D. 过程型　　　　　E. 服务型

5. 护理人员职业道德属于哪个层次的护理组织文化？（　　　）

A. 表层　　　　　　B. 深层　　　　　　C. 中层

D. 物质层　　　　　E. 制度文化

A₂ 型题（案例摘要型最佳选择题）

6. 某医院倡导尊重每位员工、重视员工权利的思想。这种观念和做法属于（　　　）。

A. 组织文化　　　　B. 政治手段　　　　C. 经济约束

D. 激励理论　　　　E. 制度文化

7. 新的一年即将到来，供应室护士长准备做新的护理管理目标，她拿出护理部的管理目标认真阅读，并根据护理部的要求制定了供应室的管理目标。这种做法遵循的原则是（　　　）。

A. 分工协作原则　　B. 层幅适当原则　　C. 职权一致原则

D. 精干高效原则　　E. 目标一致原则

A₃ 型题（案例组型最佳选择题，8～10 题共用题干）

某医院精心打造护士站文化，为护士营造温馨愉快的工作环境，也让服务对象对护理工作形成良好的"首因效应"。具体的体现包括：①在每个护士站均标识医院的护理理念："始于患者需求，终于患者满意"。以时刻提醒护士牢记以患者为中心。②在治疗室墙面张贴色彩鲜明的警示标识，如"你执行三查七对了吗?"、"手法要诀"等，营造浓厚的职业安全氛围。

8. 该组织文化的类型为（　　　）。

A. 强人型文化　　　　B. 努力工作尽情享受型文化

C. 赌注型文化　　　　D. 过程型文化

E. 上述均不是

9. 护理组织的内在文化是指（　　　）。

A. 护理哲理　　　　B. 护理理念　　　　C. 护理制度

D. 护理形象　　　　E. 护理规范

10. 组织文化最明显、最重要的特征是（　　　）。

A. 综合性　　　　　B. 文化性　　　　　C. 整合性

D. 自觉性　　　　　E. 实践性

三、多选题

1. 下列属于正式组织的特点的是（　　　）。

A. 有共同的目标　　B. 信息沟通明确　　C. 积极协作

D. 奖惩办法不成文　E. 讲究效率

2. 组织结构中委员会的组成应考虑的要素有（　　　）。

A. 个人意愿　　　　B. 工作经验　　　　C. 职称

D. 学历　　　　　　E. 教育背景

3. 组织文化的特征有（   ）。

　　A. 文化性　　　　　B. 综合性　　　　C. 整合性

　　D. 实践性　　　　　E. 自觉性

4. 建设护理组织文化的方法有（   ）。

　　A. 护士守则　　　　B. 标语　　　　　C. 口号

　　D. 护士服饰　　　　E. 南丁格尔像

5. 学习型组织应具有的特征（   ）。

　　A. 组织具有适应性

　　B. 成员具有学习的欲望和能力

　　C. 组织具有强大的团队精神

　　D. 具有优异的业绩

　　E. 具有良好的社会影响力

四、简答题

1. 简述组织的含义。

2. 简述组织设计的程序。

3. 简述组织结构的基本类型。

4. 简述护理组织文化建设内容。

5. 组织设计应遵循哪些原则？

实训题　校园体验——团队建设

一、方式

课堂研讨会。

二、目标

加深学生对组织职能的理解，培养团队意识。

三、实施步骤

1. 学生分组分析学生所在的班级、小组或寝室的群体状况（和谐程度、优势与缺点、团体氛围等），并表述群体的目标。

2. 每组制订一份团队建设方案。

3. 课上班级组织交流，每组推荐两名成员作介绍，并对团队建设问题进行研讨。

4. 由教师与学生共同对每个人的表现进行评估打分。

（王凤莲）

第五章

护理人力资源管理

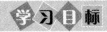

知识目标
1. 掌握人力资源、护理人力资源管理概念；掌握绩效管理的概念及原则，掌握护理人员配置的原则；掌握人力资源管理的原则；掌握护理人员培训的目的、原则和方法。
2. 熟悉人力资源的特点；熟悉护理管理人员的任职资格。
3. 了解护理人员绩效评价的程序；了解护理人员的招聘程序；了解护理人员绩效管理的常用工具和方法；了解医院护理人员职业生涯发展原则及途径。
技能目标
1. 熟悉护理人员配置的计算方法，并学会运用于护理实践中。
2. 学会应用培训原则和方法制定护士培训计划。
3. 学会设计个人职业发展规划。

【引导案例】

人才流失的困惑

某医院是一家二级综合性医院，近几年来，为培养医院的护理人才队伍，一方面每年从全国各大高等院校引进大专、本科毕业生，另一方面由人事科负责从社会上招聘丰富工作经验的护士作为合同护士，结果却陷入了不断招聘引进护理人才，又不断流失护理人才的尴尬境地，医院成了人才的锻炼场所和教育培训基地。医院为护士提供的薪资报酬并不比同等级医院的低，事业发展的机会也很多，但是护士的稳定性却很差，几年来，护士更换了1/3。医院在如何留住技术骨干护士上陷入了深深的困惑中。

问题：

1. 你认为医院发生此种情况的主要原因是什么？

2. 如果你是护理部主任，你可以采取哪些措施解决这个问题？

人力资源是生产劳动中最基本的要素，也是一切资源中最重要的资源。护理人员是医院卫生技术人员中的主要力量，加强护理人力资源管理，充分发挥护理人员的作用，直接关系到护理的服务质量和护理专业发展，也关系到整个医疗服务水平。本章将从护理人员的编配、招聘与甄选、绩效考核和护理人员职业生涯发展等方面介绍。

第一节 护理人力资源管理概述

在所有的管理对象中，人是首要因素。员工的素质和行为表现对组织的有效运转起着至关重要的作用，也是实现组织目标的关键，人才便是资本。因此，注重并加强护理队伍的选人、育人、用人、留人工作，充分发挥护理群体的作用，是护理管理者的一项重要职责，也是护理事业发展的需要。

一、人力资源管理的基本概念

（一）人力资源

人力资源（human resources）一词最早由当代著名管理大师彼得·德鲁克于1954年在《管理的实践》一书提出。又称劳动力资源，是指人所具有的能创造价值并且能够被组织所利用的体力和脑力总和。包括知识、技能、经验、品行、态度及身体等在内的各种要素的有机结合。

（二）人力资源管理

人力资源管理（human resources management，HRM）也称人员管理或人员配备，是有效利用人力资源实现组织目标的过程。这一概念包括两层含义：①吸引、开发和保持一个高素质的员工队伍；②通过高素质的员工队伍，实现组织使命和目标。

（三）护理人力资源

护理人力资源（human resources of nursing）指经执业注册取得护士执业证书，依照护士条例规定从事护理活动的护士，以及未取得护士执业证书，经过岗位培训考核合格，协助注册护士承担患者生活护理等职责的护士和护理员。

（四）护理人力资源管理

护理人力资源管理（human resources management of nursing）是指应用现代管理科学的基本理论和技术，对护理组织的人才需求进行合理有效的规划、选聘、使用、培训、考核和开发的管理过程。

二、护理人力资源的特点

（一）能动性

主观能动性是人力资源的首要特征，这是与其他一切资源最根本的区别所在。由于人能够有目的、有意识地认识和改造客观世界，因此，人力资源的能动性主要表现在：①个体对组织目标的认同和对工作任务的态度直接受本人意志支配；②个体对自己劳动能力的使用程度和方式直接受本人意志支配。

（二）可塑性

人的能力和质量不是一成不变的。人力资源的可塑性是指在特定的时间和职业范围内，通过工作经验的积累和不同形式的培训和教育，人员的职业素质和综合素质都会有不同程度的变化和提高。

（三）组合性

两位护理人员共同协作可以达到 $1+1>2$ 的效果或出现 $1+1<2$ 的现象，体现了人力资源的组合性。因此，科学合理的人员组合是人力资源管理的重要内容，也是提高组织管理效率的关键所在。

（四）持续性

一般的物质资源只有一次开发或二次开发，形成产品使用之后，就不存在继续开发的问题。人力资源则不同，随着现代科学技术日新月异，人力资源经过一次开发、二次开发之后，还需继续学习，不断充实和提高。管理者应把下属视为不断开发的对象，运用多种培训方式，改善其知识结构和水平，从而不断提升其自身能力和素养。

（五）消耗性

人力资源与物力资源的另一明显区别是具有消耗性，即为了维持其本身的存在，必须消耗一定数量的其他自然资源，比如粮食、水、能源等。这些资源是维持生命必不可少的消耗。在人力资源管理中必须重视这一特性。

（六）流动性

主要表现在护理人员的流动和护理人力派生资源的流动。如由护理人员创造的科技成果，在不同空间上的流动；护理人员跨部门、跨单位、跨地区、跨国度的流动。另外，护理人才流失是流动性中的一种特殊现象，是世界各国普遍存在的问题。

【管理名言】

如果将我所有的工厂、设备、市场、资金全部夺去，但只要保留我的组织人员，四年之后，我仍将是一个钢铁大王。

——安德鲁·卡内基

三、护理人力资源管理职能

护理人力资源管理职能主要包括以下几个方面。

（一）护理人力资源规划

护理人力资源规划是医院人力资源管理部门和护理职能部门，根据护理组织发展的总体目标与计划，明确护理人力资源需求并做出策划的过程。包括三方面工作：①评估现有护理人力资源现状及发展趋势；②预估将来需要的护理人力资源；③制订满足未来护理人力资源需要的行动方案。

（二）护理人员的招聘与录用

根据组织内岗位设置的需要，以工作岗位职责说明书为标准，采用各种方法与手段，寻求足够数量具备岗位资格的应聘者，以供组织在选择护理人员上，具有较大的自主性，并保证其质量。在这一过程中，需要经过严格审查，从应聘者中选出一定数量的候选人，经科学的方法和手段，如面试、笔试、情景模拟等方法进行筛选，确定最后录用人选。

（三）护理人员培训与发展

护理人员的培训与发展的目的是教育护理人员如何进行有计划的学习，为将来工作做好准备，其形式包括岗前教育、在职培训和职业发展等。进入一个组织的新员工，都应接受岗前教育，以帮助新员工更快、更好地了解和适应组织、接受组织文化。现代医疗护理技术发展的多样性，更新速度的不断加快，导致护理人员的专业知识和技能陈旧过时的机会增多，加强毕业后教育及岗位培训，满足护理人员职业发展需求显得更加必要和迫切。

（四）护理人员绩效评价

绩效评价，是对照工作岗位职责说明书，对员工的工作表现及工作态度等进行量化评价，并给予处理的过程。其目的在于激励员工的工作积极性，纠正不当行为，把工作做得更好，更富有成效。考评结果可为员工晋升、奖惩、薪酬、接受培训等提供重要依据。

（五）护理人员职业管理

人力资源管理部门与管理人员要关心员工的个人发展，帮助制订与组织发展计划一致的个人发展规划，实施有效的帮助与指导，为个人提供发展空间，充分发挥护士职业成长的主观能动性，使其职业潜力达到最大化发展，并及时进行监督和考察，进而提高组织效益，促进组织的发展。

（六）护理人员薪酬管理及劳动保护

薪酬包括工资、福利和奖金。薪酬体系的设计是否科学合理直接关系到员工队伍的稳定。人力资源管理部门要从员工的资历、职级、岗位、工作表现和工作成绩等方面综合考虑，制定科学合理、具有吸引力的薪酬制度，完善相应的、具有吸引力的薪酬体系。员工一旦被聘用，就与组织形成了一种雇佣与被雇佣、相互依存的劳资关系，为保护双方的合法权益，就员工的工资福利、工作条件与工作环境等事宜达成协议，并签订劳动合同。采取有效措施为护士提供健康、安全的工作环境，按照国家劳动政策提供相应的医疗保险、养老保险、劳动保护和福利也是人力资源管理的内容。

（七）护理人力资源成本核算

人力资源管理部门应与财务部门等相关职能部门合作，建立护理人力资源核算体系，开展护理人力资源成本与效益核算工作，以完善护理人力资源的财务管理，并为决策部门提供准确量化的依据。

（八）护理人员的档案管理

人力资源管理部门和护理管理职能部门有责任妥善保管好护理人员的档案资料。包括个人的基本信息、工作以后在工作表现、工作成绩、薪酬福利、职务升降、奖惩、培训与教育等方面的书面材料，作为个人履历以及工作单位调整的基本依据。

第二节　护理人力资源配置及管理岗位设置

护理人力资源的合理配置和开发利用是护理事业可持续发展的重要因素，可为完成临床护理任务提供有力的资源保障，是护理人力资源管理工作的一项重要内容。随着现代医学的发展，需要科学、合理的预测和配置未来环境中护理人力资源的需求情况，确保人力资源在数量和质量上的需要，确保护理服务质量以及医院战略目标的实现和个人价值的体现。

一、护理人力资源配置

（一）概念

护理人力资源配置是以组织护理服务目标为宗旨，根据护理岗位数量填补适当护理人员、保证护理人员、护理岗位、护理服务目标合理匹配的过程。护理人力资源配置主要包括两项活动：一是人员合理分配，二是人员的科学组合。人力资源配置是护理人力资源管理的重要环节。

（二）依据

护理人力资源配置的主要依据是我国卫生行政主管部门的相关政策和规定，如1978年发布的《综合医院组织编制原则（试行）草案》、1989年发布的《综合医院分级管理标准（试行）草案》、《三级综合医院评审标准（2011年版）》、2012年发布的《关于实施医院护士岗位管理的指导意见》（见本书附录二）、《中国护理事业发展规划纲要2011-2015年)》等文件分别规定了医院床护比例、医护比例以及护理管理人员设置要求等。另外，国家卫生人事制度改革和各地卫生部门的要求，医疗卫生的业务服务范围，护理单元承担护理工作量的大小，护理群体素质的数量和质量标准，组织支持系统及资源保障情况等都是医院护理人力配置需要考虑的因素。

（三）护理人员配置的原则

（1）满足需要　满足患者需要是护理人员编配的主要原则，包括护理人员数量与质量应满足患者需要，同时人员编配还要根据医院的类型、等级、规模、科室设置、仪器设备、护理工作量等实际情况综合考虑。

（2）合理配置　科学合理的护理人员配置可以有效避免因患者数量和病情变化等带来的护理人力不足或人员过剩的现象发生。护理管理部门应在分析护理业务范围、种类、服务对象需求和护士人力结构现状的基础上确定人员配置数量。

（3）结构合理　护理单元整体效率不仅受个体因素影响，还直接受到群体结构的影响。护理单元群体结构是指科室不同类型护理人员的配置及其相互关系。结构合理化要求护理人员在专业结构、知识结构、智能结构、年龄结构、生理结构等方面形成一个优势互补的护理人力群体，有效发挥护理人力的整体价值。

（4）成本效率　人力资源管理的出发点及最终目的是提高组织效率和效益。在护理人力资源配置过程中，管理者要结合实际不断寻求和探索灵活的护理人员配置模式，重视护理人员的能级对应及分层次使用，根据护理工作量的变化及时调整人员配置，由此降低人员成本，提高组织效率。

（5）人岗匹配　护理人员的个体素质包括个人的年龄、性格、智能、气质、价值观、工作动机、专业技术水平、工作经验等。这些因素不仅对部门的护理工作有直接的影响，而且同构成个人素质的各要素之间也存在一定的制约关系。管理者在分析个人特点与岗位要求的基础上实现个体与具体岗位的最佳匹配，尽量做到人尽其才，才尽其用。任何人都可以有所作为。

（四）护理人员配置的影响因素

（1）工作量和工作质量　工作量和工作质量是影响护理人员编设的主要因素。工作量主要受床位数、床位使用率、床位周转率、不同护理级别患者的比例、门急诊患者就诊率、手术患者数等因素影响；工作质量与护理业务范围的广度和技术难度有关，不同类型与级别的医院、不同护理模式、不同护理级别患者所要求的护理质量标准不同，对护理人员的数量和质量提出了更高的要求。

（2）人员素质 人员数量的多少与人员的素质密切相关，使用技术、品德、心理素质较高的护理人员，编设可以少而精，且有利于提高工作质量和效率；若编设的护理人员素质差、能力低，不仅需要的人数多，且影响工作质量和效率。

（3）人员结构和管理水平 医院组织内各类人员的比例、护理系统的管理水平以及与医院行政、医技、后勤等部门的协调程度，直接影响护理工作的效果和护理人员的编配。如医护比例不当，组织成员年龄、职称、学历比例结构失调，管理者未能科学合理地使用人才、有效地协调各部门关系，则耗费人力，使护理质量受到影响。

（4）工作环境和社会因素 不同地区、不同自然条件的医院，需要的人力有所不同。医院建筑、医疗设备、工作环境好，自动化程度高，可以节省人力。反之，则耗费人力。人为或自然灾害、医疗付费方式和护理服务对象的年龄、文化、经济等均为社会影响因素。随着社会的不断发展，还会产生新的影响因素，人员编配时应综合考虑。

（5）政策法规 每周双休日制度、各种节假日、公休假、产假等规定，以及我国对护理人员继续教育培训等均可影响护理人员的编配。

（五）护理人员配置的计算方法

护理人员配置计算方法主要包括比例分配法、工时测量法和患者分类法。

（1）比例分配法 指按照医院规模、床位数和护理人员数量的比例确定护理人力配置的方法。《三级综合医院评审标准（2011年版）》规定指出：护理人员人力资源配备与医院的功能、任务及规模一致。三级综合性医院要求：①临床一线护理人员占护理人员总数≥95%；②病房护理人员总数与实际床位比0.4∶1；③重症医学科护士与实际床位之比不低于3∶1；④手术室护士与手术间之比不低于3∶1。根据收住患者特点、护理等级比例、床位使用率，合理配置人力资源。床位使用率≥93%的病区，病区护理人员总数与实际床位比不低于0.5∶1；床位使用率≥96%，平均住院日小于10天病区，病区护理人员总数与实际床位比不低于0.6∶1。同时《中国护理事业发展规划纲要（2011～2015年）》明确要求：到2015年，全国三级综合医院、部分三级专科医院全院护士总数与实际开放床位比不低于0.8∶1，病区护士总数与实际开放床位比不低于0.6∶1；二级综合医院、部分二级专科医院全院护士总数与实际开放床位比不低于0.6∶1，病区护士总数与实际开放床位比不低于0.4∶1。充实基层护理力量，进一步增加城市社区卫生服务机构和农村乡镇卫生院的护理力量，保障基层护士待遇。到2015年，从事基层工作的护士预计达到30万人，其中社区卫生服务机构的医护比达到1∶1～1∶1.5

举例：

某三级综合医院普外科病房设置病床50张，床位使用率为93%，按照病区护士总数与实际开发床位数0.5∶1配置护士：

病区护士人数 = 0.5 × 50 = 25人（未含机动人数）

（2）工时测量法　指根据按需设岗的原则，科学测量完成某项护理工作全过程每一个环节必须进行的程序所消耗的时间，是确定护理工作量的最基本方法。主要步骤包括：①确定被测量者；②列出测定项目的所有操作步骤；③测定工时；④计算护理工时和人员编制。工时测量是按病区护理的实际工作动态进行计算。

护士人数 =（各级护理所需时间 + 间接护理时数）÷8（护士日工作时间）+ 机动数

举例：

某病区一级护理30人，二级护理20人，三级护理10人。每位患者所需护理时间按照一级护理4.5h，二级护理2.5h，三级护理0.5h计算。病区间接护理时数为26.5，机动护士数20%，则该病区护士总人数计算：

所需护士 =［（30×4.5 + 20×2.5 + 10×0.5 + 26.5）/8］×（1 + 20%）≈32人

该病区护士数为　32人 + 护士长1~2人 = 33或34人

（3）患者分类法　患者分类法制定的目的是确认护理工作负荷以及护理人员的数量需求。主要方法是根据患者、病种、病情等来建立标准护理时间，通过测量和标准化每类患者每天所需的直接护理时间和间接护理时间，得出总的护理需求或工作量，从而预测护理人力需求。

二、护理管理岗位编制及职责

医院护理岗位包括：护理管理岗位、临床护理岗位和其他护理岗位。

护理管理层次可以根据医院的规模设置两个或三个层次。我国的三级医院要求实行三级管理体系，即护理部主任或护理行政主管、科护士长或管理协调者、护士长或护士管理者。两级管理体制主要是护理部主任或总护士长、护士长两个层次。

（一）护理部主任岗位职责及任职资格

（1）护理部主任职责　履行医院护理管理职能，以决策者角色参与医院的发展策略和远期规划的制定；在护理临床和护理管理的目标和方向中起领导作用；获取和分配与实现组织目标相关的护理人力、物力和财力资源；制定和评价护理服务标准和程序，推进护理服务预期目标的实现；在护理人力资源的培养、使用和管理等方面起领导作用；确保对护理服务单元和护理整体服务质量进行连续的评价和改革；促进临床护理、健康管理和护理管理领域中科学研究的实施、总结和应用；激励、培养、招收和保留未来的护理管理人才；帮助所有护理人员理解创新的重要性和必要性。

（2）护理部主任任职资格　护理部主任任职资格因医院要求和地区差别而定，不宜统一。但需符合基本要求：国家注册护士，具备护理专业学士以上学位；接受过管理方面专业知识和技能的培训教育；10年以上护理工作经验；5年以上护理管理经验；良好的语言和书面沟通能力；出色的人际交往能力；高度的责任心和敬业精神；良好的组织才能；身心健康，满足岗位需要。

（二）科护士长岗位职责及任职资格

（1）科护士长职责　履行医院护理管理职能；负责将医院及上级护理管理部门的宗旨、目标、规划转化为本部门护理人员的行动；负责所管辖科室的护理质量，参与护理部门临床护理质量的督察与评价、护理人力资源管理、病室环境管理、所管辖科室相关护理活动的组织、沟通与交流、积极参与各级护理专业活动；负责个人及管辖科室护理人员的专业发展、科室临床护理教学、意外事件和特殊任务的协调处理；参与信息管理，确保对医院信息处理的及时和准确等。

（2）科护士长任职资格 科护士长的任职资格因医院要求和地区而异。基本条件包括：国家注册护士，护理专业学士以上学历。接受过管理专业知识和技能培训教育；5年以上护理实践经验，至少3年以上护理管理经验；具有良好的沟通能力和人际关系能力；高度的责任心；良好的组织能力，身心健康，满足职位需要。建议具备国家级护理机构认可的护理管理证书。

（三）护士长岗位职责及任职资格

（1）护士长职责 在所管护理单元范围内履行护理管理职能。对本护理单元的护理工作目标、任务、计划和护理服务标准的实施负责；以患者为中心，为患者提供全面整体的护理服务，保证本单元护理服务的质量和安全；为下属提供工作指南并对下属的日常护理服务活动进行督导；维护和营造良好的临床治疗和护理环境。负责本护理单元护理人力资源使用和管理；有效沟通，协调与护理工作有关的人际关系。评价护理人员绩效和工作表现；负责本单元护理人员的培训，开发护士工作潜力，促进职业发展；控制本单元护理人力资源成本等。

（2）护士长任职资格 护士长的任职资格因医院要求和地区而异。基本条件包括：国家注册护士，护理专业学士学位。接受过管理专业知识和技能培训教育；5年以上护理实践经验，具备护理管理经验；具有良好的沟通能力和人际关系能力；高度责任心；良好组织能力，身心健康，满足职位需要。具备省级护理行政机构认可的护理管理证书。

【管理名言】

我最大的成就就是发现人才，发现一大批人才。他们比绝大多数的首席执行官都优秀。这些一流的人物在 GE 如鱼得水。

——通用电气公司前 CEO 杰克·韦尔奇

第三节 护理人员的招聘与甄选

护理人员的招聘的前提是人力资源规划，预测目前人力资源的短缺人数及类型，制定出具体招聘计划，聘用到具备护理职业资格和能力的护理人员，是组织实现目标和保证护理服务质量的基础。招聘过程主要包括：工作分析、发布招聘信息、招聘测试、录用决策、招聘工作评估五个步骤（图5-1）。

一、工作分析

工作分析是人力资源管理的一项基础性工作，是医院护理人力规划、招聘、培训和发展、绩效管理、薪酬管理等工作的重要依据。

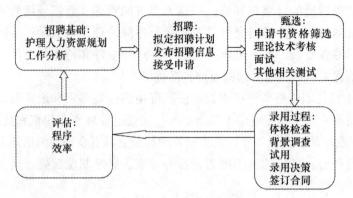

图 5-1　护理人员招聘流程图

（一）相关概念

（1）工作分析　工作分析（job analysis）又称职务分析，是指通过观察和研究，对某岗位性质进行全面评价获得确切信息的过程。工作分析设计有两方面的内容：①工作本身的职责和任务；②任职资格。工作分析的结果是职务说明书。职务说明书一般包括两大部分：工作描述和任职资格。

（2）工作描述　工作描述（job description）又称工作说明。是指对岗位的性质、任务、责任、工作内容、处理方法等与工作相关的环节所做的书面记录。护理工作描述包含工作名称、工作活动和程序（包括工作任务、职责、工作流程、工作中的上下级关系等）工作条件和物理环境、社会环境（如同事的特征及相互关系）。任职资格是根据工作描述拟订的工作资格，主要内容包括文化程度、工作经验、有关岗位的技术和能力要求、工作态度、生活经历和健康状况，以及各种特殊能力要求等。

（二）工作分析的基本方法

工作分析的方法是多种多样的，常用的方法主要有观察法、访谈法、问卷调查法和实践法等。

（1）观察法　是工作分析人员在不影响被观察人员正常工作的条件下，通过观察护理人员的工作过程、内容、特点、性质，并用文字或图表记录下来归纳分析的方法。

（2）访谈法　又称面试法，指工作分析人员就某一职位面对面地询问任职者、主管、专家等人员对工作的意见和看法。由于访谈法可以使双方直接交换信息，能对被调查对象的工作态度与动机有深层次的了解，所以具有其他方法无可替代的作用。

（3）问卷调查法　根据岗位分析的目的、内容等，事先设计一套岗位问卷，由被调查者填写，将问卷加以汇总，从中找出有代表性回答，形成对岗位分析的描述信息。

（4）实践法　是指岗位分析人员直接参与某一岗位的工作，从而细致、全面地体验、了解和分析岗位特征及岗位要求的方法。与其他方法相比，实践法的优势可获得第一手真实、可靠的数据资料，获得的信息更加准确。

另外还有关键事件法、时间序列分析法、工作日记法等均可用于工作分析。

二、招聘测试

（一）初步筛选

主要针对应聘人员填写的求职申请表进行资格审查。一般由人力资源部门和用人部门共同协作进行。

（二）考核

考核的内容主要包括理论知识考核、工作相关技能考核。理论知识考核主要是通过笔答的形式进行，以了解应聘护士对要求的专业知识深度和广度的掌握程度。技能考核视具体护理岗位的职责要求进行选择，主要是基础护理和专科护理操作技能。如果是选择护理管理人员，除上述考核内容外，有必要进行管理相关知识和能力的考核。

（三）面试

成立由人事部门、护理主管部门及用人护理单元的护士长等组成的面试小组，主要针对应聘者的专业知识，沟通表达能力、判断能力、思维能力、应变能力等方面，考察应聘者对护理岗位的适合程度。面试实施的方式可分为单独面试和小组面试。面试的步骤一般包括准备、接触、了解背景、询问有关工作问题、向面试者提供某些信息、结束、面试评价等。护士招聘面试相关表格见附录三、附录四。

（四）岗位能力测试

又称真实工作预览或临床岗位胜任试用，主要目的是将拟聘用人员放在实际护理岗位上进行能力考查，以提高招聘工作的有效性。

三、录用和试用

通过对上述甄选考核过程中产生的信息进行综合评价分析，根据录用标准进行比较，选出最适合的护理专业人员。录用的过程包括以下几个方面。

（一）健康体检

对应聘者进行体格检查，以确认应聘者的身体状况是否达到岗位要求，胜任工作，是否具有传染性疾病。

（二）背景调查

背景主要包括：①信息的准确性，包括年龄、毕业学校、工作经历、工作业绩、忠诚度、职业精神等；②考核测试方法的正确性，重点分析对护士专业能力，如职业素质、岗位胜任能力等测试的结果及可靠程度；③应聘者能力与岗位要求的匹配性，重点了解护理岗位要求的能力与应聘护士具备能力的一致性。

（三）试用

试用期根据医院和岗位的具体要求而定，一般为3~6个月。经试用不符合录用条件者，可给予辞退，对符合录用条件者，签订录用合同。

（四）录用决策

录用的过程是对应聘者筛选的过程，通过将应聘人员与任职岗位要求比较和应聘人员之间的相互比较，确定最终录用人选。在人员录用决策中，应尽量避免错误的录用和错误的淘汰。

四、招聘工作评估

（一）招聘评估的作用

招聘评估的主要作用是通过科学评价方法对招聘工作的整体绩效进行综合评价，其目的是为医院招聘工作效率的持续改进和提高提供参考依据。通过评估达到：验证招聘方法的有效性；提高招聘工作质量；降低招聘工作成本，提高效率。

（二）招聘工作评估的内容

（1）录用人员评估　对照护理人力招聘计划，从数量和质量方面对录用护士进行评价。护士质量评价主要针对每位受聘人员工作胜任和工作成功程度进行长短期指标测定。

（2）录用成本核算　是保证录用工作有效性的关键，成本费用一般包括护士选拔成本、录用成本、安置成本、离职成本等。

（3）招聘工作总结　回顾分析整个招聘过程投入和产出效率的总结分析。

第四节　护理人员培训

护理人员培训是通过对护理人员的工作指导、教育和业务技能训练，使护理人员在职业态度、知识水平、业务技能和工作能力等方面得到不断提高和发展的过程。

一、护理人员培训的目的

（一）实现角色转变

帮助护理人员了解医院文化和护理工作的宗旨、价值观和发展目标，增进护理人员对组织的认同感和归宿感，促进构建正确的护理职业态度和价值文化体系。尽快适应角色。

（二）满足工作需要

医疗护理技术的迅速发展，使医院护理工作的性质、手段和工具发生了很大变化，通过培训可提高护理人员的知识、智慧、技术和能力，从而能够按照工作岗位的要求完成所承担的工作和任务，运用所掌握的知识和技能，为患者提供安全有效的优质服务。

（三）适应发展需要

培训有助于护理人员适应新的工作模式，有利于新业务、新技术的开展及新仪器的使用，满足社会和科学技术发展的需要，实现医院发展和护士发展的有机统一，增强组织的竞争力。

（四）提升自身素质

护士培训是维持和提高护士胜任能力的基本手段，帮助护理人员提高职业技能和职业素养的基本方法，通过培训增强对自身和工作的信心，激发工作热情，充分挖掘人的潜能，实现自我完善。

二、护理人员培训的原则和程序

（一）护理人员培训的原则

（1）理论联系实际原则 护理工作是一种特殊行业，服务对象是人。护理人员必须有扎实的理论基础和丰富的临床实践经验。学习的方法是从理论到实践再上升到理论，如此反复循环，才能提高护理人员的综合素质，满足患者需要。

（2）重点培养与群体性相结合原则 医院要持续高效发展，不但需要大量的基础护理人员，更需要一定的高、精、尖护理人才。因此，管理者在培养群体性人员的同时，还有重点培养一些业务素质强、有较强组织管理能力、决策能力、协调能力和创造能力的高素质护理人才。

（3）基础培训与专长培养相结合原则 专长培训是指培养专门的才能，如科研才能。扎实、全面的护理理论知识是进行护理科研的基础，而业务专长则是解决疑难问题的重要手段。因此，必须坚持基础培训和专长培训相结合，使组织培训效益达到最大化。

（4）在职教育与进修深造相结合原则 不但对护理人员要进行院内培训，而且对重点人才要让其到国家级医院或出国深造，培养高水平护理人才，满足学科的发展要求。

（5）因材施教原则 必须根据个人的特点和需要培养人才，做到因人而异，有计划、有目的地培养，避免压抑、埋没人才，造成人才资源和物质资源的浪费。

（二）护理人员培训的程序

（1）确认培训需求 确认培训需求的主要任务是了解培训对象的特点，进行培训需求分析。是确立培训目标、制定培训计划和评价培训效果的依据。应从医院发展、工作岗位需求及护理人员个人三方面进行考虑，确立培训目标。

（2）实施培训计划 在确认培训需求的基础上，制定出相应的培训计划。包括培训内容、时间安排、培训方法、学习形式、培训制度、受训和培训人员的经费预算等内容。

（3）培训评价 培训评价是保证培训有效性的重要环节，主要活动包括培训过程监控、培训环节和效果评价、培训投入成本与产出的效益评价。

三、护理人员培训的形式和方法

（一）护理人员培训形式

（1）岗前培训 对各层次的新毕业护理人员以及新招聘的护理人员进行的定位教育。是使新员工熟悉医院环境和适应本职工作的过程。培训内容包括：介绍医院环境、组织结构、规章制度、劳动纪律、医德医风、护理人员职责及专科护理知识等。岗前教育是为护士开始一项新工作提供帮助，对其临床工作能力的培养打下基础，以后的职业培训是满足护士继续发展的需要。

（2）脱产培训 根据医院护理工作的实际需要选派不同层次有培养前途的护理骨干，集中时间离开工作岗位，到学校、研究机构或其他培训机构进行学习或接受教育。

（3）在职培训　为加强临床护士规范化培训，完善护理学毕业后教育制度，根据不同层次的护理人员制定相应的培训教育计划，并使其达到《卫生技术人员职位试行条例》规定的相应标准。根据继续医学教育法规和规划，结合护理学科和《继续教育暂行规定》、《继续护理教育学分授予试行办法》等，对中级职称以上的护师进行学分管理，包括Ⅰ类学分和Ⅱ类学分项目。有关文件规定，具有中级或中级以上护理人员每年参加经认可的继续教育活动不得少于 25 学分，其中Ⅰ类学分须达到 5 ~ 10 学分，Ⅱ类学分达到 15 ~ 20 学分；省、自治区、直辖市级医院的主管护师及其以上人员 5 年内必须获得国家级继续护理学教育项目授予 5 ~ 10 个学分。各单位主管职能部门每年应将继续护理学教育对象接受继续护理学教育的基本情况和所获学分数登记，并作为年度考核的重要内容。继续护理学教育合格作为卫生技术人员聘任、专业技术职务晋升和执业再注册的必备条件之一。

（二）护理人员培训的方法

（1）讲授法　通过教学人员的讲解可帮助学员理解有一定难度的内容，可同时对数量较多的人员进行培训。

（2）演示法　是一种借助实物和教具通过实际示范，使受训者了解某项技术的操作流程的一种教学方法，如呼吸机、监护仪的使用，心肺复苏术的操作等。

（3）讨论法　是一种通过受训人员之间的讨论来加深学员对知识的理解、掌握和应用，并能解决疑难问题的方法。

（4）远程教育法　远程教育是利用电视会议或卫星教室等方式进行的培训方法。随着信息和互联网技术的发展及广泛应用，网络的远程护理人员教育得到迅速发展。对比传统的课题教学培训方式，远程教育培训技术具有更大的灵活性和自主性，以及培训覆盖的广泛性，可以有效地利用培训资源，提高培训效率。

（5）其他方法　多媒体教学、影视培训、角色扮演、案例学习、游戏培训、虚拟培训等教学方法是近年来发展快，适应范围较广的培训方法，为提高护理人员的培训质量提供了广阔的前景。

【管理经典】

摩托罗拉成功的经验：员工教育

摩托罗拉公司是从事电子信息产业的一家著名的国际性大公司。该公司在竞争激烈、困难丛生的世界经济中，一直经营绩效斐然。究其原因，根本的一点在于公司重视企业文化与教育。为了实现公司"人才第一"的理念，公司对职工的教育下了很大的力气，建立了摩托罗拉大学，其 1992 年的教育开支高达一亿美元，加上所费工时，实际代价还要翻一番，达到两亿美元，占公司营业收入的 1.5%。

1990 年，公司规定：每名职工，从安全保卫人员到董事长，一年至少要有五天的时间接受培训。董事长兼首席执行委员乔治·费希尔（George Fisher）希望有朝一日每个职工每年能有一个月的时间来学习新技能。公司任命的每一位新副总裁，都会自觉地到摩托罗拉大学接受首席执行委员讲授的课程。

有人认为公司一年花两亿美元从事教育是愚蠢的举动，但费希尔说："确实，这种投资短时间内是无法衡量其效益的。"但不这样做，职工队伍知识将日益老化。"一名软件工程师所受教育的半衰期是 2~3 年，硬件工程师大约是 3~5 年。如果不对教育进行投资，一个公司必然走向衰亡。"

费希尔更深刻地指出："公司企业文化和价值体系的延续，是公司的一把保护伞，我们就在这顶保护伞下从事经营活动。维护这把伞是管理一家全球公司的最大挑战。"

第五节 护理人员的绩效管理

绩效（performance）指工作中员工的工作效果、效率、效益及其相关能力和态度的总和。绩效评价（performance appraisal）又称绩效考核，是对员工的工作行为与结果全面地、系统地、科学地进行考察、分析、评估与传递的过程。

绩效管理是组织管理者与被管理者就工作行为与结果达成一致，有利于组织目标实现的相互沟通的过程。绩效评价与绩效管理是两个不同的概念，绩效管理是人力资源管理系统中的核心内容，而绩效评价是绩效管理中的关键环节。但两者又密切相关，通过绩效评价可为组织绩效管理的改善提供参考依据，提高组织的管理和绩效水平。

一、护理人员绩效管理目的

（一）激励作用

绩效管理可以充分肯定护理人员的工作业绩，使护理人员体验到成功的满足与成就的自豪，有利于鼓励先进、鞭策落后、带动中间，从而对每个员工的工作行为进行有效的激励。

（二）规范作用

绩效管理为各项人力资源工作提供了一个客观而有效地标准和行为规范，并依据这个考核的结果对员工进行晋升、奖惩、调配等。通过不断地考核，按照标准进行奖惩与晋升，使护理行为有章可循，从而促进护理人力资源管理的标准化和有效性。

（三）发展作用

绩效管理的发展功能主要表现在两个方面：一方面是组织根据考核结果可以制定正确的培训计划，达到提高全体护理人员素质的目标；另一方面又可以发现护理人员的特点，根据其特点决定培养方向和使用方法，充分发挥个人长处，将个人与组织的发展目标有效地结合起来。同时绩效考核的结果也反映了护理人员间的差距，避免良莠不分或平均主义。

（四）控制作用

通过绩效管理，不仅可以把工作的数量和质量控制在一个合理的范围内，还可以控制工作进度和协作关系，从而使护理人员明确自己的工作职责，提高工作的自觉性和纪律性。

（五）沟通作用

绩效管理考核结果出来以后，管理者将与护理人员进行交流，说明考核的结果，听取护理人员的看法与申诉。这样就为上下级提供了一个良好的沟通机会，是上下级之间相互了解，并增进相互间的理解。

二、护理人员绩效管理的基本原则

（一）目标清晰化

绩效管理是对结果评估基础上的奖惩管理。没有清晰明确的方向，部门之间和岗位之间不能发挥协同作用，往往会演变成尽量避免得罪人的变相平均奖金，也往往会演变成对上级的投其所好。所以，绩效管理的前提在于，对医院制定的目标的充分宣传和一致性前提下的分解。全院职工都有清晰明确的自身目标，绩效考核才能够做到有的放矢。

（二）指标客观化

考核指标应依据具体的护理岗位职责而定，考核的标准应有区别。制定的考核标准应是可衡量性的，如工作态度、职业道德等一些主观描述的内容也应尽量量化，提高评价标准的客观性和可操作性，避免主观臆断。

（三）标准公开化

考核指标经专业人员审定后应公之于众，使所有被考核的护理人员明确考核内容，理解组织对她们的工作期望和业绩水准，找准自己努力的方向。同时，公开的内容还应包括对考核结果进行奖罚的措施。

（四）操作标准化

操作标准化主要包括以下几个方面：①相同岗位的护理人员应采用统一的考核标准，使用同一评价方法进行评价；②考核间隔时间应基本相同，一般每年或半年一次；③定期安排考核反馈会议，并有效落实；④提供正确的考核文字资料，被考核者应在考核结果上签字。

（五）结果反馈化

绩效考核的结果应尽量公布，反馈的内容应包括：被考核人的工作业绩，说明不足之处；改进工作的目标；实现这些目标所采取措施的建议。

三、护理人员绩效管理的常用工具和方法

（一）工具

随着组织管理水平的不断提高，以前常用的仅仅考核员工"德能勤绩"的做法已渐渐退出了历史舞台。目前使用较多的绩效管理工具主要有以下几种。

（1）目标管理　目标管理（management by objectives，MBO）是由管理学大师彼得·德鲁克在 1954 年首先提出来的。目标管理的特点在于以人为本，强调员工参与管理，能有效调动员工的积极性。它基于员工的所完成工作来评价员工的工作表现。

（2）关键绩效指标　关键绩效指标（key performance indicators，KPI）也称 80/20 法则，是用来衡量某岗位任职者工作绩效表现的具体量化指标，是对目标完成效果最直接的衡量依据。先通过价值树或者任务树或者鱼骨分析自上而下来分解成关键成功因素（KSC），再分解为关键业绩指标（KPI），再把 KPI 按部门和岗位向下分解。确定关键绩效指标，要遵循 SMART 原则，即具体化、可度量、可实现、现实性以及时限

性。KPI 法从繁多的绩效指标中提炼出少数关键指标来进行考评，在减少了对员工束缚的同时，还大大减低了成本。不仅有利于提高绩效管理的效率，还有利于增强组织的核心竞争力。

（3）平衡计分卡　平衡计分卡（balance scorecard，BSC）是由哈佛商学院教授罗伯特·卡普兰（Robert S. Kaplan）和大卫·诺顿（Dvid P. Norton）于 1992 年发明并推广的一种战略绩效管理工具。它是以总体战略为核心，分层次、分部门不同设置。包括六种要素：维度、战略目标、绩效指标、目标值、行动方案和具体任务，并且把对组织业绩的评价划分为四个部分：财务角度、客户、经营过程、学习与成长。

知识链接

SMART 原则

在目标管理中，有一项原则叫做 "SMART"，分别由 "specific、measurable、attractive、realistic、traceable" 五个词组组成。这是制订工作目标时，必须具有的 5 个基本特征，用字母缩写 SMART 表示。S（specific），代表具体的，指绩效考核要切中特定的工作指标，不能笼统；M（measurable），代表可测量的。目标应该是可以度量和数量化。如 "护士技术合格率≥95%"。A（attractive），代表可实现的，指绩效指标在付出努力的情况下可以实现，避免设立过高或过低的目标；R（realistic），代表现实性，指绩效指标是实实在在的，可以证明和观察；T（traceable）是指有目标期限的。人们在设定目标时，应明确完成日期或最终期限，给出清晰的时间范围，使各层次管理者和员工有安排地完成计划。如 "将某专业建设成为全国的知名专业或重点学科" 的目标是不具体的，应该设立一个目标期限。可改为 "力争通过3 ~ 5 年的努力，将某专业建设成为省内一流，全国领先的知名专业或重点学科"，这样目标就更加具体。SMART 是确定关键绩效指标的一个重要的原则。

（二）绩效评价方法

绩效评价法是指职能部门运用一定的量化指标及评价标准，为实现其绩效目标，及为实现这一目标所安排预算的执行结果所采取的综合性评价方法。常用方法如下。

（1）绩效评价表　绩效评价表是一种根据限定因素对员工的表现进行考核的评价方法。其具体操作是根据评定表上所列出的指标，对照被评价人的具体工作进行判断和记录。护理人员绩效评价的指标一般有两种类型：一是与工作相关的指标，如工作质量、工作数量；二是与个人特征相关的指标，如积极性、主动性、适应能力、合作能力等。除了设计评价指标外，还应对每一项指标给出不同的等级，评价者通过指明最能描述被评价人及其业绩的各种指标比重来完成评价工作。

（2）排序法　排序法是评价者把同一部门或小组中的所有人员按照总业绩的顺序排列起来进行比较的评价方法。如病区中绩效最好的护士排在最前面，最差的排在最后面。特点是简单、省时、省力、便于操作，但当护士业绩水平相近时难以进行排序。

（3）强制分布法　强制分布法类似于在一条曲线上进行等级区分，需要按照预定的比例将被评价者分布到相应的绩效等级上。如把一个病区内的护士分成三个等级，最好的 10% 放在优秀等级组中，其次的 80% 放在中间水平的等级组中，最差的 10% 放在低于平均水平组中，此方法基于一个有争议的假设，即所有组织和部门中均有优秀、中等、较差的员工分布。

（4）描述法　采取描述性语言格式对护理人员所取得的进步与发展进行评价。描述内容一般包括：①针对每一种绩效要素或技能对员工的工作绩效进行评价；②描述关键的绩效事例；③提出绩效改善计划。使用这种方法与评价者的写作技巧和能力关系较大。描述法没有统一的标准，在进行护理人员之间的评比时有一定难度，使用时应视评价目的和用途结合其他方法。

（5）关键事件法　关键事件法是将被评价人员在工作中的有效行为和无效或错误行为记录下来作为评价依据的方法。当护士的某种行为对部门或组织的工作和效益产生无论是积极还是消极的重大影响时，被称为关键事件。使用这种方法进行绩效评价应贯穿于整个评价阶段，而不仅仅集中在后期或某一阶段。在绩效评价后期，评价者应综合这些事件和其他资料对护理人员进行全面评价。

（6）目标管理法　目标管理法是一种有效评价员工业绩的方法。要求护理管理者与每一位护理人员共同制定一套便于衡量的具体工作目标，并定期与护理人员共同审查其目标完成情况。运用目标管理法可以将评价的重点从护理人员的工作态度转移到工作业绩方面，评价人的作用从传统评价法的公断人转变为工作顾问和促进者；被评价人在评价中的作用也从消极的旁观者转变为积极的参与者。

（7）360度绩效评价　又称全视角评价，是由被评价者的上级、同事、下级和服务对象以及被评价者本人从多个角度对被评价者工作业绩进行的全方位考核并反馈的方法（图5-2）。360度绩效评价法优点是打破了由上级考核下属的传统考核制度，可以避免传统考核中考核者极容易发生的"光环效应"、"居中趋势"、"偏紧或偏松"、"个人偏见"和"考核盲点"等现象。但这种方法涉及人员太多，过程复杂，考核成本高，考核培训工作难度大。

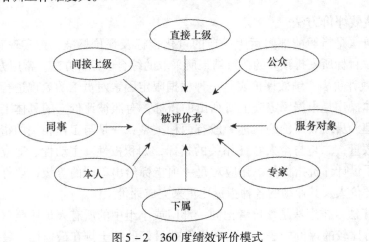

图5-2　360度绩效评价模式

四、护理人员绩效考核程序

护理人员的绩效评价是一个系统的过程，评价系统一般由三部分组成：确定绩效标准，考评绩效和绩效反馈。

（一）确定绩效标准

绩效评价的标准以组织目标为宗旨，岗位的具体的要求为依据，制定一个作为比较对象的固定的标准。一般包括两个基本内容：一方面应明确被评价者应该做什么，这类指标包括工作职责、工作的质和量及一些相关指标；另一方面是明确被评价者应做到什么程度，其相应的指标有具体的工作要求和工作表现标准。

（二）考评绩效

考评绩效是组织绩效评价的关键环节，主要包括制订绩效评价实施计划，落实评价人员（护理管理和人力资源部门的人员）、确定评价对象和时间；比较选择科学、实用、操作性强的评价工具；将被考评的护理人员的实际工作表现与所制定标准进行比较；评价信息的收集、处理、分析、综合总结、将评价结果向相关领导和部门报告等。

（三）绩效评价结果反馈

绩效评价结束后，护理管理者应将考评结果提供给人力资源部门以作为组织决策的依据，同时将个人的评价结果告知本人。反馈绩效的目的除了让被考评者了解自己的工作情况之外，还可以促进管理者与护理人员一起分析工作中的不足以及确定改进的措施，进而提高今后的工作绩效。

第六节 护理人员职业生涯规划

职业生涯是一个人根据心中的长期目标所形成的一系列工作选择及相关的教育或训练活动，是有计划的职业发展历程。职业生涯管理始于20世纪70年代，属于战略性人力资源管理的内容，现已逐渐受到管理者的关注。护士职业生涯管理是护理人力资源的重要内容，通过对个人兴趣、能力和个人发展目标的有效管理实现个人的发展愿望。其最终目的是通过帮助员工的职业发展，以求组织的持续发展，实现组织目标。

一、职业生涯规划的相关概念

（一）职业

职业（career）是指人们在社会生活中所从事的以获得物质报酬作为自己主要生活来源，并能满足自己精神需求的、在社会分工中具有专门技能的工作。

（二）职业生涯

职业生涯（career life）是指一个人一生从事职业的全部历程，包括从职业能力的获得、职业兴趣的培养、选择职业、就职、直至最后退出职业劳动的完整职业发展过程。护理人员职业生涯是指护理人员从事护理专业领域的行为历程。职业生涯具有独特性、发展性、终生性、阶段性、互动性、整合性及易变性等特点。

（三）职业生涯规划

职业生涯规划（career planning）又叫职业生涯设计，是指组织或个人把个人发展与组织发展相结合，对决定职业生涯的个人因素、组织因素和社会因素等进行分析，制定个人事业发展上的战略设想与计划安排。

二、护士职业生涯规划的基本原则

（一）可行性原则

在职业生涯规划过程中，不能一味地进行封闭式"自我设计"，除考虑自身的愿望和兴趣爱好外，还必须考虑社会的现实要求和历史条件。脱离现实空中楼阁式的"自我设计"，只会不断导致失败和挫折，不利于职业的发展。设计、选择科学可行的发展方案是避免职业发展障碍、保证职业发展计划落实、个人职业素质不断提高的关键。

（二）胜任原则

应该根据自己的知识水平、身体素质、个性特点、能力倾向等因素来确定所能胜任的职务等级。否则，力不从心，效率低下，甚至无法完成任务，使组织和个人同时遭受损失。

（三）扬长避短原则

认识个人的特征及优势是职业生涯发展的前提。科学有效的职业生涯规划应能扬长避短，最大限度地发挥潜能。如技术型护理人员，可以规划发展为临床护理专家；管理型护理人员，可以规划发展为护理管理人才。

（四）发展性原则

职业不只是作为生存的手段，更是人们寻求发展的方式。因此，在职业生涯规划时，要考虑职业的发展前途、组织所提供的发展空间以及群体的和谐性等各方面因素，寻找适合自身发展的良好环境。

（五）灵活性原则

在科学技术飞速发展的年代，个人应不断积淀知识和经验，当内外环境发生变化时，及时审时度势，调整职业发展道路，以主动的姿态适应社会和环境的要求。

三、护士职业生涯规划实践

（一）护理人员职业生涯规划流程

护理人员职业生涯规划包括自我评估、内外环境分析、职业发展途径选择、设置目标、行动计划与措施、评估与调整等内容。

（1）自我评估　护理人员职业生涯规划的自我评估是对个人在职业发展方面的相关因素进行全面、深入，客观认识和分析的过程。评估内容包括个人的职业价值观，做人行事的基本原则和追求的价值目标，分析自己掌握的专业知识与技能、个性特点、兴趣等相关因素。通过评估，了解自己的职业发展优势和局限，在此基础上形成自己的职业发展定位，如专科护士、护理教师、护理管理人员等。

（2）内外环境分析　组织内外环境为每个护理人员提供了职业活动空间、发展条件和成功机遇。护理人员如果能够主动有效利用内外环境资源，就有助于职业发展。环境因素包括：环境的特点、环境的发展变化、个人职业与环境的关系、个人在环境中的地位、组织岗位用人需求和对个人提出的要求、环境对个人职业发展有利和不利的因素等。

（3）选择职业发展途径　护理人员职业发展途径的选择是以个人评估和环境评估

的结果为依据的。发展目标和方向不同，其发展要求和路径也就不同。如果选择的路径与个人和环境条件不相适合，就难以达到理想的职业高峰。如优秀的护士不一定会成为成功的护理管理者；有效的管理者和领导者，不一定就是一名合格的护理教师。

（4）设置目标 职业生涯目标设置的基本要求是：适合个人自身特点、符合组织和社会需求、目标的高低幅度要适当、目标要具体、同一时期不要设定过多的目标。护理人员制定的个人事业发展目标要以实际环境和条件为基础，每个人的背景不同，则设置的目标也应有所区别。就整个护理职业生涯而言，一个远大的目标很少能在短时间内一气呵成，有针对性地制定阶段目标更为切实可行。因此，目标设定应该是多层次、分阶段，遵循长期目标与短期目标相结合的原则，有利于职业目标的实现。

（5）行动计划与措施 职业目标的实现依赖于个人各种积极的具体行为与有效策略。护理人员实现目标的行为不仅包括个人在护理工作中的表现与业绩，还包括超越现实护理工作以外的个人发展的前瞻性准备，如良好的工作习惯，对待事情的使命感和责任感，业余时间的学习提高等。

（6）评估与调整 护理人员在实现职业生涯发展目标过程中，由于内外环境等诸多因素的变化，可能会对目标的达成造成不同程度的阻碍，这就需要个人根据实际情况，针对面临的问题和困难进行分析和总结，及时调整自我认识，以确定下一步发展途径和奋斗目标。

（二）护士职业生涯发展的责任

（1）组织和管理者在护士职业生涯发展中的责任 护士的职业生涯发展与组织密切相关。首先，个人职业发展是以组织为依存载体，没有组织，就谈不上个人职业生涯发展；其次，护理业务的发展依赖于护士个人的职业发展，因此，组织和护士个人的职业生涯发展是相互依存、相互作用的。根据职业生涯管理的特点，组织和管理者的职业生涯管理任务主要有以下几项：确定组织发展目标和组织职业需求规划；帮助护士开展职业生涯规划与开发；将护士的绩效评价与职业生涯发展规划相结合；进行护士职业生涯发展评估与调适；确定不同职业生涯期护士的职业管理任务等。

（2）护理人员在个人职业生涯发展中的责任 从护士的职业发展途径可以看出，护士在职业发展中可以成为临床护理专家、护理管理者、护理教育者等。护士在进行职业生涯发展规划时，要首先进行自我分析和职业定位，明确自己希望从哪一条途径发展，适合从哪一条途径发展，能够从哪一条途径发展，然后立足日常护理工作，培养职业责任感和敬业精神，出色的完成本职工作，寻找和获得职业生涯发展的有关信息，对自己的职业发展和适应性进行调整，找到理想和现实的结合点，从工作细节中奠定职业发展的基础。

职业生涯管理是一种互动式的管理，个人和组织必须都承担一定的责任，共同完成对职业生涯的管理。在职业生涯管理中，个人和组织须按照职业生涯管理工作的具体要求做好各项工作。无论是个人或组织都不能过分依赖于对方，因为有些工作是对方不能替代的，从个人角度看，职业生涯规划必须由自己决定，要结合自己的性格、兴趣进行设计。而组织在进行职业生涯管理时，所考虑的因素主要是组织的整体，以及所有组织成员的整体职业生涯发展。

目标检测

一、填空题

1. 护理人力资源的特点包括_____、_____、_____、_____、_____、_____。

2. 护理人员绩效管理的目的_____、_____、_____、_____。

3. 护理人员培训分为_____、_____和_____三种主要形式。

4. 护士职业生涯规划的基本原则_____、_____、_____、_____。

5. 工作分析方法主要有_____、_____、_____、_____。

二、单选题

A₁型题（单句型最佳选择题）

1. 对护理人员进行科学合理的配置，应坚持的主要原则是（   ）。

    A. 合理配置原则   B. 满足需要原则   C. 成本效益原则

    D. 岗位对应原则   E. 结构合理原则

2. 职务分析的结果是（   ）。

    A. 职务说明书   B. 任职资格   C. 工作描述

    D. 工作资格   E. 工作分析

3. 根据《中国护理事业发展规划纲要（2011～2015年）》要求，到2015年，全国三级综合医院，病区护士总数与实际开放床位比不低于（   ）。

    A.1:0.5   B.0.6:1   C.1:0.6

    D.1:2   E.0.4:1

4. 除下列哪项外是护理人员绩效考核方法（   ）。

    A. 评价表法   B. 排序法   C. 描述法

    D. 关键事件法   E. 测评法

5. 护理人员对待护理工作的态度和在工作中的努力程度反映了护理人力资源的（   ）。

    A. 组合性   B. 能动性   C. 消耗性

    D. 可变性   E. 组合性

A₂型题（案例摘要型最佳选择题）

6. 某医院内科病房床位数为60张，其中一级护理30人，二级护理20人，三级护理10人，间接护理时数为26.5，请问该病区应编制多少护理人员？（机动数按20%计算）（   ）

    A.30人   B.33人   C.32人

    D.34人   E.28人

7. "尺有所短，寸有所长"说明在进行人员配置时应（   ）。

    A. 不能对员工的工作要求过于苛刻，宽松的环境更能调动其积极性

    B. 允许员工犯错误，特别是高职称员工

    C. 学历高的人工作表现不一定好，学历低的人工作表现可能更好

    D. 就具体的工作职位来说，应安排最擅长该工作的人

    E. 安排工作要一视同仁

A₃型题（案例组型最佳选择题，8～10题共用题干）

某医院一临床科室为了规范管理，增加经济效益，决定进行绩效考核。首先制订了考核方案。考核内容大致为德、能、勤、绩四个方面，每个方面又包含若干具体指标。科主任和护士长每月给每位工作人员考核打分一次，并与奖金挂钩。但实行半年以后，绩效考评遭到了几乎全科室人员的抵制。

8. 在下述原因中，不可能的原因是（　　）。

    A. 绩效考核没有与组织目标联系在一起

    B. 评价缺乏客观公正的依据，主观性较强

    C. 中国人重视和谐的人际关系，崇尚均等的收入分配方式，绩效考核与中国文化冲突

    D. 绩效考核没有和下属沟通

    E. 把绩效考核视为一个孤立的过程

9. 绩效管理的基本原则不包括（　　）。

    A. 目标清晰化　　　　B. 指标客观化　　　　C. 标准公开化

    D. 操作标准化　　　　E. 结果明细化

10. 绩效管理常用方法中，根据限定因素对员工的表现进行考核的评价方法是（　　）。

    A. 描述法　　　　　　B. 绩效评价表法　　　C. 排序法

    D. 关键事件法　　　　E. 目标管理法

三、多选题

1. 护士职业生涯规划的基本原则包括（　　）。

    A. 胜任原则　　　　　B. 可行性原则　　　　C. 发展性原则

    D. 扬长避短原则　　　E. 灵活原则

2. 护理人员招聘活动主要包括（　　）。

    A. 职务分析　　　　　B. 人员能力测试　　　C. 培训需求测评

    D. 面谈测评　　　　　E. 人员队伍规划

3. 护理人员绩效管理目的包括（　　）。

    A. 人员教育作用　　　B. 人员培养作用　　　C. 控制作用

    D. 组织诊断作用　　　E. 人员激励作用

4. 护理人员配置的影响因素（　　）。

    A. 工作量与质量　　　B. 人员素质　　　　　C. 人员结构和管理水平

    D. 工作环境和社会因素 E. 政策法规

5. 关于护士长的任职资格下列表述正确的选项是（　　）。

    A. 国家注册护士　　　B. 护理专业学士学位　C. 3年以上护理实践经验

    D. 具有良好的沟通能力和人际关系能力

    E. 具备省级护理行政机构认可的护理管理证书

四、简答题

1. 简述护士长在护士职业生涯发展中的责任有哪些。

2. 简述护理人力资源编配的原则。

3. 简述护理人力资源管理的主要职能。

4. 简述护理人才培训方法。

5.简述护理人员绩效管理的目的和基本原则。

实训题　护理管理岗位的构建

一、方式

组织一次有关护理三级管理体系岗位建构的研讨会。

二、目标

加深对护理岗位分类即职责的理解，培养护士的团队意识和创新能力。

三、实施步骤

1. 布置案例。将学生分为几个小组，推举产生评委会。各组在对教师提供的模拟教学目标和任务进行讨论的基础上，设计出各自的具体"角色"，并确定小组在该活动中的立场、态度及对策，做好充分的准备。

2. 课堂讨论。首先进行护理部主任的招聘，根据任职条件先竞聘，人选由所在组员推举产生。护理部主任一旦确定人选，组建护理部，其余组员必须服从其安排，依次竞聘科护士长—护士长—护士。在模拟时，评委会可提问有关护理管理中遇到的具体问题，各组围绕该护理管理中事件，发表看法，提出要求，论证提出方案的合理性和可行性等。

3. 教师总结点评。教师对学生的发言和讨论进行总结和点评，提高学生的认识。

（孙　铮）

第六章

领 导

【引导案例】

不同的领导效果

小李和小周都是某医院的护士长。小李领导着一个有 20 名护士的病区，这个病区主要负责接收普外科患者，小周是急诊科的护士长。

小周除了在工作中表现出色外，还表现出许多领导才能。急诊科虽然工作很繁忙，却是全院最安定、出勤率最高的部门之一。在护士节评优之际，大家都一致推荐她为优秀护士长。人们问小周，她领导的诀窍是什么？她说："我把同事当作朋友看待，关心她们的疾苦，同时，我也让大家都了解我们需要做什么，这样，大家就能同心协力努力工作。我经常注意大家在工作中好的表现，及时地进行表扬，使大家懂得应怎样更好地工作。除此之外，最主要的是，我注意在不同的情况下采用不同的管理方式，对于日常性的工作，我每天不必去讲如何做、怎样做，但有了新的工作内容，我会去讲，让大家知道如何去做。"

而小李的情况则与小周很不一样，在她的病区里，护士的情绪低落，缺勤情况严重，根据记录，最近有几个护士表现很不好，对工作不负责任，甚至还出了差错。当人们问小李这是怎么回事时，她回答说："我也不知道问题的症结在哪里，但我认为应该平等地对待大家，也尽量使大家能了解我对工作的计划和要求，对每一件工作，我都给她们讲清楚应如何去做，而且我总是在她们身边监督指导，在发放奖金时，我也平均地发放，我没有亏待任何一个人。"

问题：

1. 两位护士长的领导方式有何不同？区别在哪里？

2. 哪一种领导理论可以对这两个管理者的领导方式和效果做出最好的解释？

3. 小李应怎样做才能成为一名成功的领导者？

一个组织能否实现既定的目标，关键在于领导。世界上那些最出色的组织机构之所以获得成功，主要归功于领导力而不是物质资产。不同的领导者会有不同的管理风格，不同的组织类型和下属也需要不同的领导方式。21世纪的护理管理者应具备哪些素质和能力来领导和管理不断变化的护理服务，是本章将要探讨的问题。

第一节　领导概述

领导职能是管理过程中的一个核心环节，它贯穿管理活动的全过程。随着管理科学的发展，领导作为一个独立的活动，日益受到关注，开始被越来越多地研究和应用。

一、概述

领导（leadership）的概念，随着人类社会的演进而不断发展，是一种社会现象。各国的管理学家、心理学家和组织行为学家们对领导的概念也有不同的认识和表述。美国著名管理学家哈罗德·孔茨将领导定义为"领导是一种影响力，是引导人们行为，从而使人们情愿地、热心地实现组织或群体目标的艺术过程"。管理学家戴维斯（Davis）将领导定义为"一种说服他人专心于一定目标的能力"。领导作为一种指挥和控制的过程，是人类社会群体活动的必然产物。归纳其共性特征可以认为：领导是指领导者通过影响下属达到实现组织和集体目标的行为过程。领导者（leader）是一种社会角色，是掌握一定职权，担负一定职责的个人或集体。现代管理学家彼得·德鲁克认为："领导者唯一定义就是其后面有追随者"。

（一）领导与管理的联系

实际上，领导与管理在组织的实际运作过程中，并不是泾渭分明的。领导与管理的区别是相对而言的。领导是从管理中分化出来的；领导活动和管理活动在现实生活中，具有较强的复合性和相容性。一个人在从事管理工作的时候，也在担负领导工作。当然，领导与管理在功用和形式上的差别也会引起潜在的冲突。例如，有力的领导可能会扰乱一个有序的计划体制，削弱管理层的基础；而有力的管理可能会打消领导行为所需要的冒险意识和积极性。只有有力的管理与有力的领导联合起来，才能带来满意的效果。

（二）领导与管理的区别

1. 领导具有全局性，管理具有局部性。领导侧重于战略，管理侧重于战术。领导活动注重对组织内部各个组成部分进行整体性的计划、协调和控制，而管理则是一种技术性较强的工作，其目的在于提高某项工作的效率。

2. 领导具有超前性，管理具有当前性。领导活动致力于整个组织发展方向的规定，这主要体现在决策和目标的制定等方面，而管理则侧重于当前活动的落实。

3. 领导具有超脱性，管理具有操作性。领导要从根本上、宏观上把握活动过程，而管理却必须注意细节问题，要统揽对人、财、物、时间、信息的安排与配置，使诸因素得到合理运用。

两者原本是同一事务的两个方面，缺一不可。区别得好、结合得好，就会相得益彰；区别不好、结合不好，则会相互混淆和干扰。

二、领导者的影响力

影响力（power）是指一个人在与他人交往中，影响和改变他人心理与行为的能力。根据性质和构成要素不同，领导者的影响力分为权力性影响力和非权力性影响力。

（一）权力性影响力

权力性影响力（authority power）是指领导者运用上级授予的权利强制下属服从的一种能力。这种影响力具有强迫性和不可抗拒性，主要由 3 种因素构成。

（1）传统因素　几千年的社会生活，下级服从上级、群众服从领导的传统惯例使人们认为领导者比普通人强，有权、有才干，从而产生服从感。这种影响力随着领导者的确立自然形成，不同程度地影响着人们的思想和行为，使领导者的言行增加了影响力。

（2）职位因素　社会组织赋予领导者一定的职位权力，如奖罚权、物资分配权、人事安排权等，这种权力对被领导者形成一种控制力量，从而产生敬畏感。通常来说，领导者的职位越高，权力越大，下属对他的敬畏感就越强，影响力也就越大。如护理部主任要比科护士长的影响力大，科护士长要比护士长的影响力大。

（3）资历因素　资历指领导者的资格和经历，反映领导者过去历史状况。人们对资历较深的领导者往往比资历较浅的领导者产生更强的敬重感，如一位多年从事一线管理工作的资深护士长，产生的影响力比新上任的护士长要大。

权力影响力的核心是权力的拥有，其特点是：对他人的影响带有强制性，以外推力的形式发挥作用，对被领导者的激励作用不大，常依靠奖惩等起作用，随领导者地位改变而变化，被领导者的心理和行为表现为被动服从，其影响程度是有限的。

（二）非权力性影响力

非权力性影响力（non–authority power）指由领导者自身素质和现实行为形成的自然性影响力。这种影响力具有自然性、非强制性，往往潜移默化地起作用。由 4 种主要因素构成。

（1）品格因素　主要包括道德、品行、修养、人格和作风等方面。具有优秀品格的领导者会使下属产生敬爱感，并诱使人们模仿与认同。通常说的"榜样的力量是无穷的"，其中的道理就在于此。

（2）能力因素　领导者的能力主要反映在工作成效和解决实际问题的有效性方面。一个才能出众的领导者，不仅为成功达到组织目标提供了重要保证，还能增强下属达到目标的信心，使下属产生敬佩感，从而自觉地接受领导。

（3）知识因素　知识是科学赋予的一种力量。领导者掌握丰富的知识、具备精湛的业务技术，更容易赢得下属的信任与配合，提高自己的威信和影响力，使下属产生信赖感。知识越丰富的领导者，对下属的指导越正确，影响力就越大。

（4）感情因素　感情是人们对客观事物的心理反应。领导者与下属相处融洽，会使下属发自内心的服从和接受，从而产生亲切感。反之，领导者与下属关系淡漠、紧张，则易造成心理距离，从而产生排斥力、对抗力，降低领导者的影响力。

非权力性影响力的特点表现为：有较强的内在性，被领导者信服、尊敬，激励作用大；影响力稳定而持久，不随领导者职权地位的改变而变化。被领导者的心理和行为表现为主动随从与依赖。

在领导影响力中，权力性影响力和非权力性影响力两者既相互关联，又相互渗透。其中，非权力性影响力是充分发挥领导影响力的基础，在领导影响力中起主导作用，制约、影响权力性影响力的发挥，而权力性影响力若能运用得当，同样也能促进非权力性影响力的进一步提升。

三、护理管理中领导者的素质要求

领导者的素质是指领导者在领导活动中应具备的基本条件和内在因素。这些因素的相互作用、相互融合，体现和决定着领导者的才能、领导水平、领导艺术和工作绩效。护理领导者应具备的素质要求如下。

（一）政治素质

政治思想素质是领导者在政治思想和品德作风方面应具备的基本条件，它是领导者素质中最基本、最重要的因素。领导者必须有坚定的政治立场和政治信念，坚决拥护并自觉贯彻执行党的路线、方针、政策；有强烈的事业心和高度的责任感，以身作则，言行一致，清正廉洁，谦虚、诚实、公正无私，心胸开阔和具有吃苦耐劳精神。

（二）业务素质

领导者业务素质的高低，直接影响领导工作和领导艺术。领导者应拥有"T"型知识结构，既是精于本专业管理的"专才"，又是博学识广的"通才"。也就是说，护理领导者不仅要具备精深的本专业知识、精湛的护理操作技能，还要具备相关的医学、社会学、心理学等学科的知识，也要掌握管理学、经济学、计算机应用等知识，才能增加护理人员的信任感，提高自己的非权力性影响力，达到有效的领导。

（三）能力素质

能力素质是领导者在工作中各种能力的综合体现。领导者能力素质的高低，决定着领导活动的有效性。护理领导者的能力素质，主要体现在：预测能力、筹划决策能力、组织指挥能力、协调控制能力、应变适应能力、人际交往能力、培养下属能力、激励能力、改革创新能力、综合判断能力、评判思维能力、信息获取能力等。

（四）身心素质

领导者既要具备良好的身体素质，能够抵抗疾病，适应各种艰苦环境，精力充沛、思路敏捷，以满足不断汲取知识和承担繁重的体力和脑力工作的需要；也要有良好的心理素质，能够自觉进行心理调适，应对各种心理压力，既能经受得住荣誉、地位、利益等各种诱惑的考验，又能经受得住各种挫折的考验，以乐观积极的心态对待工作中的各种困难，以取得良好的领导效果。

四、领导效能

（一）领导效能的含义

领导效能是指领导者在实施领导过程中的行为能力，工作状态和工作结果，即实现领导目标的领导能力和所获得的领导效率与领导效益的综合。

领导效能一般包括领导能力、领导效率、领导效益三个要素。

（1）领导能力是领导者承担领导责任，行使领导能力，胜任领导工作，完成领导任务必备的基本条件。

（2）领导效率是指在一定时间内，完成一定数量和质量的领导任务之比，即任务与时间之比。

（3）领导效益即领导活动投入与领导活动结果之比，它包括积极效益、政治效益、文化效益、人才效益以及社会效益等，是个综合性的指标，是领导活动的最终结果。

（二）领导效能的基本内容

领导效能包括时间效能、用人效能、决策效能、组织整体贡献效能等。

（1）时间效能　是衡量领导者管理和利用时间的尺度。是领导者在合理运用时间、尽量节省时间、提高工作效率方面的效能。

（2）用人效能　是指领导活动中对人的选配和使用所产生的效能。领导者熟悉各组任务的具体情况，合理配置，组合各类人员，充分调动各类人员的积极性和创造性。

（3）决策效能　决策是领导的首要职能，决策的正确与否，决定领导活动和组织中全体人员活动的目标方向是否正确，若能及时正确的制定决策并有效地组织实施，不仅能提升领导活动和组织各项工作的效率，而且会对社会产生积极影响。

（4）组织整体贡献效能　是组织整体以合理的投入所取得的工作结果。整个组织的总体目标实现程度如何，是衡量领导效能高低最重要的尺度。

（三）领导效能的特点

领导效能是多种因素综合作用的结果，具有以下特点。

（1）社会性　领导活动作为一种有组织的社会活动，是社会活动的有机组成部分，这就使领导效能不可避免地受到各种社会因素的影响和制约，而领导活动的最终目标是促进社会的发展服务。

（2）历史继承性　领导活动是一个连续不断地工作过程，前人的工作成果将成为后人工作的起点，每一次领导活动的开展都是吸取了以往的经验和教训，不断提高的工作过程。

（3）主观与客观的统一性　领导效能是领导者主观意志在客观环境中的实施结果，是主观思想与客观条件的有机结合，具有主观和客观的统一性。

（4）动态变化性　一方面体现在领导群体或个体的绩效随着时间的推移而不断变化，另一方面体现在人的主观行为对社会发展的作用需要一定的时间才能显现出来，因而领导者在不同时间的工作效能是不同的。

（5）形式多样性　从事不同类型工作的领导者，其工作结果的表现是不同的，因而其领导效能的表现形式也有很大的差异，在进行领导效能评价时，应考虑不同类型领导者的特点。

（6）综合性　领导效能的高低优劣是多种因素综合作用的结果，影响因素主要包括领导者自身的因素、领导者集体的因素、被领导者的自身因素以及领导活动得以进行的环境因素等。

（四）领导效能的测评

领导效能的测评是特定的测评主题根据一定的标准，遵循一定的原则，按照一定的程序，通过一定的方法，对领导者实施领导活动的能力与效果进行综合测试与评价的过程。

（五）有效护理领导者

护士作为领导者角色时，可以通过他们的专业技能和领导能力，为护理对象提供出色的护理服务。但要成为一名有效的护理领导者，不仅需要具备一定的领导特质，一定的领导行为方式，还要拥有重要的管理技能，才能够在不同的医疗护理情境下，应用不同的管理技能解决问题并获得成功。有效护理领导者应具备以下特点。

（1）适应环境　护理领导者应能够在不同的医院和社会环境中开展工作，理解医疗卫生系统的改革，有效地行使职责，对护理对象的回应，具有直觉和洞察能力，正确评估医疗组织环境和护士状况并制定相应的策略。

（2）计划与决策　计划与决策能力对于任何层级的护理领导者都是很重要的。有效领导者能给医院、病区或护理团队制订合理的计划、目标，并设定高业绩标准，以结果为导向，以业务为基础，激励护士持续保持最佳工作状态，完成组织的目标。

（3）社交能力　具有良好的社交技巧并善于交际，能与护士和其他相关部门建立良好的协作关系，有效沟通并营造倾听问题的轻松氛围，通过语言和书面方式清晰地表达自己的意愿，努力保持领导者在团队中的有效影响力。

（4）激励行为　对于护士的支持行为，应给予经常的鼓励和赞扬。领导者的赞扬可给护士精神上的支持，并有助于团队的和谐稳定。

（5）接受反馈　给予下属护士的反馈可使他们采取正确的行为方案，或因反馈获得鼓励而保持良好的工作状态。有效的护理领导者能从护士的反馈中进行科学的决策或按照正确的建议改进工作。

（6）处理危机　有效的护理领导者具有管理危机的能力，能很快地从挫折、失败中恢复，并举重若轻。面对危机状况，在护士群体中表现出信心、冷静和放松，并带领团队走过危机。危机领导是领导力的一部分。

（7）服务意识　有效的护理领导者视自己为公仆，以组织和团队服务为首要使命。

不谋求个人利益或计较个人得失，将全身心精力投入到工作和满足他人的需求中。

第二节　领导理论

西方行为科学家和心理学家十分重视对领导理论的研究，从20世纪40年代起，研究学者就开始从领导的特征研究着手，试图通过研究找出有效领导的途径。在本节内容中，我们将对领导特质理论、领导行为理论、领导权变理论进行论述。

一、领导特质理论

领导特质理论重点研究领导者应具备的人格特质，该理论认为领导工作效率的高低与领导者的素质、品质和个性有密切的关系，由此确定优秀管理者应具备的特质。领导特质理论按照对领导品质和特性来源认识的不同将其分为传统领导特质理论和现代领导特质理论。传统领导特质理论认为领导的品质和特征是先天就存在的，它来自遗传。现代领导特质理论认为领导的品质和特征是在后天学习、实践过程中培养形成的，是一个动态的过程。领导特质理论的主要代表有斯托格笛尔（R. M. Stogdill）的领导个人因素论，吉塞利（E. Ghiselli）的领导品质论和鲍莫尔（W. J. Baumol）的领导品质论。

二、领导行为理论

领导行为理论的重点在于分析领导者的领导行为和领导风格对组织成员的影响，由此期望确定最佳的领导行为和风格。该理论根据研究方向不同分为两个方面，一个方面按照领导行为的基本倾向进行划分，形成描述领导行为的模型；另一方面，根据领导的行为模式，研究这些行为与下属人员的表现，满意度之间的关系。研究结果提示高效率领导者与低效率领导者在领导行为方面有很大的差异。领导行为理论的主要代表有领导方式理论、领导行为四分图理论、管理方格理论等。

（一）领导方式理论

由德国心理学家库尔特·卢因1939年通过不同的工作作风对下属群体行为影响的实验研究提出的。该理论根据领导者在领导过程中表现出来的工作作风，将其分为专制型、民主型和放任型3种。根据实验结果，卢因认为，放任型的领导方式效率最低，虽达到社交目的而未完成工作目标；专制型的领导方式虽然严格管理达到工作目标，但群体情绪消极，缺乏责任感；民主型的领导方式工作效率最高，不但完成工作目标而且群体和谐，工作有创造力。

（二）领导四分图理论

由美国俄亥俄州立大学研究人员于1945年设计的领导行为描述问卷，从列出的1000多种度量和描述领导行为中概括归类，形成的工作维度（强调目标和工作促进）和关怀维度（领导支持和相互促进）两个方面。研究者认为，这两个维度的领导方式不应是相互矛盾与排斥的，而是相互联系的。领导者只有将这两者相互结合起来，才能有效地领导，这两个维度的平面结合，可以形成以任务导向或人员导向为主的4种不同类型的领导行为,见图6-1。

(三)管理方格理论

在四分图理论基础上,美国心理学家布莱克(Blake)和莫顿(Mouton)于1964年构造了管理方格图,提出管理方格理论。该理论纠正了当时管理界中或以工作为中心,或以关心人为中心的认识,指出关心工作和关心人的两种领导方式之间可以进行不同程度的结合形成:①贫乏型(1,1);②乡村俱乐部型(1,9);③团队型(9,9);④专制型(9,1);⑤中庸型(5,5)。5种管理行为模式中团队型(9,9)被认为是最有效的管理。管理方格理论提供了一个衡量管理者所处的领导形态的模式,可适用于领导者的培养、选拔和评估。见图6-2。

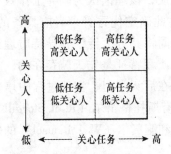

图6-1 领导行为四分图理论模式

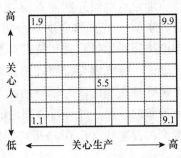

图6-2 管理方格理论图示

三、领导权变理论

领导权变理论是在领导的特性理论和行为理论的基础上发展起来的。这类理论认为有效领导不仅取决于领导者的特性和行为,而且取决于特定的环境。

(一)费德勒的领导权变理论

美国管理学家弗莱德·费德勒(Fred Fiedler)是权变理论的创始人,领导权变理论是比较有代表性的一种权变理论。该理论认为没有一种适用于所有情况的领导方式,不同的领导方式可能在不同的环境里有效。

费德勒认为影响各种领导方式有效性的关键情境有三种:即领导者与被领导者的关系(上下级关系),工作任务的结构和领导者所处职位的固有权力。

(1)上下级关系 上下级关系是指下属对一位领导者的信任爱戴和拥护程度,以及领导者对下属的关心、爱护程度。这一点对履行领导职能是很重要的,因为职位权力和任务结构可以由组织控制,而上下级关系是组织无法控制的。

(2)任务结构 任务结构是指工作任务明确程度和有关人员对工作任务的职责明确程度。当工作任务本身十分明确,组织成员对工作任务的职责明确时,领导者对工作过程易于控制,整个组织完成工作任务的方向就更加明确。

(3)职位权力 职位权力指的是与领导者职位相关联的正式职权和从上级和整个组织各个方面所得到的支持程度,这一职位权力由领导者对下属所拥有的实有权力所决定。领导者拥有这种明确的职位权力时,则组织成员将会更顺从他的领导,有利于提高工作效率(表6-1)。

表 6-1 费德勒领导权变理论模型

对领导的有利性	有利			中间状态				不利
上下级关系	好	好	好	好	差	差	差	差
任务结构	明确	明确	不明确	不明确	明确	明确	不明确	不明确
领导者职权	强	弱	强	弱	强	弱	强	弱
领导方式	指令型			宽容型				指令型

（二）情境领导理论

情境领导理论又称领导生命周期理论，由管理学家赫尔塞（P. Hersey）和布兰查德（K. Blanchard）提出。该理论的主要观点是：领导者的风格应适应其下属的成熟程度。

成熟度（maturity）是指个体完成某一具体任务的能力和意愿。成熟度包括工作成熟度和心理成熟度。工作成熟度（job maturity）是指一个人从事工作所具备的知识和技术水平。工作成熟度越高，在组织中完成任务的能力越强，越不需要他人的指导。心理成熟度（psychology maturity）是指从事工作的动机和意愿。人的心理成熟度越高，工作的自觉性越强，越不需要外力激励。工作成熟度和心理成熟度高低的结合，可以形成 4 种类型的成熟度构型：M_1 型：工作能力低，动机水平低；M_2 型：工作能力低，动机水平高；M_3 型：工作能力高，动机水平低；M_4 型：工作能力高，动机水平高。根据下属的成熟程度，情境理论确定了 4 种相对应的领导风格。

（1）命令型 对于低成熟度（M_1 型）的下属，他们不能自觉承担工作责任，领导者可以采取高工作、低关系的命令型领导风格，与下属采取单向沟通的方式，明确规定工作目标和工作规程，告诉他们做什么，如何做，何时做，在何地做等。

（2）说服型 对于较不成熟（M_2 型）的下属，他们初知业务，并愿意担负起工作责任，但尚缺乏工作技巧，领导者可以采取高工作、高关系的说服型领导风格，这种方式由领导者对绝大多数工作做出决定，但需要以双向沟通的方式对员工的意愿和热情加以支持，并向员工推销决定，通过解释和说服获得下属的认可和支持，给予直接的指导。

（3）参与型 对于比较成熟（M_3 型）的下属，他们的工作经验逐渐丰富，不仅具备了工作所需要的技术和经验，而且工作信心和自尊心增强。领导者如对他们有过多的控制和约束，将被看作不信任而影响他们的积极性。领导者可以采取低工作、高关系的参与型领导风格，加强交流，鼓励下属参与决策，对下属的工作尽量不做具体指导。

（4）授权型 对于高度成熟（M_4 型）的下属，他们不仅具备独立工作的能力，而且愿意并具有充分的信心来主动完成任务并承担责任。领导者可以采取低任务、低关系的授权型领导风格，充分授权下属，放手让下属自己做决定并承担责任。

在实际工作中，究竟采取哪种类型的领导风格，要根据下属的成熟程

知识链接

斯托格笛尔－沙特尔定律

组织中领导要将工作和人际关系结合起来，只有将两种领导方式结合起来，才是一个有效和受人尊敬的领导者。

度。只有领导方式适应了下属的成熟程度，领导的有效性才成为可能。下属成熟度和领导方式的匹配，见图 6 - 3。

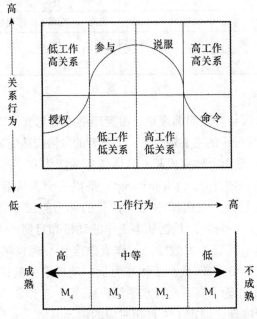

图 6 - 3　下属成度与领导方式匹配关系示意图

（三）路径－目标理论

路径－目标理论是由加拿大学者马丁·埃文斯提出并由多伦多大学的组织行为学教授罗伯特·豪斯等人进一步发展而成的一种领导权变理论。该理论建立在领导理论和激励理论基础之上，提出与领导行为及员工满意度有关的两类情境因素：下属的个性特征和环境因素。认为领导者的工作是鼓励下属实现组织目标，同时支持并帮助他们实现个体目标。"路径－目标理论"同以前的各种领导理论的最大区别在于，它立足于下属，而不是立足于领导者。这样，就形成了这一理论的两个基本观点：一是领导方式必须是下属乐于接受的方式，只有能够给下属带来利益和满足的方式，才会使他们乐于接受。二是领导方式必须具有激励性，激励的基本原则是以绩效为依据，以对下属的帮助和支持来促成绩效。

四、领导理论的新进展

随着社会经济的发展，领导学的理论研究也不断发展变化，近年来，一些学者从领导的不同角度提出了一些新的观点。

（一）魅力型领导理论

成功的领导者离不开领导者自身的魅力，这已成为现代管理学家与领导者的共识。领导魅力并非天赋，需要在领导实践过程中培养。魅力领导与传统领导不同的关键在于其影响力的来源，它不是依赖职权使他人服从，而是领导者自身影响力的魅力激发起他人强烈追随的愿望。因而，有学者对有魅力的成功领导者总结指出：领导成功定

律 =99% 魅力（非凡的个人影响力） +1%（法定）权力。

魅力型领导理论是指领导者利用其自身的魅力鼓励追随者并作出重大组织变革的一种领导理论。现代领导科学认为，领导魅力是建立在个人吸引力、灵感和情感基础之上影响与激励他人的能力，通过影响和激励，使下属主动地成为领导者的追随者。魅力型领导（charismatic leadership）就是基于对一个个人超凡的、英雄主义或者模范性品质的热爱以及由他揭示或者颁布的规范性形态或者命令的权威。成为魅力型领导者一方面取决于领导品质的高低，另一方面取决于领导者采用什么样的策略影响下属。魅力型领导者（charismatic leader）是能使下属在追求组织目标或完成任务过程中，超越期望，彰显突出业绩的领导者。豪斯于 1977 年指出，魅力型领导者有三种个人特征，即高度自信、支配他人的倾向和对自己的信念坚定不移。在这一过程中魅力型领导表现的特征是：具有远见、自尊、感召能力和赢得信任的能力。

（二）交易型领导理论

交易型领导（transactional leadership）理论基于社会交换理论，1978 年由贺兰德所提出。

当管理者权力运用表现为提供奖励、惩罚或威胁等以使下属工作时，该类型领导风格被称为交易型领导风格。交易型领导者（transaction leader）注重下属提供的工作绩效，并以此换取领导者对他们不同的回报。在一个交易型领导主持的组织中，将会具有以下特征：明确的界限、井然的秩序、规则的信守、执着的控制。交易型领导者十分强调绩效、组织性强、公平公正、努力、具有责任心。其工作风格决定了交易型领导的 3 个基本特征：①领导者用成功后才给的业绩报酬来激励下属；②领导者与团体成员之间存在着相互交易；③领导者重视任务完成，强调员工的遵从。

第三节 领导艺术

领导艺术（leadership art）是指领导者具有创造性的领导才能、技巧、艺术和方法。是管理者学识、智慧、特质和能力修养等素质的综合体现。在领导过程中的领导艺术是多种多样的，内涵极为丰富，贯穿领导的始终。本节主要介绍授权艺术和创建高效能团队艺术。

一、授权艺术

（一）授权的概念

授权（delegation）是指领导者将一定的职权委授给下级去行使，使之有一定的权力承担一定的领导职责。授权者对被授权者有指挥权、监督权；被授权者对授权者有报告情况及完成任务之责。

领导者把部分权力、责任授予部属，让部属有机会施展自己的才能，在实践中增长才干。同时也充分体现了领导者对下属的信任，从而会激发下属更大的工作热情。在某些方面，下属的才能、特长可能有强于领导者的地方，领导者向这样的部属授权，实际上是弥补了自己的不足，巧妙地延伸了自己的才能和才干。

（二）授权类型

（1）刚性授权　也称硬性授权，对所受权利、责任、完成任务的要求、时间和质量等明确，被授权人照章行事，不得有任何逾越。对工作难度较小和被授权者能力较弱的，应采用刚性授权。

（2）弹性授权　领导授权时不必过多地交代，只需让被授权者清楚问题的重点及任务的艰巨，为下属提供较大的空间，让下属充分发挥其自主权。

（3）回归式授权　在一定的条件或时限内，把已经授出去的权利收回。

（4）渐进式授权　是领导者把应该授予下属的权利分阶段地授予，而不是将权利一次性授出。其原因是领导对下属的工作能力不完全了解，须进一步观察，或领导对完成任务的环境客观条件还没有足够的认识，一般采用渐进式授权。

（三）授权原则

领导者合理授权，能够提高工作效率，事半功倍。但授权不得力，其负面影响较大。

（1）视能授权　是授权最根本的一条原则。授权前，领导者要根据工作任务的性质、难度，充分考虑被授权者的才能和知识水平，将任务授予最合适的人选。凡被授权者，都应当受过专门的训练，有资格、有能力完成所授予的工作。因工作急需，而又一时看不准的，可以先试一段时间，以便在使用中继续考察。

（2）责权对等　授权时，领导者要充分交代，使被授权者明确任务目标及权责范围，避免推卸责任。责、权、利的一致性表现在保证下属在其位、谋其政、行其权、尽其责、得其利、罚其过。

（3）适度授权　授权者所委授给下级的工作任务和权责，既不要超出被授权者力所能及的范围，又要使其有紧迫感。授权者与被授权者应建立相互信赖的关系。授权者应当考虑所授的工作量，不能超过被授权者的能力和体力所能承受的限度，应适当留有余地。

（4）加强监控　要对被授权者实行必要的监督和控制，以防止偏离工作目标，但不是事事干涉。授权者应当尽量支持被授权者的工作，并协助解决困难，被授权者能自己解决的问题，授权者不要过多地干涉。当被授权者在工作中发生疏忽或失误时，一方面上级领导者勇于承担责任，并要善意地引导和启发。

（5）单一逐级　所谓"单一"，就是被授权者只能接受一个领导者授予的职责和权力，不能同时接受几个领导者的授权。所谓"逐级"，就是领导者只能对直接下属授权，绝不能越级授权。

（6）相互信赖　领导者一旦授之以权，就要充分信任，做到用人不疑。授权是否有效，在很大程度上取决于对下属的信任程度。要充分信任下属，放手让下属工作，避免想授权又不敢授权，授权后又干涉、授权后又收回等情况，这些都是不信任的表现。

（四）授权的步骤

授权的过程大致可以分为以下几个基本阶段。

（1）诊断阶段　组织设计者应该重点对组织内部的权力分布状况进行全面的诊断，仔细分析是哪一些因素导致了权力的不平衡和分配的不合理，进而识别在授权阶段所必须变革的基本要素。

（2）实施阶段　组织设计者首先要对诊断阶段所出现的不合理要素进行变革，然后要努力创造和提供有效授权所必须具备的一些要素条件，如共享信息、知识与技能、权力和奖励制度等。

（3）反馈阶段 组织设计者应将重点放在对授权实践之后员工绩效的考核上，使贡献优异的员工能够得到及时的回报反馈，这样就可以对授权的效果进行巩固，并对偏差得以及时的纠正。

（五）授权的注意事项

（1）慎重选择授权对象 是授权工作的基础和关键，通常授权对象应具有高尚的职业道德，有创新能力和集体合作精神。

（2）防止"弃权"现象 即领导者所拥有的决策权、奖罚权、监督权在任何时候都不能放弃。

（3）保持沟通渠道的畅通 授权后应及时指导并反馈，使下属明确要求、责任和权利，上级及时得到下级的意见和想法，确保信息畅通。

（4）积极承担责任 授权不等于推卸责任，在充分信任下属的基础上勇于承担责任，解除下属的后顾之忧，才能让下属放心大胆地工作。

（六）授权在护理管理中的应用

按照授权的原则和授权的步骤要求，护理管理者要根据具体的工作目标和工作任务，在管理中适当授权，给科护士长、护士长一定的决策空间，不仅可以提高工作效率，也能更好地调动下属的积极性。在授权过程中，要选择有能力、有动力去完成工作的人。要注意分工明确，确定下属的权限范围，并通知与之相关的人员，避免出现工作中的障碍。总之，护理领导者唯有授权，才能让自己和护理团队获得提升，领导者才有更多时间思考护理事业的远景方向。

知识链接

认识护士个体

以团队的形式工作，是管理者利用较少的人力来取得更大成就的一种工作方法。在管理护理团队的时候，管理者要从认识每一个单独的护士个体开始。

——要使每个护士的岗位角色与个人能力相匹配。

——不要强迫团队成员担任不适合的角色。

——让组织能力强，注重细节的人做你的助手协助管理。

——让创造力强的人担任部门改革创新的工作，他们会点燃整个团队的创造性思维火花。

——设法找到具备某种专项能力的人。

——让外向型、社交能力强的人担任组建团队的工作。

——确保每一个护士都清楚自己和其他人的岗位角色。

二、创造高效护理团队艺术

高效团队指团队实现和维持较高水平的任务绩效和成员满意度，并为未来发展保持生机。护理团队有效的能力与绩效水平的高低受到许多因素影响，主要有组织因素、制度因素和成员因素等。一支高绩效的护理团队比任何一个人的成绩都要大得多。对护理团队的管理越有效，团队成绩就会越好。从管理的角度上看，领导者要针对不同的团队情况，掌握塑造高效护理团队的策略与艺术。

（一）护理团队规模

一般来说，如果一个护理团队成员过多，就难以形成凝聚力、组织忠诚感和相互信赖感，而这些是高绩效团队必不可少的。研究发现，如果团队成员大于12人，成员在相互交流和配合时的障碍就会增加，在观点上也不容易达成一致，因此，团队成员顺利开展工作的难度就会加大。所以管理者在工作团队构建时应注意成员数量的把握。如果一个自然护理工作单元本来规模较大，可以考虑将工作群体分为几个小的护理工作团队，以保证护理团队整体工作的高效率，如规模较大病房中采用的护理专业小组就是一个小的护理工作团队。

（二）护理团队成员的能力

作为一个护理工作团队来说，成员是否具有良好的职业技能和专业知识，直接关系到所在团队完成任务的能力及团队的发展。团队有效运作需要三种不同技能类型的人员：具有技术专长型、解决问题和决策技能型以及人际关系技能型。专家认为，如果一个团队不具备以上三种类型成员，就不可能充分发挥绩效潜能。另外，对不同技能护士的合理组合也是非常重要的。一种类型的人过多，其他类型的人就会相对减少，护理团队绩效就会受到负面影响或降低。有时团队在一定发展阶段可能会出现某类技能人员的缺乏，团队可以通过成员不同渠道弥补团队所缺乏的某种技能，如护士培训、人才引进等，促进护理团队综合工作水平的不断提高。

（三）团队成员角色分配

任何组织或团队内成员的人格特质都存在差异性，团队工作设计和任务安排的特点就是尊重个人工作兴趣和能力特点，按照不同岗位要求选拔不同人才，给予不同的任务和待遇，让每个成员都拥有特长，表现特长，营造有效的护理工作氛围。如果护理管理者能够将护士的特点与工作岗位要求有机结合起来，护理团队绩效水平就容易提高。在护理团队内任务分配时管理者应注意尽量将个人爱好及兴趣特点与团队角色要求合理匹配，团队内成员就可能和睦相处，就可以调动护理群体成员工作积极性。高绩效护理团队注重对护士个人优势和劣势的评估和识别，并根据个人优势将护士安排在最适合发挥才能的岗位上，使成员能够为护理团队做出最大贡献。

（四）成员对团队目标的承诺

有效护理团队具有群体成员共同认可和追求的目标，以此成为团队成员的努力方向和行为动力，激发团队成员为实现目标贡献力量。成功护理团队非常注重讨论、修改和完善一个在集体层面上和个人层面上都被护理群体成员接受的目标，这种目标一旦被接受，在任何情况下都能起到为团队护理成员指引工作努力方向的作用，也是提高护理团队绩效水平的关键。

（五）社会惰化和责任心

群体工作时，由于个人贡献无法直接衡量，集体作业时个人可能隐身于群体中而减低自己的努力投入程度，出现社会惰化现象。针对群体工作容易出现的这一现象，护理团队管理者首先需要明确护理团队成员在工作中自己应该承担的责任，同时，也要帮助护理团队群体成员认识需要大家共同承担的责任，这一点在团队建设初期就应形成护理群体成员的行为规范。高绩效护理团队可以通过让群体成员在集体层面和个人层面都承担责任来消除团队出现社会惰化的倾向。

（六）绩效评估与薪酬体系

激励理论专家赫兹伯格认为，组织规章制度与合理的报酬水平是影响员工满意度的重要变量，从而影响组织生产力。因此，组织制定科学合理的绩效评估机制和具有激励作用的薪酬体系是提高护理团队绩效水平的另一关键要素。在绩效评估和薪酬制度执行方面，片面强调个人绩效或团队绩效都存在局限，应将两者结合起来综合进行，强化团队成员的集体奋进精神和承诺，才能不断创造团队绩效高水平。

（七）相互信任精神

团队成员之间相互信任是高绩效团队的特点之一。从人际关系的角度看，人与人之间的信任是比较脆弱的，需要长时间建立，却很容易破坏，而破坏之后又很难恢复。就团队成员之间的信任关系而言，研究发现，正直程度和能力水平是一个人判断另一个人是否值得信赖的两个最关键的特征。一般人把正直看得很重，因为如果对别人的道德性格和基本的诚实缺乏把握，信任的其他方面就没有意义了。能力水平被看得很重可能是因为团队成员要完成工作任务需要同伴的相互作用。因此，管理者在塑造高绩效护理团队时不要忽略护理群体成员之间相互信任的因素。

知识链接

保持护理团队的战斗力

在日常护理工作中，护士之间难免会产生工作冲突或个性冲突，有时甚至会碰撞出火星。由此产生的紧张气氛可能会影响团队的工作进程。管理者的主要工作就是引导团队成员朝着正确合理的处事方向前进，然后让团队成员自己思考。下面一些具体措施可以作为管理者保持团队战斗力的借鉴。

——当产生分歧时，不要支持某一个成员来反对另一个成员。

——在解决争议时管理者要尽量保持不偏不倚的态度。

——不要在其他人面前严厉批评某一个成员。

——在处理问题时不要偏袒某一个成员。

——鼓励所有的成员坦诚表达自己的意见。

——不要期待每个成员都具有同样的奉献精神。

目标检测

一、填空题

1. 护理领导者应具备的素质包括_____、_____、_____、_____。

2. 领导权力性影响力的构成因素包括_____、_____、_____。

3. 领导的授权类型有_____、_____、_____。

4. 根据性质和构成要素不同，领导者的影响力分为_____、_____。

5. 魅力型领导者所具有的个人特征，即_____、_____、_____。

二、单选题

A₁型题（单句型最佳选择题）

1. 领导方式论是由谁提出的（　　）。

 A. 美国管理学家斯托格笛尔   B. 美国的经济学家鲍莫尔

 C. 美国心理学家吉塞利   D. 德国心理学家卢因

 E. 美国德克萨斯大学的工业心理学家布莱克

2．当抢救患者时，急救室护士长应选择哪种领导方式（　　）。

    A．专制型　　　　　　B．民主参与型　　　　C．自由放任型

    D．民主型　　　　　　E．混合型

3．属于授权原则的是（　　）。

    A．明确责任的原则　　B．视能授权的原则　　C．合理合法的原则

    D．一律平等的原则　　E．人人有权的原则

4．以下描述，属于权力性影响力特点的是（　　）。

    A．强制和强迫性　　　B．潜移默化　　　　　C．不受奖惩影响

    D．激发职工自觉性　　E．控制少

5．民主参与式领导作风的优点是（　　）。

    A．集思广益　　　　　B．促进产生新设想　　C．适用于紧急情况

    D．控制多　　　　　　E．激发成员积极性

A₂ 型题（案例摘要型最佳选择题）

6．某病区护士长个性很强，工作中注重强化规章制度和服务质量，出现护理质量安全问题奖惩分明，尽管护理人员反应此护士长太严格了，但几年来病区护理管理质量一直不错。从领导方格理论分析，该护士长的工作作风最接近于（　　）。

    A.1，1 型　　　　　　B.1，9 型　　　　　　C.9，1 型

    D.9，9 型　　　　　　E.5，5 型

7．某护士长深受科室护士们的欢迎，在平时的工作中不是把目光局限在完成任务上，而是注重给下属更多的关心，爱护和尊重，注重非正式组织的存在，鼓励上下级之间沟通。该护士长的影响力是（　　）。

    A．权力影响力　　　　B．非权力影响力　　　C．自身的魅力

    D．职位的影响力　　　E．非职位的影响力

A₃ 型题（案例组型最佳选择题，8~10 题共用题干）

小张是脑外科护士，工作能力很高，平时主动完成任务并承担责任，表现突出，近期，护士长让其负责部分护理质量监控工作。但小张管理起来常常缩手缩脚，护士长意识到她在分配工作时，出现了管理失误。

8．请问护士长错误之处是没有（　　）。

    A．激励　　　　　　　B．授权　　　　　　　C．给予奖励

    D．沟通　　　　　　　E．给予职位

9．根据领导生命周期理论，小张的成熟度构型（　　）。

    A.M₁ 型　　　　　　B.M₂ 型　　　　　　C.M₃ 型

    D.M₄ 型　　　　　　E．均不是

10．该护士长采取的对应领导风格是（　　）。

    A．说服型　　　　　　B．命令型　　　　　　C．授权型

    D．参与型　　　　　　E．均不是

三、多选题

1．有效护理领导者应具备的特点包括（　　）。

    A．指明目标　　　　　B．协调目标　　　　　C．适应环境

D. 直接管理　　　　E. 服务意识

2. 魅力型领导表现的特征是（　　）。

　　A. 具有远见　　　　B. 自尊　　　　　C. 感召能力

　　D. 赢得信任的能力　　E. 智慧

3. 领导者的权力影响力主要构成因素有（　　）。

　　A. 传统因素　　　　B. 资历因素　　　C. 职位因素

　　D. 知识因素　　　　E. 情感因素

4. 一个护理团队的有效运作需要不同技能类型的人员参与，包括（　　）。

　　A. 创新型　　　　　B. 技术专长型　　C. 解决问题和决策技能型

　　D. 人际关系技能型　　E. 应用型

5. 领导方式理论根据领导者在领导过程中表现出来的工作作风，将其分为（　　）。

　　A. 专制型　　　　　B. 民主型　　　　C. 放任型

　　D. 参与型　　　　　E. 授权型

四、简答题

1. 领导和管理有什么不同？

2. 领导者的影响力可分为哪些类型？各自的构成因素是什么？

3. 简述授权的原则。

4. 简述护理领导者应具备的基本素质。

5. 简述交易型领导风格的基本特征。

实训题　案例讨论

一、方式

案例讨论会。

二、目标

将护理领导者的素质要求及领导授权艺术应用于实际管理工作。

三、实施步骤

1. 布置案例。某医院开展护理优质服务活动，护理部主任召开护士长工作会议，布置了优质护理活动的工作布置，护理部主任授权负责临床护理管理的王副主任主管此项活动，王副主任布置了试点科室，授权外科总护士长在普外科和骨外科试行，在试行过程中，遇到了人力的不足，外科总护士长向护理部主任请示增加护理人员，请你评价一下，此次活动的优点与不足有哪些？

2. 小组讨论大约50min（个人应事先预习准备，并做好书面记录）。

3. 小组讨论的意见以书面形式上交，同时进行小组阐述。

4. 教师总结点评。

（田秀丽）

第七章

护理管理中的激励

学习目标

知识目标

1. 掌握激励概念和原则；掌握强化理论、需要层次论的主要内容及其应用。

2. 熟悉双因素理论、ERG理论的主要内容及其运用；熟悉归因理论、过程型激励理论的基本内容和应用。

3. 了解激励模式，了解激励艺术在护理管理中的应用。

技能目标

1. 熟练掌握激励机制在护理管理工作中的重要性。

2. 能结合护理管理工作，学会选用相关的激励理论与方法运用于临床实践。

【引导案例】

小张已经在一家二甲医院工作了 3 年，医院的待遇不错，新建的住院大楼也已经投入使用，并准备晋升三级乙等医院。她对这家医院的工作及待遇相当满意。

但最近她从医院发出的招聘护士的公告上看到，医院计划从今年应届大学毕业生中招聘一批护士，开出的工资条件居然只比自己每月少 50 元。小张想不通，她找到人事部王主任质询。王主任解释是："因为医院要准备升级，急需新招一批护士，而今年因为不少医院都在扩建，护士相当紧俏。医院为了确保升级，吸引人才，不得不提供较高的起薪。"

小张问医院原来的护士会不会相应调高待遇。王主任回答说："医院原有的职工需要按照正常的绩效评估时间评定后再调。"小张很郁闷地离开了王主任办公室，边走边不停地摇头，她对医院的这种做法很不理解。

问题：

1. 此事对小张的工作动力会产生什么样的影响？哪一种激励理论可以更好地解释小张的困惑？为什么？

2. 王主任的解释为什么会让小张感到很郁闷？

3. 你认为医院应当对小张及其他原有护理人员采取什么措施？

第一节 激励概述

激励是一项基本的领导技能，领导者通过激励追随者使之为群体或组织的成功付出努力。美国哈佛大学的詹姆斯教授通过行为科学实验得出结论：当人们未受到任何激励时，其潜力仅能发挥20%～30%，当人们受到恰当的激励时，其潜力发挥水平会上升到80%～90%。领导和管理的意义及根本目的之一就是要激发下属的工作积极性，发挥其潜力，最大程度的提高工作效率。但领导者在领导过程中可能会面对具有不同行为的个体，需要领导者和管理者感知这些个体所具备的不同的价值观、态度和行为、个性维度和品质，并采用合适的激励方式去应对。

一、激励概念

激励本来是心理学的概念，从心理学角度讲，激励（motivation）是指激发人动机的心理过程。在管理学中，激励是指组织通过设计适当的外部奖酬形式和工作环境，以一定的行为规范和惩罚措施，借助信息沟通，来激发、引导、组织成员的行为，从而有效地实现组织及其成员个人目标的系统活动。激励的意义在于影响激励对象的行为，调动其积极性，组织中的激励是管理者和员工之间的双向互动结果。在护理管理活动中，只有符合护士的心理和行为活动的激励，才能达到激励的目的和效果。

二、激励模式

美国管理学家哈德罗·孔茨认为，人们的动机不管是有意识的还是无意识的，都是建立在需要的基础之上的，孔茨将激励看成是一系列的连锁反应，人们从感觉的需要出发，产生欲望或所追求的目标，它促使内心紧张，然后引起实现目标的行为，最后使欲望达到满足。激励的基本模式为：需要—心理紧张—动机—行为—目标—需要被满足或未满足—新的需要或需要调整，并通过反馈构成循环（图7-1）。需要是激励的起点和基础。当人们产生某种需要而未能满足时，就会引起人的欲望，它促使人处在一种不安和紧张状态之中，从而成为做某件事的内在驱动力。心理学上把这种驱动力叫做动机。动机的产生，激发人们寻找、选择能够满足需要的策略和途径。如果活动的结果使活动原动力需要得到满足，则人们往往会被自己

知识链接

罗森塔尔模式

美国心理学家罗森塔尔考察某校，随意从每班抽3个学生共18人，将名字写在一张表格上，交给校长并极为认真地说：这18名学生经过科学测定全都是智商型人才。事过半年，罗氏又来到该校，发现这18名学生的确超过一般的学生，进步很大，再后来这18人全在不同的岗位上干出了非凡的成绩。这就是期望心理。在管理中要求领导对下属要投入感情、希望和特别的诱导，使下属得以发挥自身的主动性、积极性和创造性。如领导在交办某一项任务时，不妨对下属说："我相信你一定能办好""你会有办法的"。这样，下属就会朝你期待的方向发展，人才也就在期待之中得以产生。一个人如果本身不是很行，但是经过激励后，才能得以最大限度的发挥，不行也就变成了行；反之，则相反。

的成功所鼓舞，产生新的需要和动机，确定新的目标，进行新的活动。因此，从激励的基本模式上看，激励的过程就是满足需要的过程。

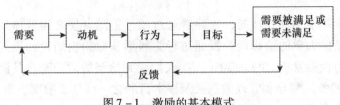

图 7 - 1　激励的基本模式

第二节　激励理论

在管理学领域，自从行为科学形成以后，人们应用心理学和社会学方面的知识去探讨如何预测和激发人的动机、满足人的需要、调动人的工作积极性方面，做了大量的工作，形成了三大类型的激励理论，即内容型激励理论、行为改造型激励理论和过程型激励理论（表 7 - 1）。

表 7 - 1　激励理论及研究重点

类　型	主要理论	研究重点
内容型激励理论	1. 马斯洛的"需要层次论" 2. 麦克利兰的"成就需要论" 3. 赫茨伯格的"双因素理论" 4. 奥德弗的 ERG 理论	研究影响行为变量的性质，包括激励的原因、作用，激励的影响因素
行为改造型激励理论	1. 斯金纳的"强化理论" 2. 韦纳的"成就归因理论"	研究如何通过外界刺激对人的行为进行影响和控制
过程型激励理论	1. 弗鲁姆的"期望理论" 2. 亚当斯的"公平理论"	研究从动机产生到采取具体行动过程的激励

然而在管理实践中，有些激励理论在特定的情境下可以获得很好的成效，但在其他的情境下却不能正常发挥激励作用。这是由于管理个体与情境的差异所致，因此，对于不同的个体，领导者应采用不同的激励方式。领导者应掌握广泛的激励理论，识别管理情境问题，选择合适的激励方式解决特定的个体和情境问题，以获得高满意度的下属和高效业绩。

一、内容型激励理论

内容型激励理论（content motivation theory）也称为需要激励理论，主要研究何种需要才能激励人们积极工作。

（一）马斯洛的需要层次理论

由美国心理学家亚伯拉罕·马斯洛（Abraham Harold Maslow）于 1943 年在其代表作《人类动机的理论》一书中提出，在 1954 年对该理论做了进一步的发展和完善。马斯洛认为，人的需要由低到高划分为生理需要、安全需要、爱与归属需要、尊重需要、自我实现需要五个层次（图7－2）。

1. 需要层次理论的主要观点

人的行为动机是为了满足他们未满足的需要，未满足的需要激励人的行为；当某一特定需要最大限度满足时，高一层次的需要就变成主要的激励因素。人的需要由低级向高级过渡，低级需要容易满足，满足了就不再起激励作用；高级需要不易满足，因此具有更长久的激励作用。

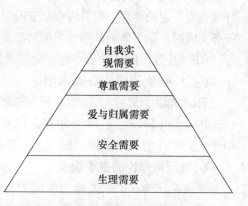

图7－2　马斯洛的需要层次理论

2. 需要层次理论在护理管理中的应用

（1）及时发现下属的优势需要是实施正确激励的关键。护理人员常见的优势需要有：一是职称较高者，多是科室的业务骨干，工作上的安全性、成就感和被下属尊重是其优势需要，可分配挑战性的工作，担任青年护士的导师，参与更高一级工作目标的设计，参加一些高层次的决策会议；二是追求机会者，如合同制护士，大多收入不高，工作不稳定，物质激励是优势需要；三是追求发展者，一般年纪较轻，受过良好的教育，最主要的需要不是获得更高的工资，而是个人发展，在职培训是护理人员优势需要。

（2）激励是没有终点的，护理管理者应奉行"连续激励的原则"，使护理人员的潜能得以递进式的发挥。

（3）需要是有序列性和潜在性特点的。需要的序列性表现在应先满足生理、安全等低层次的需要，再满足爱与归属、自我实现等高层次的需要。需要的潜在性表现在有些护士对自己的需要把握并不完全，管理者要善于激发既有利于集体、又有利于个体的潜在需要，从而促进个体和集体的良性发展。

（二）麦克利兰的成就需要理论

成就需要理论又称"三种需要理论"，是由美国哈佛大学心理学家戴维·麦克利兰通过对人的需求和动机进行研究后提出的。他认为三种需要是人们后天获得的，是激励人们努力工作的动因，即成就、权力、社会交往。这三种需要与管理工作都有特别的联系。

1. 成就需要理论的主要观点

麦克利兰认为：①三种需要可以同时存在，而且可以同时发挥激励作用。不同的人对这三种基本需要的排列层次和所占比重是不同的，个人行为主要决定于其中被环境激活的那些需要；②具有高权力需要的人喜欢承担责任，努力影响其他人，喜欢处于具有竞争性和受重视的环境中，他们更关心威望和获得对其他人的影响力；③高归属和社会交往需要的人，通常从情谊、人际之间的社会交往中得到欢乐和满足，并总是设法避免因被某个组织或社会团体拒之门外而带来的痛苦；④通过教育和培训可以造就出具有高成就需要的人才。

2. 成就需要理论在护理管理中的应用

（1）对于一些成就需要高的护士，管理者应该让其承担一定责任，而且所授予的责任应当有一定的难度。对其表现出充分的信任，并且尊重他。当一些成就需要高的护士任务完成时，除了适当的物质方面奖励外，更重要的是对其进行精神方面的奖励。

（2）适当授权。对于一些权力需求较强的护士，适当授权营造良好环境。

（三）赫茨伯格的双因素理论

双因素理论又称"激励－保健理论"。由美国心理学家弗雷德里克·赫茨伯格（Fredrick Herzberg）于1966年在其代表作《工作与人性》一书中提出，主要研究组织中个人和工作的关系问题，即"人们想从工作中得到什么"。

1. 双因素理论的主要观点

该理论认为，影响人行为的因素有两种。①保健因素：是指与人的不满情绪有关的因素。主要包括组织的政策、管理和监督、人际关系、工作条件、薪金、福利待遇、职务地位、工作安全等。当下属得不到这方面的满足时，便会产生不满；但当下属得到满足时，只是消除了不满，并不会调动工作积极性，不会起激励作用。因此又称为"维持因素"。②激励因素：是指与人的满意情绪有关的因素。主要包括工作表现机会、工作带来的愉快、工作上的成就感、工作挑战性、工作中得到的认可与赞美、工作的发展前途、职务上的责任感等。当下属得不到这方面满足时，工作会缺乏积极性，但不会产生不满情绪；当下属得到满足时，会对工作产生浓厚的兴趣，激发很大的工作积极性，起到明显的激励作用。

赫茨伯格认为，传统的满意与不满意的观点是不正确的，满意的对立面应当是没有满意，不满意的对立面应当是没有不满意。这样，双因素理论将员工的态度分为四种：满意与没有满意、没有不满意与不满意（图7-3）。

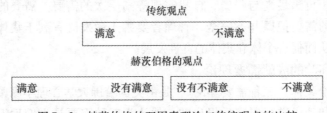

图 7-3　赫茨伯格的双因素理论与传统观点的比较

2. 双因素理论在护理管理中的应用

（1）提供保健因素，积极预防和消除可能产生不满的情绪。如提供工资和安全保障、改善工作环境和条件、建立公平的分配制度、创造良好的组织气氛和对护理人员的监督能被接受等。

（2）重视激励因素，以激发护理人员的工作积极性。如肯定工作成绩、适当的授权、提供学习机会和为护士的成长创造条件等。

（3）注意两方面因素之间的转化作用。保健因素与激励因素不是绝对的，是可以转换的。如奖金分配与工作绩效挂钩，反对"平均主义"，这样多拿奖金的护士会认为是对自己工作的认可，同时能激发更多的护士积极工作，产生激励作用。

（四）奥德弗的 ERG 理论

美国心理学家克雷顿·奥德弗（Clayton. Alderfer）在马斯洛提出的需要层次理论的基础上，进行了更接近实际经验的研究，把人的需要归结为三种：生存的需要，即生理和安全的需要；相互关系的需要，即工作环境中有意义的人际关系；成长发展的需要，即个人潜能的发挥和自尊及自我实现。因而这一理论被称为"ERG"理论。

（1）ERG 理论的主要观点 ①ERG 理论进一步发展和修正了马斯洛的层次需要理论。首先，认为人的三种需要中有生来就有的（如生存需要），也有经过后天学习得来的（如发展需要），这点比较客观。②人的三种需要没有严格的层次界限，需要的发展并不是逐层递进，而是由满足状况决定的，可以顺序发展，可以跳跃，也可以回归。由此可见，ERG 理论比需要层次理论更切合实际，更符合现实社会中人们的行为特点。

（2）奥德弗 ERG 理论在护理管理中的应用 在实际的管理中，要想控制护理人员的工作行为，取得更好的工作绩效，首先要了解其真正需要；同时，应看到个人的需要重点是不同的，当某种需要得到满足后，人们可能会改变他们的行为。

二、过程型激励理论

过程型激励理论（motivation theory of process）着重研究人从动机产生到采取行动的心理过程。过程型激励理论主要有期望理论、公平理论等。

（一）期望理论

期望理论是由美国心理学家维克托．弗鲁姆（Victor. H. Vroom）于 1964 年在其出版的《工作与激励》一书中首先提出来的。其基本内容主要是弗罗姆的期望公式和期望模式。

1. 期望理论的主要观点

该理论认为，人的动机取决于三个变量：①期望值（expectancy），指个体对自己的行为和努力能否达到特定结果的主观概率；②关联性（instrumentality），指个体对于良好工作表现得到相应报酬的可能性，即工作成绩与报酬的关系；③效价（value），指个体对奖励价值大小的判断，是否能满足自己的需要。激励水平（motivation）的高低取决于三个变量的乘积，用公式表示为：

$$激励水平 = 期望值 × 关联性 × 效价$$

从公式可以看出，高度的期望值、关联性和效价，等于高水平的激励。若三个变量中有一项为零，则激励水平为零。如一名护理人员认为努力能带来业绩，业绩会带来报酬，但如果该报酬不是她所期望的，则不会受到激励去努力。

2. 期望理论在护理管理中的应用

（1）强调期望行为 让护理人员理解组织期望的行为和评价其行为的标准。如要求护士参加护理操作培训是一种期望行为，培训成绩必须达到 80 分以上就是评价标准。

（2）选择适宜的激励手段 要选择护理人员感兴趣、效价高的激励项目或手段，以产生较大的激励作用。如有的护士重视金钱、物质方面的奖励，有的护士更重视领导的称赞和组织的认可等精神方面的鼓励。

（3）强调工作绩效与奖励的一致性 让护理人员知道奖励与工作绩效的关系，什么样的工作结果能得到奖励。同时，在护理人员获得成绩后，必须及时地给予物质或精神奖励，以强化被调动起来的内部力量。

（二）公平理论

公平理论又称"社会比较理论"。由美国心理学家亚当斯（J. Stacey Adams）于1965年在其出版的《社会交换中的不公平》一书中提出，侧重研究工资报酬分配的合理性、公平性对工作积极性的影响。

1. 公平理论的主要观点

公平理论认为，人的工作积极性不仅受其所得绝对报酬的影响，更重要的是受其所得相对报酬的影响。相对报酬是指个人付出劳动与所得到报酬的比较值。付出劳动包括知识、学历、资历、能力、贡献等；所得报酬包括工资、奖金、晋升、荣誉、地位等。人们比较是否公平的方式如下。①横向比较：在同一时间内以自身同其他人比较；②纵向比较：将自己不同时期的付出与报酬比较。付出劳动与所得报酬比较的结果有三种：若为"="时，就会获得公平的感受，会保持工作的积极性和努力程度；若为"<"时，就会感到自己得到过高的收入，会自觉地增加付出；若为">"时，就会获得不公平的感受，会要求增加报酬，或减少工作时间，或消极怠工，甚至辞职。

2. 公平理论在护理管理中的应用

（1）强调管理公平、报酬公平。应建立一套公平的奖罚制度、工资制度、奖金分配细则，实现量化管理。同时，还应给每一位护士公平的机会，如晋升、培训、工作安排、学历提高等都应公平对待。

（2）在强调"按劳取酬"的基础上，应注意正确的心理引导，让护理人员认识到绝对的公平是不存在的，不要盲目或无理攀比，培养奉献精神。

（3）注意公平不是平均主义。个人对组织的贡献大小不同，组织对个人的报酬也应有所区别。

三、改造型激励理论

行为改造型激励理论（behavior modification theory）主要研究如何改造和修正人的行为，使积极行为得以发扬，消极行为予以取消或转变。

（一）强化理论

强化理论又称"行为修正理论"。由美国哈佛大学心理学教授斯金纳（B. F. Skinner）于20世纪70年代提出。

1. 强化理论的主要观点

该理论认为，人的行为是由外界环境决定的，外界的强化因素可以塑造行为。当行为的结果有利时，这种行为就会重复出现；当行为的结果不利时，这种行为就会减弱或消失。根据强化的目的和性质，可分为四种类型。①正强化：是指在要求的行为出现后加以奖酬或肯定，使该行为得到巩固、保持和加强的过程。如某护士工作表现出色给予表扬，就是对工作出色的行为做了正强化。②负强化：是指预先告知某种不符合要求的行为或不良绩效可能引起的后果，使下属行为符合要求的过程。如预先使下属知道迟到要扣奖金，为避免扣奖金而准时上班。③惩罚：是指在坏行为发生后，给予某些不利后果，使该坏行为减少或消除的过程。如工作中出现错误，施以警告、记过、批评、降职等惩罚，目的在于杜绝以后出现类似情况。④自然消退：是指某一行为出现后，不给予任何形式的反馈，久而久之该行为被判无价值而被终止或降低出现可能性的过程。如护士长对于经常打小报告，背后说人坏话的护士，先不予理睬，等待其行为消退，若不奏效，再适当地应用惩罚。以上四种强化类型中，正强化和负强化是增强某种行为的方法，惩罚和自然消退是削弱或减少某种行为的方法。

2. 强化理论在护理管理中的应用

（1）正强化与惩罚相结合　对正确的行为、有成绩的护理个体或群体，应给予适当的奖励，使其感受到自己的努力与成绩得到了肯定，从而更努力地工作，并能使周围的人学习有目标。对不良行为，应酌情给予惩罚，使受罚者吸取教训，使周围的人产生社会心理影响。

（2）以正强化为主，使用科学　负强化、惩罚和自然消退都属于消极的行为改变手段，易使护理人员产生抵触情绪，从长远来讲不利于组织目标的实现。因此，要以正强化为主，其他类型为辅的原则，做到扬长避短、奖惩结合，引导护士的正性情绪，激励护士的行为朝向组织目标。

（3）因人制宜，采用不同强化方式　由于人的个性特征及其需要层次不尽相同，不同的强化机制和强化物所产生的效应会因人而异。因此，在运用强化手段时，应采用有效的强化方式，并随对象和环境的变化而相应调整。

（二）归因理论

美国心理学家伯纳德·韦纳（Bernard Weiner）于1974年提出，主要研究人们行为活动的因果关系，包括两个方面：一是把行为归因为外界原因还是内部原因；二是人们获得成功或遭受失败的归因倾向。

1. 归因理论的主要观点

归因理论认为，任何行为的发生或多或少与人们本身的内部原因或外界原因有关，并将成功与失败归因于四种可能性：能力（稳定的内部因素）、努力（不稳定的内部因素）、任务难度（稳定的外部因素）、机遇（不稳定的外部因素）。成功与失败的归因，对以后的工作态度和积极性有很大的影响。将成功归因于能力强，会增加个人信心和工作胜任感；将成功归因于个人努力，会激发人的工作积极性；将失败归因于个人能力不足或工作难度太大，会使人产生不胜任感，丧失工作信心；将失败归因于努力不够，会使人产生羞愧从而努力工作。

2. 归因理论在护理管理中的应用

（1）正确进行成功归因　及时了解护理人员对自身行为的归因情况，掌握态度和行为方向，引导护理人员将成功归因于自身能力和自己的努力，以增强自信心，调动其工作积极性。

（2）正确引导失败归因　改变护理人员对失败的消极归因，调动下属的主观能动性。

第三节　激励在护理管理中的应用

在现代护理管理实践中，以激励理论为指导，提出了许多行之有效的激励原则与方法，取得了较好的激励效果。

一、激励原则

（一）目标结合原则

在激励机制中，设置目标是一个关键环节。目标设置必须同时体现组织目标和员工需要的要求。

（二）物质、精神激励相结合的原则

物质激励是基础，精神激励是根本。在两者结合的基础上，逐步过渡到以精神激励为主。如周末加班者除奖励外，还通报表扬。

（三）引导性原则

外在的激励措施能不能达到预期的效果，不仅取决于激励措施本身，还取决于被激励者对激励措施的认识和接受程度。因此，引导性原则是激励过程的内在要求。如利用奖学金发放激励大家学习积极性。

（四）合理性原则

激励的合理性原则包括两层含义：其一，激励的措施要适度。要根据所实现目标本身的价值大小确定适当的激励量；其二，奖惩要公平。

（五）明确性原则

激励的明确性原则包括三层含义：其一，明确。激励的目的是需要做什么和必须怎么做；其二，公开。特别是分配奖金等大量员工关注的问题时，更为重要。其三，直观。实施物质奖励和精神奖励时都需要直观地表达它们的指标，总结和授予奖励和惩罚的方式。直观性与激励影响的心理效应成正比。

（六）时效性原则

要把握激励的时机，"雪中送炭"和"雨后送伞"的效果是不一样的。激励越及时，越有利于将人们的激情推向高潮，使其创造力连续有效地发挥出来。

（七）正负激励相结合原则

所谓正激励就是对员工的符合组织目标的期望行为进行奖励。所谓负激励就是对员工违背组织目的的非期望行为进行惩罚。正负激励都是必要而有效的，不仅作用于当事人，而且会间接地影响周围其他人。

（八）按需激励原则

激励的起点是满足员工的需要，但员工的需要因人而异、因时而异，并且只有满足最迫切需要的措施，其效价才高，激励强度才大。因此，领导者必须深入进行调查研究，不断了解员工需要层次和结构的变化趋势，有针对性地采取激励措施，才能收到实效。如医院护理部主任根据护士的需求采取不同的激励措施。

二、激励方法

（一）了解护理人员的真实需要

（1）掌握个体化需要　在进行激励时要注意到每个人的不同需要采取有针对性的激励方法，如物质激励、荣誉激励、工作激励等，尽可能地激发所有人的最大力量，产生最好的激励效果。

（2）善于发掘潜在需要　护理人员的激励影响因素大多数与工作内容和工作成果有关，如领导的认可程度、工作环境的挑战性、护理工作的责任、个人发展状况等，这类因素的存在能够使员工感到满意，产生强大而持久的激励作用，如文化激励、授权激励等方法。

（3）提高激励需求水平　在组织中发现某项流程动作状态不是很好或某项政策的执行情况不太理想，原因可能是护士认为该工作对他的效价不高，也可能是他对达到个人目标的期望值不高。这样就可以通过相应地提高效价或期望值来提高激励的程度。

（4）增强正性需求　在激励过程中不能因护理人员某个行为的影响力小或比较常见而不进行强化，否则容易出现负激励。例如通过赞美激励和情感激励的方法强化护理人员的正确行为，在护理团队中形成一种相互关心的工作氛围，培养共同的价值观、良好的组织文化，进而使组织与个人都得到成长。

（二）把握激励的时机

（1）同一个人在不同的时期有不同的需要，管理者要把握这种需要的有效时性。如：护士小张近一段时间情绪不高工作期间总是出错，护士长通过了解，发现小张是因为要照顾家里生病的老人，时间及精力难以保证。护士长及时帮助小张进行了工作的调整，让小张能有时间去照顾老人。小张对于护士长的安排非常感激。

（2）护理人员的情境因素，大多数与工作环境或工作关系有关，如工作条件、医院政策、管理水平、与上下级关系等，如果这些因素处理不妥，员工就会感到不满意。

（3）激励时要注重公平问题。实际工作中，当激励效果不是很理想时，除了分析激励手段与方法之外，还要分析在激励过程中是否注意了公平问题，特别是组织中高层人员与中低层人员的激励公平的问题，相互之间的差距不能过大，否则就有可能适得其反而违背激励本来的目的。

（4）在管理中要特别注意对符合组织目标的行为进行正强化并对那些不符合的行为进行负强化，以正确引导员工的行为。在激励过程中不能因员工某个行为的影响力小或比较常见而不进行强化，否则容易使好的应坚持的行为没有坚持下来而不好的应消失行为没有消失。例如员工乙主动替身体不舒服的员工甲完成任务而让员工甲去看病，那么组织的领导在知道这件事后就应对员工乙的行为进行表扬以鼓励这种行为，通过强化这种行为而在员工中形成一种相互关心的温暖的氛围并进而培养共同的价值观、良好的组织文化，从而使组织与个人都得到成长。

目标检测

一、填空题

1. 激励应具有的关键环节是＿＿＿＿、＿＿＿＿、＿＿＿＿。

2. 公平理论认为，人们比较是否公平的方式有＿＿＿＿、＿＿＿＿。

3．期望理论的观点认为，人的动机取决于＿＿＿＿＿＿＿、＿＿＿＿＿＿＿、＿＿＿＿＿＿＿三个变量。

4．双因素理论认为，影响人行为的因素有＿＿＿＿＿＿＿、＿＿＿＿＿＿＿。

5．马斯洛需要层次理论提出，人的基本需要归纳为＿＿＿＿＿＿＿、＿＿＿＿＿＿＿、＿＿＿＿＿＿＿、
＿＿＿＿＿＿＿、＿＿＿＿＿＿＿。

二、单选题

A₁型题（单句型最佳选择题）

1．根据马斯洛的需要层次论，人的行为决定于（　　　）。

    A．需要层次   B．激励程度   C．精神状态

    D．主导需求   E．保健因素

2．奥德弗 ERG 理论中提出的生存需要类似于需要层次中的（　　　）需要。

    A．生理   B．安全   C．尊重

    D．生理与安全   E．自我实现

3．期望理论和公平理论所属于的激励理论是（　　　）。

    A．内容型   B．过程型   C．行为改造型

    D．综合型   E．结果型

4．按照双因素理论，下列属于激励因素的是（　　　）。

    A．与下属的关系   B．工作安全保障   C．对工作的兴趣

    D．工资收入   E．以上均不是

5．公平理论是由哪位学者提出的（　　　）。

    A．亚当斯   B．马斯洛   C．奥德弗

    D．麦克利兰   E．孔茨

A₂型题（案例摘要型最佳选择题）

6．曹雪芹虽食不果腹，仍然坚持《红楼梦》的创作，是出于其（　　　）。

    A．自尊需要   B．情感需要   C．自我实现的需要

    D．生存需要   E．以上都不是

7．某护士长是一名很有领导艺术的领导者，当护士工作表现出色时，这位护士长都会立即加以表扬，实际上就是对其行为做了（　　　）。

    A．正强化   B．负强化   C．消极强化

    D．惩罚   E．以上均不是

A₃型题（案例组型最佳选择题，8～10 题共用题干）

某医院骨外科病区，每年护士节前夕，张护士长都会按惯例额外给每一位护士发 500 元的奖金。但几年下来，张护士长感到这笔奖金正在丧失它应有的作用，因为几乎所有的护士在领取奖金的时候没有任何兴奋的感觉，每个人都像平时领取工资一样自然，并且随后的工作也没有人会因为这 500 元钱而表现得特别努力。既然这笔护士节奖金起不到预先想象的激励效果，张护士长决定停发，这样做也可以减少科室的开支。但停发的结果却大出所料，科室上下几乎每一个人都在抱怨张护士长的决定，有些护士情绪低落，工作效率受到了不同程度的影响。

8．本案例描述的现象可用何种激励理论解释?（　　　）

    A．生命周期理论   B．四分图理论   C．公平理论

D. 强化理论　　　　　　E. 双因素理论

9. 能够有效地激励员工的最基础的激励是（　　　）。

　　A. 物质激励　　　　　　B. 精神激励　　　　　C. 物质激励和精神激励两者的结合

　　D. 文化激励　　　　　　E. 以上均不是

10. 关于激励的原则下列不包括（　　　）。

　　　A. 目标结合原则　　　B. 物质、精神激励相结合的原则

　　　C. 指导性原则　　　　D. 合理性原则　　　　E. 明确性原则

三、多选题

1. 下列因素属于保健因素的是（　　　）。

　　A. 薪酬　　　　　　　　B. 工作条件　　　　　C. 工作环境

　　D. 地位　　　　　　　　E. 技术监督系统

2. 强化理论类型包括（　　　）。

　　A. 正强化　　　　　　　B. 负强化　　　　　　C. 惩罚

　　D. 自然消退　　　　　　E. 混合强化

3. 激励的关键环节有（　　　）。

　　A. 需要激发阶段　　　　B. 动机转化阶段　　　C. 行为强化阶段

　　D. 反馈阶段　　　　　　E. 行为改造阶段

4. 期望理论认为，人的动机取决于哪些变量（　　　）。

　　A. 保健因素　　　　　　B. 激励因素　　　　　C. 期望值

　　D. 关联性　　　　　　　E. 效价

5. 激励的明确性原则所包括的含义是（　　　）。

　　A. 公正　　　　　　　　B. 明确　　　　　　　C. 公开

　　D. 直观　　　　　　　　E. 公平

四、简答题

1. 简述公平理论在管理中的应用。

2. 需要层次理论的主要观点是什么？

3. 护理管理者如何应用激励理论激发护士工作积极性？

4. 简述激励原则。

5. 简述强化理论在护理管理中的应用。

实训题　小组讨论

一、方式

讨论会。

二、目标

加深对激励的方式及激励理论的理解。学会在护理管理工作中灵活运用激励的方式。

三、实施步骤

1. 讨论主题：我成长过程中的激励。

2. 小组讨论大约 50min（个人回顾、分析自己在成长过程中受到的各种激励，分析对自己成长产生的影响）。

3. 小组统一讨论护理管理中有效的激励方法，总结后进行小组阐述。

4. 教师总结点评。

（田秀丽）

第八章

管理沟通与冲突

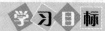

知识目标

1. 掌握管理沟通的概念及原则；掌握冲突的概念和处理冲突的方法。
2. 熟悉管理沟通的形式和特点；熟悉冲突的分类。
3. 了解管理沟通的过程及冲突过程。

技能目标

1. 熟练掌握冲突的形成原因。
2. 学会在护理实践中有效运用管理沟通的技巧。

【引导案例】

护士小李，大学毕业后分在某医院普外科病房工作，几年后医院护理部进行人员调整，领导决定派她到胸外科担任护士长，原来的老护士长因没有文凭而被调到其他科室。老护士长在原科室工作了十多年，也很有成绩，深受科室医护人员的好评，只因一纸文凭而被调离，心里很有想法。为此在小李上任时，老护士长没有交班就离开了。小李面临很大的困难：业务不熟，管理工作不熟，人员不熟，与科主任的关系不熟。但任命已经下来，只好硬着头皮接下了这份本应高兴却实在令人担忧的工作。小李所面临的情况：自己31岁，科室里还有4位护士年长于她，其他12名护士较年轻，性格较为内向。

问题：

如果你是这位新护士长，请运用所学的知识，列出目前的主要问题，并尝试提出解决措施。

在管理实践中，组织群体中人与人之间的关系表现为沟通与冲突、竞争与合作等。了解沟通与冲突的基本模式，掌握有效沟通的技巧和策略，合理利用积极冲突、规避消极冲突，对提高组织工作效率，促进组织发展起着重要作用。

第一节　管理沟通

管理者所做的每件事情都包含着沟通。领导者决策过程需要信息，信息必须通过沟通才能得到。在决策执行过程中，又需要与各方面沟通，使各项措施得以落实。

【管理名言】

管理者的最基本能力——有效沟通。

——英国管理学家 L·威尔德

一、管理沟通的概念和过程

（一）管理沟通的概念

管理沟通（management communication）是指管理活动中人与人之间的信息传递与交流。沟通是计划、组织、领导和控制等管理职能得以完成的基础，是领导者最重要的日常工作，同时也为组织建立起了同外界联系的桥梁。

（二）管理沟通的过程

管理沟通是一个复杂的过程，可通过以下管理沟通过程模型予以说明（图8-1）。

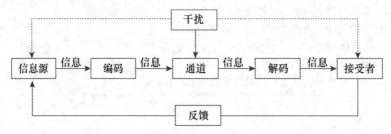

图 8-1　管理沟通过程模型

管理沟通的过程包括信息源、信息编码、沟通渠道、信息解码、接受者、反馈六个环节。首先是信息的发出者（信息源）产生管理沟通的意图，并对这种意图进行编码，产生具体的信息。信息产生后需要通过沟通渠道，即传递信息的媒介物，传递给接受者。接受者接收信息后，对信息进行译码，将信息变为可以理解的内容，并反馈给信息发出者。沟通的六个环节都会受到噪声的干扰，使得沟通过程存在着信息的失真。因此，无障碍的沟通变得十分困难，沟通能力已成为衡量领导者水平的重要尺度之一。

二、管理沟通的形式和特点

管理沟通的形式可以按媒介、方向和渠道等不同标准分为不同类型。

（一）按沟通的媒介分类

以信息传递的媒介划分，管理沟通可分为书面沟通、口头沟通、非语言沟通和电子媒介沟通四类。

（1）书面沟通　书面沟通是用图、文字的表现形式来沟通。常见的有文字书写的规章、制度、标准、计划、报告、岗位职责、病历、记录等。其优点是具有清晰和准确性，不容易在传递过程中被歪曲，可以永久保留，接收者可根据自己的时间和速度详细阅读、理解，但不能及时得到接受信息者的反馈。

（2）口头沟通　口头沟通包括正式、非正式的面谈、会议等。其优点是信息发送者能立即得到反馈，了解所发出的信息是否被正确理解，这是一种双向沟通。缺点是缺乏书面沟通的准确性和清晰性。

（3）非语言沟通　非语言沟通是以非口头和书面语形式所进行的信息传递，是人际沟通的一种辅助手段。如通过手势、动作、姿势、表情、音调、音量、触摸、颜色、时间、信号、实物等沟通信息。相关研究表明，人们的沟通至少有2/3是非语言沟通，非语言沟通往往反映人的真实思想感情。

（4）电子媒介沟通　电子媒介沟通是以电子符号的形式通过电子媒介进行的沟通，如电报、电话、电子邮件、计算机网络、录音录像等。随着现代信息和通信技术的发展，电子媒体在现代信息沟通中扮演越来越重要的角色。

（二）按沟通的方向分类

按沟通的方向分类可分为垂直沟通、平行沟通和斜向沟通三类。

1. 垂直沟通

垂直沟通是指团体或组织在高、中、低各管理结构层次之间进行的信息传递，又可进一步分为上行沟通和下行沟通两种形式。

（1）下行沟通　是指上级机关按照隶属关系自上而下进行的沟通。主要用于上级对下级传达政策、下达任务与目标。具有指令性、法定性、权威性和强迫性等特点。

（2）上行沟通　是指自下而上的信息交流，也称反馈。具有非命令性、民主性、主动性和积极性等特点。

2. 平行沟通

平行沟通是指在组织内部同一层次的人员之间进行的沟通，具有非命令性、协商性和双向性的特点。

3. 斜向沟通

斜向沟通是指在组织内部既不在同一条指挥链，又不在同一层次的人之间的沟通，具有协商性和主动性的特点。

（三）按沟通的渠道分类

依据渠道不同，沟通可分为正式沟通与非正式沟通。

（1）正式沟通　正式沟通是通过组织正式的渠道进行信息的传递和交流。如传达会、汇报会等。正式沟通效果好，较严肃，约束力强，保密性高，可使信息具有权威性。缺点是速度慢，传递中可能失真。一般情况下，重要文件和消息的传达、组织决策的贯彻等都采取正式沟通。

（2）非正式沟通　非正式沟通是在正式沟通渠道之外进行的不受组织层级结构限制的信息传递和交流。非正式沟通不拘形式，常以"马路消息"、"流言"等形式出现。非正式沟通直接明了、速度快、面广，便于及时了解内幕新闻。但较难控制，传递的信息不够确切，还可能导致小团体的产生。非正式沟通是客观存在的，管理人员应加以重视并予以应用。如果运用得当，对于组织决策也能产生极大帮助。

三、影响沟通效果的因素

管理心理学把影响沟通质量的因素和误差分析及研究作为重要的领域。其中，个性因素、人际因素、结构因素和跨文化因素是沟通研究中特别受人关注的影响因素。

（一）个性因素

人们的态度、观点、信念等会造成沟通过程中的障碍。例如，上行沟通中，发送者往往会有"打埋伏"的现象，如报喜不报忧、夸大成绩、缩小缺点等。下行沟通传达指示时，接收者对于这些指示会作出各自的加工，例如，猜测这种指示的"言外之意"、"弦外之音"等，这说明人们在沟通信息时，往往会把自己的主观态度掺杂进来，影响了沟通的质量。人们的个性因素也会极大地影响信息沟通的模式。例如，善于抽象思维的人与善于形象思维的人在互相交流与沟通时就可能发生障碍。

（二）人际因素

人际沟通则主要借助于语言来进行，语言成为思想交流的工具和符号系统。人际沟通中常见的问题是"知觉差异"和"人际交往风格"。"知觉差异"受到个体的背景、经验、价值取向以及人们的认知偏差等因素的巨大影响；"人际交往风格"则涉及人们的信息加工模式，在很大程度上取决于我们所选用的信息类型、沟通渠道和反馈方式。

（三）结构因素

结构因素包括地位差别、信息传递链、团体规模和空间约束四个方面。地位的高低对沟通的方向和频率有很大的影响。一般情况下，地位悬殊越大，信息趋向于从地位高的流向地位低的。信息通过的等级越多，到达目的地的时间也越长，信息失真则越大。当工作团体规模越大时，人与人之间的沟通也相应变得较为困难。两人之间的距离越短，交往的频率就越高。空间约束不利于员工之间的交流，会限制其沟通。

（四）跨文化因素

随着我国改革开放的迅速发展，跨文化沟通成为日益流行的管理沟通方式。这里所说的"跨文化沟通"有两层含义：一是中外文化条件下的人际沟通，如来自不同文化背景人员之间的沟通；二是不同区域或价值观念下的人际沟通，如来自沿海发达地区和中西部地区的人员之间可能会形成某种跨亚文化背景的人际沟通。

四、管理沟通的原则

（一）信息明确原则

信息明确原则是指信息沟通所用的语言和传递方式能被接收者所理解，是管理沟通的基本原则。信息明确原则要求信息发出者应有较强的语言表达能力，使用对方所能接受的语言，叙事条理清楚。

（二）组织结构完整性原则

组织内的沟通应按组织结构的完整性进行，即在管理沟通过程中应遵循人员管理结构，逐级传递信息，由上一层级对下一层级发出信息，而不是越过下级管理人员而直接向有关人员发布指示。如护理学院教师不能越过护理部和护士长直接向临床教师布置任务。

（三）及时性原则

任何管理沟通都有时间期限。及时的沟通可使下级更好地理解组织的意图，支持组织工作，同时也可帮助上级及时掌握其下属的动态，加强管理。

（四）非正式沟通策略的原则

实践中，非正式沟通较之正式沟通往往可以较快传递信息，对做好组织的协调工作有一定的积极意义。在管理过程中，有些问题通过正式渠道不易解决，可以尝试通过非正式渠道加以沟通。

（五）重视交谈与倾听技巧的原则

交谈与倾听是沟通行为中的核心过程，一位管理人员在接收和发送信息的整个过程中，用在倾听方面的时间应占整个交流时间的65%，25%的时间交谈，余下的10%时间用于阅读和写作。倾听有利于鼓励、理解和支持性反馈，能促发更深层次的沟通。交谈是护理管理者的主要沟通形式，技巧性很强，管理者应重视提高谈话效果。

五、护理管理中的沟通方法与技巧

在护理管理中，每天有大量的沟通活动，如护理交班、护理查房、各种会议或护士长与护士个别谈话，也包括交班记录、护理记录等护理文件书写等。在沟通的过程中，护理管理者应注意沟通方法的使用及技巧。

（一）发布指令

指令带有强制性，隐含有自上而下的管理层次关系，要求下属在一定环境下执行某项任务或停止某项工作，指令内容与实现组织目标密切关联。在发布指令前应广泛听取各方面的意见，避免指令不恰当。

1. 指令的类型

指令可有一般或具体，书面或口头，正式和非正式等类型。

2. 指令发布的技巧

（1）制定指令传达计划 ①确定目标，只有目标明确，才能清晰地传递给下级；②确定发布对象，应在工作布置下去之前确定好适当的人；③制定达到目标的步骤；④指令必须简洁、清晰、明了，便于下级理解；⑤如果指令是新的，应考虑执行指令是否需要培训。

（2）确保指令有效传达 ①让下级复述指令，确定下级理解指令；②如果有需要，在发布指令时向下级做出示范；③把握指令传达的关键环节。

（3）处理下级对指令的不同态度 ①认同：下级认同命令的情况下，可以适当授权，激励他的积极性；②不关心：当下级对指令持无所谓态度时，不要责备，可以提出问题，发掘下级的真实想法；③怀疑：鼓励下级把怀疑说出来，了解下级关注的利益重心；④反对：积极沟通，加强理解，当无法改变反对态度时，可以考虑将工作分配给他人。

（二）组织会议

1. 会议的性质和形式

根据交流目的不同，会议可分为自上而下指导性的会议、汇报性质的会议和商讨为主的会议。

2. 组织会议的技巧

（1）会议前的准备工作 为使会议顺利并取得成效，会前应该做好充分的准备。

明确会议目的、时间、地点、参会人员、讨论内容、议程、预测可能出现的问题及对策等。提前通知参加会议的人员作充分准备，提前通知有关人员准备好讨论稿或会议材料。

（2）组织会议的注意事项　①主持人应使用参与型领导方式，创造民主的气氛；②连续性的讨论会议应回顾上次会议情况，保持会议连贯性；③控制会议中出现的干扰性问题，围绕会议目的，集中解决主要问题和讨论项目，避免会议讨论偏离主题；④会议结束时，尽量做出结论并做出解释，对不能立即做出结论的问题，应明确再次讨论的时间和解决的办法；⑤会议应做记录并妥善保存。

（三）护理查房

（1）护理查房的程序和方法　护理查房前应制订计划，明确本次查房的目的、时间、地点、参加人、主讲人、患者、记录人、查房程序。应选择适当的患者，并得到患者的允许和配合，查房前主讲人做好充分的准备。查房过程中，主讲人进行护理报告，主持人应引导讨论方向，调动参加人员积极参与讨论，并做出总结与评价。

（2）护理查房的技巧　查房内容应以患者为中心，但要避免在床前对患者进行过多的评论及过分的检查；需要对患者回避的内容，应选择合适的地点进行；参加人员不宜过多，人员多少应根据查房目的的决定，可以灵活掌握，床边查房时间不宜过长；护理查房记录应予以保存。

（四）个别谈话

（1）谈话的类型及作用　谈话的类型包括指示性、汇报性、讨论性、请示性谈话等。谈话的作用有：①监督作用；②参与作用；③悉人作用；④指示作用。

（2）谈话的技巧　①激发下级谈话及表达真实想法的愿望；②抓住重要问题，把谈话中的公事与私事分开；③表达对谈话的兴趣和热情，使谈话更融洽深入；④处理谈话中的停顿；⑤掌握评论分寸；⑥选择适当的谈话时机。

（五）积极倾听

1. 积极倾听的基本要求

（1）专注　要求集中精力听说话人所讲的内容，避免注意力分散，概括、综合所听到的信息，留意每个细微的新信息，尤其是需反馈的信息内容。

（2）移情　要求把情感置身于说话者的位置上，从说话者的角度出发，努力理解说话者想表达的含义。

（3）接受　即客观地倾听内容不要做判断。

（4）对完整性负责　倾听者要千方百计地从沟通中获得说话者所要表达的全部信息。

2. 积极倾听的技巧

（1）了解谈话内容、背景及尚未发表的意见。

（2）用表情或点头表现出对谈话内容的兴趣，激励对方发言。

（3）注意对方说话时的语气及肢体语言，体会对方的情感。

（4）不急于发表看法，表达言辞要缓和，不质问对方，不教训下属。

（5）可适当地提问、复述，以澄清易混淆的谈话内容，保证对获取信息的理解。

（6）结束话题后进行讨论，并做出判断。

（7）善于控制情绪，不要过于激动。

（8）安排充分和完整的交谈时间。

第二节　冲突处理

在组织活动中，冲突是客观存在的，如何看待、处理冲突，是护理管理者经常面临的问题，因此，探讨产生冲突的根源，寻找处理冲突的方法，从而协调处理，提高组织效能和效率，是管理工作的重要内容。

一、冲突概述

（一）冲突概念

冲突（conflict）指群体内部个体与个体之间、个体与群体之间存在的互不相容、互相排斥的一种矛盾的表现形式。冲突是普遍存在的，它可能发生于人与人之间、人与群体之间、群体与群体之间。冲突可由于目标不一致，认识不相同，情绪与情感上的差异等多个原因引起。冲突这一概念包括三层含义：①必须有对立的两个方面，二者缺一不可；②为取得有限的资源（财产、地位、权力、工作、时间、信息等）而发生的阻挠行为；③只有当问题被感觉时，才构成真正的冲突。

（二）冲突观念的变迁

人们对冲突在组织中作用的认识有一个逐步发展变化的过程。有下列三种基本观点。

（1）传统观念　所有的冲突都是有害的，具有破坏性，应当避免。

（2）人际关系观念　对于所有组织来说，冲突都是与生俱来的。由于冲突不可能彻底消除，有时它还会对组织的工作绩效有益，组织应当接纳冲突，使之合理化。

（3）相互作用观点　这种观点不仅接受冲突的存在，而且认为冲突对组织生存是有利的。冲突使人们认识到改革变化的必要性，适当的冲突能使组织保持团队活力。把冲突归为绝对有害和绝对有利的观点都是不恰当的，冲突究竟对组织起什么作用，应根据其性质而定。

（三）冲突的原因

冲突是由于人与人之间在利益、观点、掌握的信息或对事件的理解上存在差异而引起的。产生这些差异的原因同时也就是冲突产生的原因，主要有三类。

（1）沟通差异　由于文化和历史背景不同、语义困难、误解及沟通过程中噪声的干扰，都可能造成人们之间意见不一致。

（2）结构差异　由于分工造成组织结构中垂直方向和水平方向各系统、各层次、各部门、各单位、各不同岗位的分化。组织愈庞大、愈复杂，组织分化愈细密，组织整合就愈困难。由于信息不对称和利益不一致，人们在计划目标、实施方法、绩效评估、资源分配、劳动报酬、奖惩等许多问题上都会产生不同看法，这种差异是由组织结构本身造成的。

（3）个体差异　每个人的社会背景、教育程度、阅历等，塑造了他们不同的性格、价值观和作风。这种个体差异造成的合作和沟通的困难往往也容易导致某些冲突的发生。

（四）冲突的分类

根据不同的分类方法，冲突可以分为多种类型。在管理过程中，最主要的是根据冲突对组织工作绩效的影响将其分为建设性冲突和非建设性冲突。

1. 建设性冲突

建设性冲突指冲突各方目标一致，但实现目标的途径手段不同而产生的冲突，对小组工作绩效具有积极的建设意义。建设性冲突的特点：①双方都关心实现共同目标和解决现有问题；②双方愿意了解彼此的观点，并以争论问题为中心；③双方争论是为了寻求较好的方法来解决问题；④相互信息交流不断增加。

2. 非建设性冲突

非建设性冲突指冲突各方目标不同造成的冲突，往往属于对抗性冲突，是对组织和小组绩效具有破坏意义的冲突。非建设性冲突的特点：①双方极为关注自己的观点是否取胜；②双方不愿听取对方意见，而是千方百计陈述自己的理由，抢占上风；③以问题为中心的争论转为人身攻击的现象时常发生；④互相交换意见的情况不断减少，以致完全停止。

二、冲突过程

美国学者斯蒂芬·P·罗宾斯（Stephen P. Robbins）将冲突的过程分为 5 个阶段（图 8 - 2）。

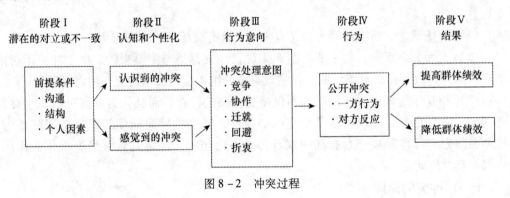

图 8 - 2　冲突过程

（1）潜在的对立或不一致　双方潜在的对立是产生冲突的酝酿阶段。此时不一定导致冲突的发生，但却是冲突发生的必要条件和原因。

（2）认知和个性化　在这个阶段双方相互的不一致有了情感上的投入，潜在的对立显现出来。

（3）行为意向　行为意向介于一个人的认知、情感和外显行为之间，它指的是双方有了从事某种特定行为的决策。

（4）行为　行为阶段包括冲突双方进行的说明、活动和态度。冲突行为是公开地试图实现冲突双方各自的愿望。冲突行为的强度是连续体，它是从轻度的意见分歧，到公开质问，武断的言语攻击，威胁和最后通牒，再到挑衅性身体攻击，最后摧毁双方的公开努力。

（5）结果　冲突的结果有两种，要么是组织功能正常，提高了组织的工作绩效；要么是组织功能失调，降低了组织的工作绩效。

三、处理冲突的方法

（一）两维方式解决冲突

处理冲突应从两方面因素进行考虑权衡，即两维处理法。一方面是合作性，是指冲突发生后一方愿意满足对方需要的程度，另一方面是坚持性，是指冲突发生后某一方坚持满足自己需要的程度。在考虑合作性和坚持性因素的基础上，可产生以下五种处理双方冲突的方式。

（1）强制　冲突一方一切以满足自身利益为出发点，不考虑给对方所造成的任何后果和影响，甚至不惜损人利己。

（2）合作　冲突各方都愿意在满足对方利益的共同前提下，通过协商寻求对双方都有利的解决方案。此时双方都着眼于通过采取对双方都有利的方法解决问题。

（3）回避　在冲突发生时，采取漠不关心的态度或回避双方争执、对抗的行为称之为回避。这是一种不合作也不维护自身利益的处理方法。该法只能维持暂时的平衡，不能从根本上解决问题。

（4）迁就　在冲突发生时，冲突一方将维持双方合作关系放在第一位，做出一定程度的自我牺牲，将满足对方需要放在高于自己利益的位置上，以保持和谐关系。

（5）妥协　冲突各方都必须以放弃部分利益为前提，在一定程度上满足对方的部分需要，从而形成折中。

（二）谈判或行政干预解决冲突的方法

（1）谈判解决　由冲突双方各派代表通过协商方式解决冲突。

（2）仲裁解决　冲突双方经协商仍无效，可以邀请具有一定影响力且彼此信任或合法的局外第三者或较高层次的主管人员调停解决，进行仲裁，使冲突得到处理。仲裁者要具有权威性，秉公办事、不偏不倚。

（3）行政干预　当采取上述方法仍不能达成一致谅解时，通过发出强制性行政命令，强制命令冲突双方执行。这种方式虽不能真正解决问题，但是可以阻断冲突进一步升级。

四、护理工作中的冲突与管理

护理工作的本质及特殊性决定了护士在每日的临床工作中不得不面对来自方方面面的冲突：护士与患者之间的冲突；护士与护士之间的冲突；护士与其他医务人员之间的冲突等。

（一）护士与患者之间的冲突

1. 形成原因

（1）患者方面　①患者对医疗护理的期望值过高，对护理工作的不理解。患者常将疗效不理想归咎于护理服务不到位造成的。②对医院性质认识偏差。有些人认为医院纯属福利事业单位，认为医院应不计成本地向患者提供医疗服务。③少数患者或家属做不到文明就医。

（2）护理方面 ①护理服务制度不完善；②护理人员未认真履行相关规章制度；③缺乏良好的职业道德；④专业技术水平低；⑤服务态度生硬；⑥随便议论诱发护患冲突；⑦护理人员配备不足。

2. 冲突管理

（1）加强职业道德教育 护理人员应有高尚的道德情操，牢固树立"以患者为中心，以健康为目标"的整体护理观念，对患者一视同仁，时刻把患者的身心健康放在第一位。理解患者、尊重患者、关心体贴患者，自觉维护患者的基本权益。

（2）严格执行各项规章制度 建立健全各项规章制度，做到有章可循、有章必循。同时，加强对各规章制度的监督与管理，防止差错事故的发生。如在执行医嘱过程中严格执行查对制度，治疗前认真履行告知义务，对特殊治疗护理的患者，加强病情观察，做好详细记录。

（3）规范服务行为 以患者为中心，注意沟通技巧，使用文明用语，处处为患者着想，建立良好的护患关系。

（4）加强业务学习和技能训练 护理操作技能是护士的基本技能，是为服务对象提供的最直接服务，在培养良好护患关系中发挥着不可替代的作用。为避免护理过程中的冲突和纠纷，护理人员不仅应具备高尚的职业道德，还必须有丰富的专业知识和扎实的操作技能。如果不能为患者提供良好的专业服务，就很难建立相互信任的护患关系。

（5）增加护理人员的配置 通过优化护理人员配置，减少护理人员的工作负担，使护理人员有充足的时间与患者进行有效的沟通，及时发现患者语言中隐藏的信息，并进行疏导和解决，以促进患者早日康复。

（6）增强法制意识 法律是人们行为规范的准则，护理管理者应加强对护理人员的法律教育，指导护理人员尊重患者的基本权利，注重自我保护。

（7）正确对待和处理好每次护患冲突 出现护患冲突，说明患者在接受治疗、护理服务过程中有不满意的地方，向医院提出意见和建议，这是他们应有的权利，也是对医院工作的一种客观评价和有效监督。正确的意见和有利于改进工作的建议应虚心接受；对因不懂医学知识但善意者应做好耐心的解释和疏导工作，化解矛盾；对提出无理要求者要进行严肃的批评和教育。

（8）转变社会公众对医院的认识 目前媒体对医疗市场的关注、对医疗纠纷的报道都对卫生管理的决策者、医院

知识链接

处理上下级关系的基本原则

对待下级：平等、公正。

对待上级：服从、大局为重、认清角色。

处理同级关系的五大原则

尊重：做人的第一前提。

信任：相互信任，互不猜疑。

宽容：要有宽阔的胸怀，容人的雅量，但不是无原则迁就，不是软弱可欺。

真诚："精诚所至，金石为开"。

自制：自我克制是有涵养的表现。

的管理者、医务人员起到了警示作用，但也存在着由于媒体工作者因医学知识的欠缺而片面报道医疗纠纷导致激化医患矛盾的现象。医院应充分认识到改善社会公众对医疗事业再认识的重要性，一方面净化内环境，加强内部管理，使医院的工作让患者和社会公众满意；另一方面优化外环境，经常性地向媒体宣传和解释医院的工作性质，获得社会公众的理解和支持。

（二）护士与护士之间的冲突

1. 形成原因

首先护理人员之间冲突发生的根源是医疗保健及护理队伍中存在一定层次等级结构的结果。其次，护士工作压力大，也促使一些护士利用等级权利宣泄一些无法表达的压力，压制同事，形成不和谐的工作环境。此外，由于护士之间常有一些利益冲突，如晋升、学习的机会，容易引发内部矛盾。

2. 冲突管理

（1）充分认识冲突在组织内部的不可避免性，同时要认识到不是所有的冲突都是破坏性的，要允许在自己团队中存在一定程度的分歧。

（2）护士之间发生冲突时，应强调对护理人员的同理心，加强彼此的沟通。

（3）在处理护士之间发生的冲突时，掌握两个原则：一是信任，二是合理。

（4）确认在本单位长期抱怨、经常与人发生冲突的人，找出不满的原因并着手解决。

（三）护士与其他医务人员之间的冲突

1. 形成原因

（1）工作性质与期望值不同。

（2）医护人员的情绪因素。

（3）医护人员的沟通不良。

2. 冲突管理

护理管理者在处理护士与其他医务人员之间的冲突时，应注意医护人员有效沟通的建立，鼓励双方加强沟通，理解、尊重、支持和信任对方，通过合理地安排不同性格的护理人员搭班，避免冲突的发生，促进团队的和谐共建。

目 标 检 测

一、填空题

1. 冲突的核心问题是_____。

2. 按沟通的渠道分类，管理沟通分为_____、_____。

3. 垂直沟通包括_____、_____。

4. 冲突的分类主要包括_____、_____、_____。

5. 冲突的基本过程包括_____、_____、_____、_____、_____。

二、单选题

A₁ 型题（单句型最佳选择题）

1. 下列关于冲突作用的观点，正确的是（　　）。

　　A. 不承认冲突的存在

B．认为冲突对组织生存无利

C．所有冲突绝对有害

D．一定水平的冲突能使组织保持团体活力

E．所有冲突绝对有利

2．属于建设性冲突的表现是（　　）。

A．双方关心实现共同目标　　　　　　　B．双方关注自己的观点是否取胜

C．不愿意听取对方意见　　　　　　　　D．交流越来越少

E．有人身攻击

3．下列处理冲突的方式，哪种会取得双赢的结果？（　　）

A．强制　　　　　　　B．合作　　　　　　　C．回避

D．迁就　　　　　　　E．妥协

4．下列沟通技巧，不正确的是（　　）。

A．专注　　　　　　　B．移情　　　　　　　C．接受

D．批评　　　　　　　E．善抓重要问题

5．下列哪项不是影响沟通效果的因素？（　　）

A．个性因素　　　　　　　　　　　　　　B．人际因素

C．结构因素　　　　　　　　　　　　　　D．跨文化因素

E．集体因素

A$_2$ 型题（案例摘要型最佳选择题）

6．护士小王在上小夜班时，有一位患者家属在熄灯后执意要进入病房探视，小王担心影响患者休息加以阻拦，但患者家属不听劝阻并和小王产生争执，第二天还投诉到护士长。护士长应首先做的工作是（　　）。

A．向家属解释　　　　　　　　　　　　B．向家属道歉

C．训斥小王　　　　　　　　　　　　　D．了解情况

E．告诉医生

7．护理学院教师越过护理部和护士长，直接向带教老师布置任务时，违背了哪条有效沟通的原则（　　）。

A．信息明确原则　　　　　　　　　　　B．组织结构完整性原则

C．及时性原则　　　　　　　　　　　　D．非正式沟通策略原则

E．重视交谈与倾听技巧的原则

A$_3$ 型题（案例组型最佳选择题，8～10 题共用题干）

某重要会议的开会通知，提前通过电话告知了每位会议参加者，可是到开会时，仍然有人迟到甚至缺席。

8．以下有关此项开会通知沟通效果的判断中，哪一项最有可能不正确？（　　）

A．出现了沟通障碍问题，表现之一是选择的信息沟通渠道有可能不正确

B．沟通无障碍，只不过是与会者养成了不良习惯

C．开会通知存在信息接受者个体方面的沟通障碍问题

D．通知者的信息不准确

E．信息不完整可能是影响此项开会通知沟通效果的一个障碍因素

9. 如果按沟通的渠道分类，此项开会通知沟通属于何种沟通形式？（   ）

    A. 正式沟通   B. 非正式沟通   C. 垂直沟通

    D. 平行沟通   E. 斜向沟通

10. 组织会议的注意事项错误的选项是（   ）。

    A. 连续性的讨论会议应回顾上次会议情况，保持会议连贯性

    B. 主持人应使用权威型领导方式

    C. 避免会议讨论偏离主题

    D. 会议结束时，尽量做出结论并做出解释

    E. 会议应做记录并妥善保存

三、多选题

1. 在管理中，有效沟通应该遵循的原则有（   ）。

    A. 及时性   B. 结构完整性   C. 明确性

    D. 灵活性   E. 技巧性

2. 属于冲突的相互作用观点的是（   ）。

    A. 承认冲突的存在   B. 认为冲突对组织生存有利

    C. 所有冲突都有害，具有破坏性   D. 应避免冲突

    E. 认为冲突是不合理的

3. 属于建设性冲突特点的是（   ）。

    A. 双方以争论问题为中心

    B. 争论是为了寻求较好方法解决问题

    C. 不愿意听取对方意见

    D. 相互信息交流不断增加

    E. 有人身攻击

4. 下列结构因素，容易引起冲突的是（   ）。

    A. 团体规模大   B. 部门少

    C. 领导风格独裁、苛刻   D. 文化和历史背景不同

    E. 人员流动性大

5. 谈话的作用有（   ）。

    A. 监督作用   B. 参与作用   C. 悉人作用

    D. 指示作用   E. 领导作用

四、简答题

1. 简述管理沟通的原则。

2. 简述建设性冲突的特点。

3. 简述护患冲突常见原因。

4. 积极倾听的技巧有哪些？

5. 简述影响沟通效果的因素。

实训题　情境模拟

一、方式

情境模拟。

二、目标

锻炼与患者沟通的能力及在特定场景中进行非语言沟通的能力；了解沟通可能出现的障碍及如何避免冲突。

三、实施步骤

1. 给学生展示相关情境。

情境：我该怎么说……

我是一名新护士，工作认真负责。一天早晨接班后在巡视病房过程中，发现一患者家属仍躺在躺椅上。按规定，医生查房时，患者家属应离开病房，于是……

2. 针对该情境，组织学生分组进行角色扮演，模拟过程中，鼓励学生灵活运用多种沟通方法，注重非语言沟通。

3. 由推选出的 3～5 名学生与教师一起组成观察团，针对各组的情境模拟表演进行分析点评、讨论，最后由教师总结。

（范翠萍）

第九章

控 制

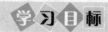

知识目标

1. 掌握控制的概念、过程、基本原则；掌握有效控制系统的特征；掌握护理安全管理和护理风险的概念。
2. 熟悉控制的功能、类型、方法；熟悉护理成本管理的概念和作用。
3. 了解护理成本管理的现状。了解护理安全（不良）事件的分级。

技能目标

1. 熟练掌握护理安全（不良）事件防范措施，并学会运用于护理实践。
2. 熟练掌握护理成本的相关知识，学会有效控制护理成本策略。

【引导案例】

护理成本管理实践

某医院近几年来尝试采用项目成本核算方法，通过计算机建立了护理成本管理模型，开展了对护理成本内容的研究和护理成本管理的实践，达到较好的效果。具体项目程序包括：①建立护理成本核算模型；②设置成本核算内容与方法；③完成护理成本预测。实践证明：该医院由于构建了护理成本体系，每个季度可以通过网上数据监控科室各类护理成本发生和护理收入情况，有助于增强护理人员成本管理意识，是实现护理成本从医疗成本中分离出来的基础，既可加强护理组织、技术、质量、信息、物质管理，又为提高护理服务的社会效益和经济效益提供了保证。

问题：

1. 何为护理成本管理？包括哪几方面内容？
2. 结合临床工作实际，如何对护理成本进行控制？

控制是管理的重要职能，是组织目标顺利实现的重要环节。管理者在控制过程中，要对各项组织活动进行监督检查，防止出现偏差，或及时纠正偏差，使管理过程顺利运转，以保证组织目标的实现。

第一节 控制工作概述

管理活动中的控制工作是在组织向既定目标努力的过程中，对组织内部的各项活动进行监督检查，防止出现偏差，或及时纠正偏差，以保证组织目标的实现。控制和管理是两个不同的概念，与其他管理职能相比，具有不同的性质、内容和方法。

一、控制的概念

控制是对组织内部的管理活动及其效果进行衡量和校正，以确保实现组织目标的过程。它包括三层含义：①控制是一个过程；②控制是通过监督和纠正偏差来实现的；③控制的目的是确保实现预期目标。控制工作是管理职能循环中最后一环，与计划、组织、领导职能紧密结合在一起，使组织的整个管理过程有效运转，循环往复。控制与其他管理职能既有区别又有联系。

二、控制的类型

控制按照不同的划分依据，可划分为多种不同的类型：①按照控制点位置的不同，可分为前馈控制、过程控制和反馈控制（图9-1）；②按照控制活动的性质不同，可分为预防性控制和更正性控制；③按照控制手段的不同，可分为直接控制和间接控制；④按照控制的来源不同，可分为内部控制和外部控制；⑤按照控制方式不同，可分为正式组织控制、群体控制和自我控制；⑥按业务的范围不同，可分为技术控制、质量控制、资金控制和人力资源控制等。

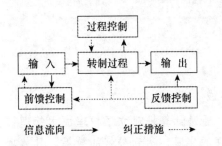

图9-1 前馈控制、过程控制、反馈控制示意图

下面重点介绍按照控制点位置的不同而划分的前馈控制、过程控制和反馈控制三种控制类型。

（一）前馈控制

前馈控制（feed forward control）又称预先控制、基础质量控制等，前馈控制是计划实施前对出现的偏差有所认识，及时采取措施预先防止发生问题的预防性控制。它是面向未来的控制，能够"防患于未然"。其工作重点是防止所使用的各种资源在质和量上产生偏差，是通过对人力、物力、财力和资源控制来实现的，其目的是将偏差降到最低限度，减少不必要的损失，是一种比较理想、有效的控制。在护理管理中，如急救物品完好率、常规器械消毒灭菌合格率、护理人员的素质要求、规章制度、服务流程等均属此类控制。

（二）过程控制

过程控制（process control）又称同期控制、现场控制、环节质量控制等，是指按照计划标准对正在进行的系统转换过程实施的控制，具有指导和监督两项职能。通过现场监督检查、指导和控制下属人员的活动，对执行计划的各个环节质量进行控制，当发现不符合标准的偏差时立即采取纠正措施。如护士在护理操作过程发生错误时护士长予以纠正；或各班护士在履行每日职责时发现有错误及时纠正，或每日核对医嘱及时纠正等即属此类。因而过程控制的特点是及时，解决问题快，但容易出现越级控制。

（三）反馈控制

反馈控制（feedback control），又称事后控制、后馈控制等，是在行动结束之后，对出现的偏差进行纠正，防止偏差的继续发展或再度发生所进行的控制。如护理质量控制中的"压疮发生率"、"基础护理合格率"、"护理差错事故发生次数"等统计指标即属此类控制。反馈控制为管理者提供关于计划效果的真实信息，也可通过对计划执行结果的评价达到增强员工积极性的目的，对管理的下一循环起着"亡羊补牢"的作用，可帮助我们更好地把握行动规律，为更好地实现组织目标创造条件。三种控制类型的优缺点比较见表 9－1。

表 9－1　三种控制类型的比较

控制类型	优点	缺点
前馈控制	最经济，"防患于未然"，在问题出现之前就采取一些措施来防止问题的发生	需要及时、准确的信息和对未来的合理估计
过程控制	适用于突发事件在活动进行中的控制，及时纠正问题，避免重大损失	受管理者的时间、精力、业务水平的制约；应用范围较窄；容易损害被控制者的工作积极性
反馈控制	可以衡量计划是否合理；增强员工的积极性（达到的绩效—反馈—给予认可或提醒）	滞后性，问题出现以后，损失已经造成了，"亡羊补牢"型，但最常用

知识链接

扁鹊的医术

魏文王问名医扁鹊："你们家兄弟三人，都精于医术，到底哪一位最好呢？"

扁鹊答："长兄最好，中兄次之，我最差。"

文王再问："那么为什么你最出名呢？"

扁鹊答："长兄治病，是治病于病情发作之前。由于一般人不知道他事先能铲除病因，所以他的名气无法传出去；中兄治病，是治病于病情初起时。一般人以为他只能治轻微的小病，所以他的名气只及本乡里。而我是治病于病情严重之时。一般人都看到我在经脉上穿针管放血、在皮肤上敷药等大手术，所以以为我的医术高明，名气因此响遍全国。"

管理心得：事后控制不如事中控制，事中控制不如事前控制，可惜大多数的事业经营者均未能体会到这一点，等到错误的决策造成了重大的损失才寻求弥补。

三、控制的作用

（一）限制偏差积累

计划制订得再完美都有可能在执行中出现偏离，这是由于计划的制定和计划的执行中间存在着时间差，在时间差及实现目标的进程中，任何一种没想到的突发情况都有可能出现。小的偏差就会积累和放大，变得十分严重，比如人们所说的"蝴蝶效应"。护理工作中出现偏差在很大程度上是不可避免的，因此，要消除干扰因素造成的实际与计划的偏差，确保组织目标实现，就必须通过信息的搜集和处理，分析偏差的原因，有针对性地采取措施，有效地纠正偏差，使计划得到不折不扣地贯彻执行。

（二）适应环境变化

尽管组织在制定计划时，为确保计划目标的实现，要做大量的设想和预测，并提供相应的应对方案，但是也很难达到使计划完全符合事物发展要求的程度，因为任何一个组织都不是静止的，其内部条件和外部环境都在随时随地变化着。比如，由于计划者与执行者所处的立场不同、担负的责任、考虑问题的角度以及所获信息渠道、信息量的不同等原因，会出现对组织目标态度上和行为上的差异，阻碍组织目标的实现。因此，要"使计划赶上变化"，就应该在及时了解环境变化的原因、对组织影响的程度、未来发展趋势的基础上根据变化了的环境对计划目标进行修订，使修订后的计划更符合客观实际。护理管理工作的有效性主要通过护理质量反映出来。控制标准的明确化、制度化，对规范组织成员的工作行为，保证护理质量有着积极的促进作用。另外，控制的监督、检查和评价活动也是护理质量持续改进的关键环节。

四、控制的对象

在现代管理中，控制职能不是孤立存在的。控制必须有其对象和依据。控制的对象是那些需要受控制指令影响的所有内容。美国管理学家斯蒂芬·罗宾斯（Stephen Robbins）将控制的过程归纳为五个方面：人员、财物、作业、信息和组织绩效。

（一）人员控制

管理者是通过他人的工作来实现其目标的。为了实现组织的目标，管理者需要而且也必须依靠下属，使其按照所期望的方式去工作。为做到这一点，管理者最简明、最常见的方法之一就是直接巡视和评估员工的表现，发现问题及时纠正。如护士长发现一位护士在给患者输液时，没有执行正确的操作流程就马上给予指导纠正。另一种方法是对员工进行系统评估的方法。通过系统评估，可使每一位员工的近期绩效都可以得到鉴定。如果绩效良好，员工就应该得到奖励，如增加工资，从而使之工作得更好；如果绩效达不到标准，管理者就应该想办法解决，根据偏差的程度予以不同的处理，如进行业务培训等。

（二）财务控制

要保证医院各项工作的正常运作，必须进行财物控制。主要包括审核各期的财务报表和进行常用财务指标的计算，以保证有足够的资金支付出现的各种费用，保证债务负担不至于太重，并且所有的资产都得以有效的利用，这部分主要由财务部门完成，对护理管理者来说，主要工作是进行护理预算和成本效益控制。

（三）作业控制

一个组织的成功，在很大程度上取决于它在生产产品或提供服务的效率和效果上，作业控制方法是用来评价一个组织的转换过程的效率和效果问题的。典型的作业控制包括：监督生产活动以保证其按计划进行；评价购买能力，以尽可能低的价格提供所需的质量和数量的原材料；监督组织的产品或服务的质量，以保证满足预定的标准；保证所有的设备得到良好的维护。对护理工作而言，作业是护士为患者提供各项护理服务的过程。就是通过过程的控制，来评价并提高护理服务的效率和效果，从而提高医疗服务质量。护理工作中常用的作业控制有：护理技术控制、护理质量控制、护理所用材料控制、药品购买控制、库存控制等。

（四）信息控制

人类已步入信息社会，在组织运行中信息显得越来越重要，管理者需要信息来完成他们的工作。不精确、不完整、不及时的信息将会大大降低组织的效率。因此，对信息的控制就是建立一整套运转有效的管理信息系统，使它能在正确的时间，以正确的数量，为正确的人提供正确的数据。护理信息系统包括护理业务管理、行政管理、教学科研三个信息系统。

（五）组织绩效控制

组织绩效是指组织在某一时期内组织任务完成的数量、质量、效率及赢利情况。为了维持或改进一个组织的整体效果，管理者应该关心控制。但是衡量一个组织的效果并没有一个单一的衡量指标，像劳动生产率、效率、利润、员工士气等毫无疑问都是衡量整体绩效的重要指标，其中任何一个单独的指标都不能等同于组织的整体绩效。要有效实施对组织绩效的控制，关键在于科学地评价，通过合理的方法和完整的评价指标体系加以衡量，既要看经济效益，更要考虑社会效益。

五、控制的基本原则

（一）与计划一致

控制是实现计划的保证，计划越明确、全面、可行，所设计的控制系统越能反映这样的计划，则控制工作也就越有效。每一项计划每一项工作都各有其特点，尽管其控制的基本过程是一样的，但在确立标准、明确控制点、采集信息、评估绩效、采取纠偏措施等方面，必须根据各自的计划和质量要求分别设计控制标准和控制手段，以反映计划所提出的要求，与计划活动相一致，如护理质量和护理成本的控制计划设计要求是完全不同的。

（二）组织机构健全

在控制工作中，被控制的组织机构健全、责任明确，所设计的控制系统能反映机构中岗位的责任，做到职、责、权三者的统一，使控制工作有利于纠正偏差。这是因为组织结构既然是对组织内各个成员担任职务的规定，也就成为明确执行计划和纠正偏差职责的依据。如护理质量中发生的偏差，应能明确的判断科室、病房和人员的责任，而加以及时纠正。

（三）控制趋势

对控制全局的管理者来说，重要的不是现状本身，而是现状所预示的趋势。由于趋势往往被现象所掩盖，不易观察，因此，控制变化的趋势比仅仅改变现状要困难得多。控制趋势的关键在于从现状中揭示趋势，在偏差出现之前，能够根据信息的收集与处理发现偏差的苗头，并推出具有预见性的纠偏措施，将纠偏工作落实到防范上，防患于未然。

（四）控制关键点

控制应重点注意那些容易出问题，薄弱的环节，对工作质量影响大的关键环节。如护理工作项目繁多，不可能对所有项目所有环节均匀控制，而是选择对完成工作目标有重要意义的关键环节加以控制。例如基础护理、特级护理、急危重症患者护理、消毒隔离管理、护理安全管理、规章制度的落实等都是护理组织中的关键问题，控制了这些关键问题，也就控制了护理工作的全局。

（五）例外原则

管理人员不可能控制所有活动，而应把控制的主要精力集中在一些重要的例外偏差，以取得更高的控制效能和效率。管理者要集中精力管理影响组织发展的关键大事，对在组织的条例、规章制度中已经明确规定的事情，则有职能和下属部门照章执行即可。但需要指出的是，在实际管理工作中，例外原则必须与控制关键点原则相结合，控制关键点原则强调控制点的选择，而例外原则强调观察在这些点上所发生的异常偏差。只有密切地注意关键点上的例外情况，才能产生事半功倍的效果。

（六）直接控制

直接控制是相对于间接控制而言的，间接控制着眼于发现工作中的偏差，分析产生的原因，并追究其个人责任，使之改进以后的工作。其显而易见的缺点是在出现了偏差，造成损失之后才采取措施，代价较高。于是直接控制的含义是：管理人员及其下属的工作质量越高，对所负担的职务越能胜任，也就越能在事先察觉偏差，及时采取预防措施，于是就越不需要进行间接控制，从而减少偏差的发生及进行间接控制的费用。因此，在护理管理中，领导者应重视选拔合格的管理者作为护士长或护理部主任；护理管理者应注意培养和教育护理人员，以提高她们的整体素质。

第二节　控制过程和方法

一、控制的过程

控制同其他管理活动一样具有一定的程序，各种不同类型的控制其具体工作程序可能各有区别，但其控制的过程是相同的，控制过程包括建立标准、衡量绩效、纠正偏差三个关键步骤（图9-2）。

（一）建立标准

标准就是衡量实际工作或预想工作的测量单位或具体尺度。是控制的依据，确立标准是控制的首要环节。这一过程包括以下三项工作。

（1）确立控制对象　确立控制对象是决定控制标准的前提。管理者对影响组织目标实现的所有因素进行控制是不现实的，也是不经济的。控制对象通常为对组织目标实现有重大影响的因素，在这些因素中，哪些是控制的重点要根据具体情况而定，如对于工作成果较难衡量、工作过程难以标准化及程序化的高层管理活动，工作者的素质和技能是主要的控制对象；对于工作方法或程序较明确的常规性工作，工作过程则是主要的控制对象。护理管理的重点控制对象主要是护士、患者、时间、操作规程、职责和规章制度以及环境和物品等。

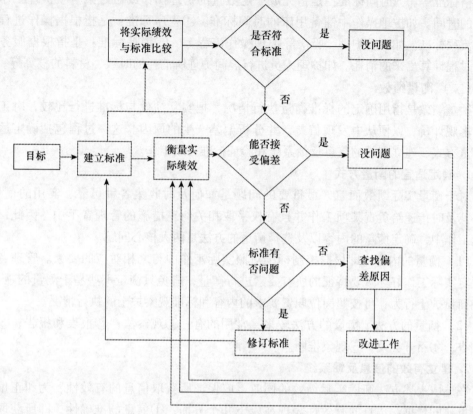

图 9-2　控制的基本过程

（2）选择控制关键点　良好的控制效果来源于控制关键点的正确选择。确定时通常要考虑3个方面：影响整个工作过程的关键事项；在出现重大损失前显示出差异的关键事项；能反映组织主要绩效水平，在时间和空间上分布均衡的关键事项。护理管理控制关键点有：①关键制度：消毒隔离、查对、抢救、安全管理等制度；②高危护士：新上岗的护士、进修护士、实习护士以及近期遭遇重大生活事件的护士等；③高危患者：疑难危重患者、新入院患者、手术后患者、接受特殊检查和治疗的患者、有自杀倾向的患者；④高危设备和药品：特殊耗材、监护仪器设备、急救器材与药品等；⑤高危科室：急诊科、手术室、供应室、监护室、产婴室、血液透析室等；⑥高危时间：交接班时间、节假日、午间、夜间、工作繁忙时。

（3）制定控制标准　将计划中的目标分解为一系列具体可操作的控制标准，是确立标准的关键环节。标准的类型很多，可以是定量的，也可以是定性的。一般情况下，标准应尽量数字化和定量化，使标准便于考核，具有可操作性。如病室温湿度标准可确立定量标准，对患者的服务态度、健康宣教、患者对实施整体护理的满意度等，要提出便于操作的定性标准。

护理管理中常用的控制标准有：①行为标准：是指对护理人员规定的言行标准。如医德医风、服务用语、行为规范、仪表要求等。②质量标准：是指保证护理工作符合各种质量因素的标准，或是服务方面需达到的标准。如一级护理合格标准、消毒灭菌合格标准等。③时间标准：是指完成一定数量的护理操作或做好某一项护理工作所限定的时间。如护理操作中铺备用床的时间标准。④程序标准：是指根据操作过程制定的流程标准。如口腔护理、吸痰等护理操作流程等。⑤消耗标准：是指根据服务或工作过程计算出来的消耗。如护理人员进行晨间护理所消耗的时数、材料的核算等。

（二）衡量绩效

衡量绩效是指用确定的标准衡量执行情况，把实际绩效与标准进行比较，对工作做出客观评价，以便从中发现偏差，并分析偏差产生的原因。这一过程包括确定适宜的衡量方式、建立有效的信息反馈系统和验证标准三项工作。

1. 确定适宜的衡量方式

对于衡量实际绩效而言，最重要的问题是如何及时收集各种可靠、实用的信息，并将其及时传递给负责某项工作并且有权采取相关纠正措施的管理者手中。因此，在衡量工作中，确定衡量的内容以及选择衡量的方法是两大核心问题。

（1）衡量的内容　即根据控制标准对照实际工作中与之相对应的要素。管理者应对决定实际工作好坏重要特征的所有要素进行衡量，避免只衡量那些易于测量的项目。例如衡量护士行为，可按照岗位职责要求的内容和标准观察护士的执行情况。

（2）衡量的方法　衡量的方法较多，常用的有：①观察法；②报表和报告；③抽样调查；④召开会议；⑤现象推断。

2. 建立有效的信息反馈系统

在选取上述方法衡量实际绩效的同时，应保证所获取信息的有效性，为纠正偏差提供可靠的依据。信息的有效性表现在以下几个方面：①信息的准确性，即所获取的信息能客观地反映事实，这是对信息最基本的要求；②信息的及时性，即信息的加工，检索和传递要及时，过分拖延的信息将会使衡量工作失去意义，从而影响整个控制工作的进行；③信息的可靠性，即要求信息在准确性的基础上还要保证其完整性，不因遗漏重要信息而造成误导；④适用性，即应根据不同管理部门的不同要求提供不同种类、范围、内容、详细程度、精确性的信息。

3. 验证标准

衡量实际绩效的结果是获得了工作实际进行情况的信息，接下来就是分析衡量工作的结果了，即将实际绩效与标准进行比较。比较的结果有两种可能，一种是符合标准，不存在偏差，另一种是不符合标准，存在偏差。对于出现的偏差，需要找出问题的主要环节，这时可以用标准是否存在问题来衡量，出现的结果也有两种可能：一是如果标准不存在问题，则一定是执行中出现了问题，二是标准本身存在问题需要纠正或更新标准。

若不是由于标准本身存在问题而出现的偏差，还有必要进一步分析偏差产生的原因，可从以下三个方面入手：①从管理者和被管理者自身查找。如制定的目标是否切合实际，规章制度是否完善，组织工作是否合理，管理人员是否合格，设备和技术条件是否完备等。②从控制系统外部环境中去查找，看外部环境与预期的条件有什么变化，变化到何种程度，对内部因素的影响是什么等。③在分析内外因素的基础上找到主要原因，提出切实可行的纠正措施。

（三）纠正偏差

纠正偏差是控制工作的关键环节。根据上述偏差出现的两种可能，即计划执行中出现了问题和标准本身存在问题，纠正偏差的管理行动可以通过改进工作绩效或修订标准来实现。

（1）改进工作 若分析衡量的结果表明，计划和标准均是切合实际的，问题出在工作本身，此时应采取纠正行动来改进工作。这种纠正行动可以是组织中的任何管理活动，如管理方法的调整，组织结构的变动，附加的补救措施，人事方面的调整等。

按照行动效果的不同，可以把改进工作的行动分为两大类：立即纠正行动和彻底纠正行动。前者是指发现问题后马上采取行动，力求以最快的速度纠正偏差，避免造成更大的损失，行动讲究结果的时效性；后者是指发现问题后通过对问题本质的分析，挖掘问题的根源，即弄清是如何产生的，为什么会产生，然后再从产生偏差的地方入手，力求永久性地清除偏差。可以说前者重点纠正的是偏差的结果，而后者重点纠正的是偏差的原因。在控制工作中，管理者应灵活地综合运用这两种行动方式。特别注意不应满足于"救火式"的立即纠正行动，而应从原因出发，采取彻底纠正行动，杜绝偏差的再度发生。

（2）修订标准 在某些情况下，偏差还有可能来自不切实际的标准。标准过高或过低，即使其他因素都发挥正常也难以避免偏差。发生的原因可能是由于当初计划工作的失误，也可能是因为计划的某些重要条件发生了改变等。如发现标准不切实际，管理者可以修订标准。但是管理者在做出修订标准的决定时，一定要非常谨慎，防止被用作为不佳的工作绩效开脱。管理者应从控制的目的出发，仔细分析，确认标准的确不符合控制的要求时，才能做出修正的决定。

二、控制的方法

（一）预算控制

预算是对组织未来一定时期的收入和支出列出清单。预算控制就是根据预算进行控制。按规定的标准来检查和监督各个部门的生产经营活动，以保证有效资源的合理利用。

（二）质量控制

质量控制主要采取数理统计方法将各种资料汇总、加工、整理，得出控制用的统计指标、数据，以此来衡量工作质量情况，然后找出偏差，采取措施，达到控制的目的。如导管滑脱率统计，就是对导管护理进行质量控制。

（三）行为控制

行为控制就是通过直接监督、目标管理和行政控制对人员的行为进行控制。是护理中常用的控制法。如带教老师对实习生的控制。

（四）组织文化控制

组织文化控制是指通过共同的价值观、规范、行为标准和共同愿景，对组织内个人和群体施加控制。如对新护士进行授帽、宣誓仪式的控制。

（五）进度控制

进度控制就是对工作的进程在时间上进行控制，使各项工作能够在时间上相互衔接。如新护士要求半年内完成基础培训，三年内完成专业化培训，以保证其符合职业化进程中的临床用人要求。

三、有效控制的特征

（一）目的性

使组织实际活动与计划活动相一致，确保组织目标的完成。这就是控制的目的。目的性贯穿于整个管理控制过程的始终。

（二）及时性

有效控制的及时性是指能够及时发现偏差，纠正偏差。控制不但要准确而且要及时，再好的信息如果过时了，也是毫无用处的。要避免时滞，使控制失去应有的效果。

（三）客观性

控制系统应尽可能地提供和使用无偏见的、详细的、可以被证实和理解的信息。在管理中难免会有许多主观因素，管理者不能只凭个人的主观经验或直觉进行判断，而应该采取科学的方法，要尊重客观事实。为保证控制的客观性，就要求尽可能地将衡量标准加以量化，量化程度越高，控制起来就越为有利、规范。要做到客观性就应使标准在任何情况下都是可测量和可观察的。

（四）预防性

要估计未来可能发生的变化，使纠正措施的安排具有一定的预见性。最理想的控制应该是在偏差未出现之前，能够预计偏差的产生，做到防患于未然。

（五）促进自我控制

自我控制在护理工作中非常重要，因为许多护理工作都是护士独立完成的。护理人员要有良好的慎独修养及自我控制的能力。严格遵守各项规章制度，操作规程。

第三节　控制在护理管理中的应用

一、护理风险管理

（一）概念

（1）护理风险　指在护理操作、处置、配合抢救等各个环节中，可能会发生的护理危险，是一种职业风险。

（2）风险管理　是通过识别风险、衡量风险、分析风险，从而有效控制风险，用最经济的方法来综合处理风险，以实现最佳安全生产保障的科学管理方法。

（二）风险管理的目的

风险管理的目的是尽早识别并控制风险，用最小的代价将风险损失控制到最小。

（三）风险管理的内容

包括识别风险，衡量风险，选择风险管理工具，实施安全管理与评价安全管理后果。

（四）风险管理技术

指的是采取措施处理风险，包括以下几种方式。

（1）回避风险　指权衡利弊直接避开风险，根本不做高风险的事情。如取消可能产生风险的护理服务措施。

（2）控制风险　指通过降低损失频率并且减少损失程度来减小损失的各种行为。

（3）预防风险　指积极采取措施防止风险事件的发生。

（4）风险转移　通过一定的方式将风险从一个主体转移到另一个主体。如购买保险。

二、护理安全管理

护理安全管理（nursing safety management）是指为保证患者的身心健康，对各种护理不安全因素进行有效的控制，运用技术、教育、管理三大对策，采取有效预防措施，将差错事故减少到最低限度，防范意外事故，创造一个安全高效的医疗护理环境，确保患者生命安全。

（一）患者安全

患者安全指患者在接受护理的全过程中，不发生法律和法定的规章制度允许范围以外的心理、机体结构或功能上的损害、障碍、缺陷或死亡。

（二）患者安全管理目标

近年来，由于医院管理理念的进步和患者自主意识的增强，患者安全问题已经引起世界卫生组织及众多国家医务界的高度关注。世界卫生组织（WHO）多次呼吁各成员国密切关注患者安全，提出全球共同努力，开展保证患者安全的行动。采取多种有效措施，积极开展保障患者安全活动，足见对医疗安全、患者生命安全的高度重视。我国制定了患者安全管理目标，切实加强患者的安全管理。

（三）促进患者的安全

2006年，中国医院协会在充分借鉴国际先进经验和深入分析我国医疗卫生工作实践的基础上，提出《2007年患者安全目标》及可以有效降低不良事件发生率、保障患者安全的29项措施，详见附录五。

2007年5月2日世界卫生组织合作

> **知识链接**
>
> **患者安全管理十大目标**
>
> 目标一：严格执行查对制度，提高医务人员对患者身份识别的准确性。
>
> 目标二：严格执行在特殊情况下医务人员之间有效沟通的程序，做到正确执行医嘱。
>
> 目标三：严格执行手术安全核查制度和流程，防止手术患者、手术部位及术式错误。
>
> 目标四：严格执行手卫生规范，落实医院感染控制的基本要求。
>
> 目标五：加强特殊药物的管理，提高用药安全。
>
> 目标六：建立临床"危急值"报告制度。
>
> 目标七：防范与减少患者跌倒、坠床等意外事件发生。
>
> 目标八：防范与减少患者压疮发生。
>
> 目标九：主动报告医疗安全（不良）事件。
>
> 目标十：鼓励患者参与医疗安全。

中心推出"九项患者安全解决方案",即:①看起来相似,听起来相似的药品;②患者身份确认;③移交患者时的信息沟通与交流;④在正确的部位实施正确的程序操作;⑤高浓度电解质溶液的监管;⑥变更治疗时确认用药的准确性;⑦避免插管/置管时的错误连接;⑧注射用具的一次性使用问题;⑨改进手部卫生(洗手),预防医疗有关的感染。

(四)护理安全(不良)事件的管理

1. 护理安全(不良)事件的概念

护理安全(不良)事件是指在护理工作中,不在计划中、未预计到或通常不希望发生的事件,常称为护理差错和护理事故。为准确体现《医疗事故处理条例》的内涵及减少差错或事故这种命名给护理人员造成的心理负担与压力,科学合理对待护理缺陷,现采用"护理不良事件"或"患者安全事件"来进行表述。造成临床护理不良事件的主要原因是由于在护理工作中责任心不强,不遵守规章制度、违反操作规程或技术水平低而发生的,对患者直接或间接产生了影响。

2. 护理安全(不良)事件的类型

临床常见的护理安全(不良)事件有:患者辨认事件、药物事件、跌倒/坠床失踪、异物滞留体内、意外伤害事件(自杀、自伤、烧伤、烫伤、锐器伤等)、管路滑脱/自拔事件、公共设施事件、输血事件、医疗设备事件、治疗操作等引起的事件、沟通事件等。

护理安全(不良)事件分为可预防性不良事件和不可预防性不良事件。

(1)可预防性不良事件 是指因护理人员的不安全行为,也称显性失误,而造成的临床异常事件;即通常按照现有医疗护理专业知识和临床护理标准,正确执行相应的规章制度和流程就可以避免发生的特定伤害,却仍然因为失误而造成的不良事件。在他们不安全的背后常常可以追溯到医疗机构的系统失误,也称为隐性失误。

(2)不可预防性不良事件 是指并非因为故意为之,也并非护理人员的过失、行为不当或不作为所导致的不可预见的临床异常事件。由于该类事件没有临床失误且不可预见,因此,往往是一种不可预防的、不可避免的意外事件。例如,抗生素的迟发性过敏反应。护士按照规范给患者做了皮肤过敏皮试,结果为阴性,按医嘱执行用药,在药物使用过程中,患者出现过敏反应。

3. 护理安全(不良)事件的分级

护理安全(不良)事件参考护理风险事件发生后对患者健康影响的程度划分为四级。

Ⅰ级事件:又称警告事件,是指患者非预期的死亡或是非疾病自然进展过程中造成的永久性功能丧失的事件。或发生以下事件:如患者自杀、拐盗婴儿、输血或使用不相容的血液制品导致的溶血反应、错误的手术部位、方式与手术患者等。

Ⅱ级事件:又称不良后果事件,是指在疾病医疗护理过程中是因诊疗护理活动而非疾病本身造成的患者机体与功能损害的事件。

Ⅲ级事件:又称未造成后果事件,是指虽然发生了错误事实,但未给患者机体与功能造成任何损害,或有轻微后果而不需要做任何处理就可完全康复的事件。

Ⅳ级事件：又称隐患事件，是指由于及时发现错误，而未形成事实的事件。如输血前发现患者身份错误。

4. 护理安全（不良）事件报告系统的建立

（1）建立护理安全（不良）事件报告系统的目的　目的在于关注组织系统改进而非对个人咎责，鼓励自觉自愿上报；重视分析与事件相关的组织及系统的因素，如人力资源系统、信息管理系统、环境设备管理系统、组织领导及沟通系统等，查找事件的根本原因；转变"过错在人"为"过错在系统"、"人不应该出错"为"人是容易出错的"的管理理念，最终达到降低护理安全（不良）事件发生率的目标。因此，《三级综合医院评审标准（2011 年版）》中，也将护理安全（不良）事件报告及管理列入评审标准，作为护理安全管理评审的重要内容。

（2）强制性报告和非强制性报告　护理安全（不良）事件报告按事件性质不同分为强制性报告和非强制性报告。其中Ⅰ级（警告事件）和Ⅱ级（不良后果事件）事件属于强制性报告范畴，原则上应遵照《医疗事故处理条例》、《重大医疗过失行为和医疗事故报告制度的规定》及医院相关报告制度执行。事件发生后，应立即口头上报，事后按规定完成报告，并科室备份；护理部依据所报告事件情况，报告医院相关部门及主管院长。Ⅲ级（未造成后果事件）和Ⅳ级（隐患事件）事件属于非强制性、自愿报告范畴，填表及递交报告的程序应简便易行；按医院规定的时间上报护理部，并科室备份。

（3）非强制性报告系统的原则　护理不良事件非强制性报告系统应遵循以下四个原则：①自愿性；②保密性；③非处罚性；④共享学习。

5. 护理安全（不良）事件报告的基本要求

医护人员应及时、准确、完整地完成报告，在事件发生的当时或刚过后尽快完成《护理安全（不良）事件报告》，一般应遵循"24 小时规则"，在事故发生或发现的 24h 内完成，由当事人、见证人、发现人或护理管理者担当报告人。不良事件报告的书写内容包括：①患者的识别信息、事件发生的日期、时间；②发现的时间、地点；③事件相关的事实或非预期的患者损伤结果情况；④事件发生前患者的状况及有无特殊用药等；⑤采取的相关处理措施；⑥无任何责备性的信息或承认失误的记录；⑦责任人、见证人、知情人的姓名、联系方式等重要信息。

6. 护理安全（不良）事件防范措施

（1）建立健全护理安全管理组织　在护理部、护理单元均设立护理安全管理小组，护理部－科护士长－护士长层层监控，并落实考核制度，定期检查、总结、分析、反馈质量信息。

（2）严格执行各项规章制度　医院的规章制度是医疗活动不可缺少的行为规范，是医疗质量的重要保障系统。各级护理人员要加强查对制度、岗位责任制度、护理缺陷管理制度、护理风险防范预案、交接班等制度的落实，使护理工作真正做到有章可循，有规可依。

（3）加强护理人员职业道德和安全教育　树立高尚的道德品质和良好的医德医风，强化医疗护理法规学习，明确护理安全与法律、法规的关系，懂得用法律来维护自身的合法权益，避免法律意识不强导致的护理缺陷。

（4）加强护理技术培训　不断学习新业务、新理论、新知识，定期进行护理业务技术考核和操作技术的培训，具备良好的业务素质和精湛的护理技术是保证护理质量的重要条件，同时也是预防护理过失的关键措施。

（5）贯彻执行中国医院协会《2009年患者安全目标》内容。

（6）严格执行护理安全（不良）事件上报管理制度　一旦发生护理安全（不良）事件，责任者要立即向护士长报告护理不良事件的发生经过、原因和结果。护士长在24h内口头或电话报告护理部，重大护理不良事件要立即报告护理部、科主任，并同时提交书面材料，护理部核实后，及时报告院部。

三、护理成本管理

（一）基本概念

1. 成本

成本（cost）是指生产过程中的生产资料和劳动消耗。具体地说，就是在生产、销售或经营管理过程中发生的费用。属于经济学范畴。它包括三个方面的含义：①成本是指消耗的物质资料、人力、时间及其他的服务量；②成本须以货币单位来衡量；③成本以衡量资源的使用量为目的。在医疗卫生领域，成本是服务过程中所消耗的直接成本和间接成本的总和。

2. 成本管理

成本管理（cost management）是以降低成本，提高经济效益，增加社会财富为目标而进行各项管理工作的总称。成本管理包括对医疗服务成本投入的计划、实施、反馈、评价、调整和控制等各环节和全过程。成本管理对医院经济效益起着决定性的作用。

3. 护理成本

护理成本（nursing cost）是指在提供护理服务过程中所消耗的护理资源价值，或者是指在给患者提供诊疗、监护、防治、基础护理技术及服务过程中的物化劳动和活劳动力消耗．其中物化劳动是指物质资料的消耗；活劳动是指护士脑力和体力劳动的消耗；货币价值是指用货币表示产出的劳动成果价值。护理成本主要包括劳务费、卫生业务费、公务费和卫生材料费。

4. 护理成本管理

护理成本管理（nursing cost management）是运用一系列的管理方法，对护理服务过程中发生的费用进行预测、核算、分析、控制等科学管理工作，从而降低成本，增加效益，提高护理服务质量。它贯穿于护理服务活动的全过程，包括成本预测、成本计划、成本核算、成本控制、成本分析和成本考核。

5. 现代成本管理中的新思路、新观念

（1）成本是体现一个医院经营管理水平高低的一个综合指标　成本管理是医院管理的一个重要组成部分，它要求系统而全面、科学和合理，它对于促进增产节支、加强经济核算，提高医院整体成本管理水平具有重大意义。

（2）成本管理是组织文化的组成部分　将成本控制意识作为医院或企业文化的一

部分。消除认为成本无法再降低的错误思想，进行全员培训教育，充分认识降低成本的潜力，强化成本管理与控制。

（3）降低成本是最有效的管理方式　在组织内部形成民主和自主管理意识。改变管理中常用的靠惩罚和奖励实施外在约束与激励的机制，实现自主管理。这既是一种代价最低的成本管理方式，也是降低成本最有效的管理方式。

（4）策略性成本管理　策略性成本管理是20世纪90年代兴起的一种新潮的、具有全面性与前瞻性的现代化的管理方法，备受西欧、美国和日本等发达国家管理界、企业界的高度重视和极大关注。随着医药卫生事业的迅速发展，策略性成本管理将在医院管理中发挥着越来越大的作用，地位越来越重要，也是现代医院发展步入良性循环的关键。

（二）护理成本管理的作用

（1）是降低医疗护理成本的有效途径　通过深化护理人员护理成本意识，推行节约成本观念，加强成本监督与管理，使护理成本核算科学化、规范化和标准化。减少护理成本支出，保证医疗护理安全，防范差错事故是控制医疗护理成本的有效途径。

（2）是制定合理价格的基础　医院成本管理离不开护理成本管理和医疗项目成本管理。对护理成本进行核定和研究，从费用的构成上进行筛选，不断完善收费项目的可行性和合理性，是减少医疗服务项目的材料消耗成本，减轻国家、医院和患者的负担，从而推动医院的发展。

（3）是合理配置护理人力资源的基础　护士是医院内最大的工作群体，护理人员的人力成本在医院人力资源投入中占较大比例。而人力成本其实是医院成本管理中相对容易控制的部分，护理管理者应合理地利用人力资源，最大限度地调动护士的主观能动性，以保证护理工作质量，提高工作效率。

（4）是衡量护理服务效益的标尺　只有做好护理经济管理，同时重视经济效益与社会效益的统一，才能实现护理质量的提高与经济体制的改革的共同发展。从而顺应卫生体制改革的发展需要，增强护理服务的综合竞争力。

（5）是护理绩效评价的基础　护理成本管理已成为提高护理管理水平，评价护理绩效的重要标志。借用护理成本核算指标，对护理人员的绩效进行全面跟踪、检测和反馈，使员工不断改进自己的行为，发挥主观能动性，对全面提升医院的服务水平，实现医院发展目标起着积极的促进作用。

（三）我国当前护理成本管理的现状

（1）护理成本意识淡漠　一般的医院就是护理服务从属于医疗服务，护理人员每天所关心的大多是每天的常规的护理工作，很少参加成本管理的制定，医院的成本管理受到严重影响。

（2）现行的各项收费标准是国家物价机关根据政策制定的，不是价值的真实反映。护理人工成本和现行收费之间存在差距。

（3）护理人员成本回收低于成本支出　目前我国大多数医院护理管理体系中没有专门负责成本核算的人员，因此制定不出合理的护理价格，更说不上合理的收费标准。如肌肉注射、皮试法、静脉注射、插胃管、灌肠、导尿等。

（4）护理人力资源配置不合理　虽然护理学科在不断发展，但是由于管理制度的不完善，造成人力资源配置不平衡。

（5）计算机程序制约成本核算　护理工作复杂多样，分工精细，现在均按照医嘱收费，如每2~4h翻身，会阴擦洗等只收材料费。因此，造成一线的护理人员工作负荷加重，增加了安全隐患，影响了成本核算的准确性和及时性。

（四）降低护理成本的途径

（1）人力成本方面　作为护理管理者需根据患者护理级别、工作量、各班次人员的业务技术水平、工作能力、年龄、职称等合理排班，科学编配，以保证护理工作质量、提高工作效率，促使护理人力成本产生高效低耗的效果，实现护理人力成本管理的最大效益。

（2）物力成本方面　增强物资管理意识、节约意识和经济意识，健全相关护理规章制度，如请领、定期清点盘底、使用登记、交接等制度，做到零库存，严格控制直接服务所用药品、医用材料和各种低值易耗品的丢失、过期和损坏。针对仪器设备的管理应做到专人专管、定期检查和维修。

（3）实施"零缺陷"管理　护理人员应严格执行和认真落实各项护理规章制度，加强护理技术操作水平，树立第一次就把事情做对、做好的理念，减少护理缺陷、差错、事故的发生，防范护患纠纷，这是控制成本最经济的途径。

目标检测

一、填空题

1．控制的功能有＿＿＿＿＿、＿＿＿＿＿。

2．根据控制点位置不同，控制可分为＿＿＿＿＿、＿＿＿＿＿、＿＿＿＿＿三类。

3．控制过程包括三个关键步骤：＿＿＿＿＿、＿＿＿＿＿、＿＿＿＿＿。

4．控制方法有：＿＿＿＿＿、＿＿＿＿＿、＿＿＿＿＿、＿＿＿＿＿、＿＿＿＿＿。

5．成本是服务过程中所消耗的＿＿＿＿＿和＿＿＿＿＿的总和。

二、单选题

A₁型题（单句型最佳选择题）

1．控制的基础是（　　）。

    A．制定标准　　　　B．信息反馈系统　　　　C．衡量绩效

    D．评价标准　　　　E．纠正偏差

2．护士授帽仪式属于（　　）。

    A．行政控制　　　　B．目标管理　　　　C．自我控制

    D．分权控制　　　　E．组织文化控制

3．护理部组织节日查房属于（　　）。

    A．反馈控制　　　　B．自我控制　　　　C．分权控制

    D．过程控制　　　　E．前馈控制

4．手术科室组织术前讨论属于（　　）。

    A．过程控制　　　　B．反馈控制　　　　C．行政控制

D．前馈控制　　　　　　E．自我控制

5．护理部调查病区压疮发生率，这属于哪种控制类型？（　　）

A．前馈控制　　　　　B．同期控制　　　　　C．过程控制

D．反馈控制　　　　　E．事后控制

A₂型题（案例摘要型最佳选择题）

6．在招收护士的工作中，某三甲医院只招收有护士执业证书且身体健康的护士作为新员工，以预防在岗护士因无资质或因疾病而导致生产力低下和不必要的损失。这种控制属于（　　）。

A．前馈控制　　　　　B．过程控制　　　　　C．结果控制

D．成本控制　　　　　E．直接控制

7．护士小齐打算为患者输血，发现输血袋有破损，有漏血现象，她立即同血库联系退换事宜。这种情况是护士的自我控制，作为控制类型来说它属于（　　）。

A．预先控制　　　　　B．现场控制　　　　　C．结果控制

D．直接控制　　　　　E．生产控制

A₃型题（案例组型最佳选择题，8～10题共用题干）

患者31床，刘某，女，25岁，因孕足月下腹阵痛5h于2013年1月8日入院。入院诊断：G1P0 孕 38W⁺³ᵈ LOA、临产；产妇于2013年1月8日晚上18时30分平产分娩，产后诊断：G1P1 孕 38W⁺³ᵈ LOA、平产、活婴。20时30分轮椅返回病房，嘱尽早解小便。于23时，起床到卫生间自解小便，从便器上站起时突感头晕跌倒在地，致左脸颧骨处皮肤轻微擦伤。主诉：感脸颊部疼痛3分，无恶心、呕吐，轻微头晕，无头痛。双侧瞳孔等大等圆约0.25cm，对光反射灵敏，测 P：76 次/分，R：20 次/分，BP：110/70mmHg。医嘱予聚维酮碘（碘伏）消毒伤处皮肤，并用无菌纱布覆盖，头颅CT，密切观察血压、意识2h。患者拒绝做头颅CT，嘱其安心卧床休息，小便暂用便盆，变更体位时动作宜缓慢，家属加强陪护，如有恶心、呕吐、头痛症状及时通知医护人员。

8．此案例属于（　　）。

A．护埋不良事件　　　B．意外　　　　　　　C．损伤

D．产后体虚　　　　　E．以上都不是

9．一般护理不良事件上报时限（　　）。

A．2h　　　　　　　　B．4h　　　　　　　　C．24h

D．12h　　　　　　　 E．8h

10．对于主动上报护理不良事件的科室或责任人，可酌情（　　）。

A．扣发奖金　　　　　B．严惩　　　　　　　C．批评

D．减轻或免于处罚　　E．以上都不是

三、多选题

1．按照控制点位置不同，控制可分为（　　）。

A．直接控制　　　　　B．过程控制　　　　　C．反馈控制

D．内部控制　　　　　E．前馈控制

2．控制应遵循哪些基本原则？（　　）

A．与计划一致的原则　　　　　　　　　B．控制关键点原则

C. 例外情况原则   D. 及时性原则   E. 追求卓越原则

3. 有效控制系统的特征（   ）。

A. 及时性   B. 灵活性   C. 适用性

D. 客观性   E. 明确的目的性

4. 护理不良事件的表现有（   ）。

A. 查对制度不严   B. 不严格执行医嘱   C. 药品管理混乱

D. 护士不严于职守   E. 不严格执行护理规章制度

5. 风险管理的程序包括（   ）。

A. 实施风险管理   B. 识别风险   C. 衡量风险

D. 评价风险管理后果   E. 选择风险管理工具

四、简答题

1. 简述控制的基本过程。

2. 简述控制的基本含义。

3. 有效控制系统的特征是什么？

4. 降低护理成本的途径有哪些？

5. 反馈控制的优缺点是什么？

实训题   顶岗实训——质量监督助理

一、方式

在实习医院顶岗实训。

二、目标

1. 了解控制的基本过程。

2. 初步了解控制方法与技术。

三、实施步骤

1. 课程进行期间，学生分组，每小组 6~8 人轮流进行。轮流安排学生利用课余时间到某实习医院护理质控小组担任质量监督助理。要求如下。

（1）每名同学按科室分配为质量监督助理，负责帮助质控小组成员进行检查。学生助理有权对护理人员的工作提出质疑，并作出相应的奖惩措施建议。

（2）在顶岗实训前，医院负责对学生进行培训。明确他们的责任和义务。

（3）每名同学在实训后应总结出一套质量控制行之有效的办法，应具有创新性。

2. 质控小组成员负责对学生助理进行评估。

3. 在顶岗实训中体会质量控制的重要意义，并写出 1000 字左右的报告。

4. 教师与科室负责人对学生的质量控制报告及其表现进行考核。

（王凤莲）

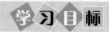

第十章

护理质量管理

学习目标

知识目标

1. 掌握质量、护理质量及临床路径的概念及其含义；掌握护理质量管理的基本标准。
2. 熟悉护理质量管理的基本原则、评价内容和分析方法；熟悉持续质量改进的内涵。
3. 了解质量观演变历程；了解护理质量管理过程；了解三级医院评审护理管理标准体系的内容。

技能目标

1. 学会运用PDCA循环管理方法对护理质量进行管理，促进护理质量的持续改进。
2. 熟练掌握六西格玛和JCI认证的概念及其含义，学会运用于改善护理临床实践。

【引导案例】

某医院为有效处理并减轻患者疼痛，促进患者功能恢复、早日回归家庭和社会，在原有疼痛管理的基础上，自2011年6月运用PDCA循环进行持续质量改进，构建患者术后疼痛管理模型，重点对疼痛管理流程、评估反馈等方面进行改进，取得了满意效果。

问题：

1. 何为PDCA循环？
2. 护理质量管理的模式有哪些？如何进行护理质量评价？

护理质量的高低对医疗安全的保障、诊疗技术的发挥以及整个医疗行业的声誉产生深远影响。护理质量的优劣不仅取决于护理人员的素质和技术质量，更直接依赖于护理管理的水平，尤其是护理质量管理的方法。本章重点围绕质量管理的相关概念、护理质量管理模式、工具等内容进行讨论。

第一节 质量管理概述

医疗护理质量管理是医院发展的基础，是医院管理的核心工作。学习护理管理必须了解护理质量管理的相关理论和质量管理最新进展，并应用于护理管理实践中。

一、质量管理的相关概念

（一）质量

质量（quality）又称为品质，常用于两个不同的范畴：一是指"度量物体惯性大小的物理质量"或"物体中所含物质的量"；另一个是指"产品或服务的优劣程度"。管理学中通常指第二种含义。国际标准化组织（International Organization for Standardization，ISO）定义为："反映实体满足明确和隐含需要的能力的特性总和"。质量一般包含三层含义，即规定质量、要求质量和魅力质量。规定质量指产品和服务应达到的预定标准；要求质量指产品或服务的特性满足了顾客要求的程度；魅力质量指产品和服务的特性远远超出顾客期望的程度。

（二）质量管理

质量管理（quality management）是保证向消费者提供高质量产品或服务的活动过程。其核心是制订、实施和实现质量方针与目标，质量管理的主要形式是质量策划、质量控制、质量保证和质量改进。它是全面管理的中心环节。

（三）质量策划

质量策划（quality planning）是确定质量目标和要求、采用质量体系要素、规定必要运行过程和相关资源的活动过程。

（四）质量控制

质量控制（quality control）即对质量的管理。为达到质量要求所采取的贯穿于整个活动过程的操作技术和监视活动。

（五）质量保证

质量保证（quality assurance）是为了向服务对象提供足够的信任，表明组织能够满足质量要求，而在质量体系中实施并根据需要进行证实信任度的全部有计划和有系统的活动。质量保证分为内部质量保证和外部质量保证。内部质量保证是对组织的管理者提供信任，使其确信组织的质量体系有效运行；外部质量保证主要是向顾客提供信任，展示组织具备持续满足其要求的能力。

（六）质量改进

质量改进（quality improvement）致力于增强满足质量要求的能力，其根本目的和动力是使组织和顾客双方都能得到更多的收益。

（七）持续质量改进

持续质量改进（continuous quality improvement，CQI）在全面质量管理基础上发展起来的更注重过程管理、环节质量控制的一种质量管理理论，是增强满足要求能力的循环活动，其本质是持续地、渐进地变革。

二、质量管理的发展

（一）质量检验阶段

质量检验阶段是质量管理的早期阶段。20世纪初，在泰勒的科学管理理论的指导下，质量检验与产品的生产过程分离，使质量管理进入了质量检验阶段（check quality control）。即增加"专职检验"这一环节，将生产出的产品由专职人员进行检验，以判明计划执行情况是否与原定计划偏离，是否符合标准，故又被称为"事后检验"。质量检验方法的产生，解决了长期以来由操作人员自己制造产品、自己检验和管理产品质量的问题。但是，这种单纯依靠事后检验查找废品和返修废品来保证产品质量的方法，存在耗费成本高的弊端。1977 年以前，我国的质量管理大多采取这种方式。

（二）统计质量控制阶段

为了解决以"事后检验把关"为主的质量管理中存在的问题，一些著名的统计学家和质量管理专家尝试运用数理统计学的原理来解决这些问题。1924 年 5 月 16 日休哈特设计出了世界第一张控制图。20 世纪 40 年代，美国贝尔电话公司应用统计质量控制技术取得成效。20 世纪 50 年代，美国著名的质量管理专家戴明提出用统计学的方法进行持续改进，指出大多数质量问题是生产和经营系统的问题，强调最高管理层对质量管理的责任。统计质量控制方法是质量管理发展过程中的一个重要阶段，其特点是由以前的"事后把关"转变为"事前预防"。在控制方法上，它广泛地应用数理统计的思考方法和检验方法；在管理方式上，它从专职检验人员把关转变为专业质量工程师和技术员控制。相对于单纯质量检验，从管理理念和方法上，都是一个很大的进步。

（三）全面质量管理阶段

20 世纪 50 年代末，科学技术突飞猛进，大规模系统开始涌现，相应出现了强调全局观念的系统科学。人们对产品质量的要求越来越高，除了对产品的一般性能要求外，增加了对产品的可靠性、安全性、经济性等要求，单靠统计质量管理难以满足社会和用户对产品质量的要求。于是，美国通用电气公司的阿曼德·费根堡姆（Armand V. Feigenbaum）和质量管理专家朱兰提出了全面质量管理（total quality management，TQM）概念，并逐渐被世界各国所接受。

全面质量管理坚持"四一切"和"一多样"，即一切用数字说话，一切以预防为主，一切为用户服务，一切遵循 PDCA 循环，因地制宜地采取多样化的管理方法；强调"三全"，即全面质量管理、全程质量管理、全员参与质量管理，该理论的创立和发展，使质量管理从单一角度转变为多角度、全方位的管理，无论在总体控制和深化程度上都达到了新的水平。

（四）社会质量管理阶段

美国著名质量管理专家朱兰指出，20 世纪是生产率的世纪，21 世纪是质量的世纪。21 世纪不仅质量管理的规模会增大，而且会随着政治、经济、科技、文化、自然环境同步发展，质量管理将进入一个新的发展阶段，即社会质量管理（social quality management，SQM）阶段。该阶段的质量管理具有以下特征：①产品和服务的质量将越来越具有社会化和国际化的性质；②社会质量系统和质量法规将更加完善和严密，国际性质量管理组织将发挥更大的作用；③质量将随着政治、经济、科学、文化的发展而同步发展；④质量文化在 21 世纪会高度发展；⑤质量控制与抽样检验理论将沿着多元化、小样本化、模糊化、柔性化等方向继续深入发展。

第二节　护理质量管理

护理质量管理是医院护理管理的中心工作，也是体现护理工作价值的重要手段。现代护理质量管理，应充分理解社会对质量管理的需求，运用科学的质量管理方法，不断完善护理质量管理体系，为患者提供优质的护理服务。

一、护理质量管理的概念

（一）护理服务

护理服务（nursing service）是指护理人员借助各种资源向服务对象提供的各种服务。护理服务的对象是人，应当以尊重患者的生命、人格、权利为前提。护理服务的目标必须是在保证患者安全的前提下，提供及时、有效、让服务对象满意的服务。

（二）优质护理服务

优质护理服务（high quality service of nursing）就是找出就医顾客认为有价值的服务，然后提供相匹配的或超越他们期望值的服务。从医务人员的角度认识，优质护理服务就是尊重和礼貌地对待就医顾客；让其感到是受欢迎的、重要的；提供舒适的环境；保持充沛的精力、展示积极的态度；倾听；接受反馈；传达清晰的信息；正确地做事等。然而，从就医顾客的角度来看，对优质服务的定义却不完全相同。调查发现，就医顾客对优质服务的理解，包括：①候诊时间短；②及时回应；③友好、礼貌；④提供清楚、准确的信息；⑤正确；⑥可及、可靠和负责；⑦便利；⑧解除不适；⑨无并发症；⑩提供安静、清洁、安全的休息环境等。

（三）护理质量

护理质量（nursing quality）不同的主体对护理质量的定义有所差异：管理者常从护理成本、利益风险比和有无护理投诉等方面来考虑护理质量；患者通常根据护理服务的便利性和对护理服务期望的实现来定义护理质量；护士则着重从护理活动对患者健康的利弊影响来定义护理质量。随着医学模式的转变和现代护理观的发展，护理质量由原始定位在简单劳动和技术操作的基点上不断深化与拓展，从广义上讲包含以下4个方面：①护理工作是否使患者达到了接受检查、治疗、手术和康复的最佳状态；②护理诊断是否确切、全面，并动态监护病情变化和心理状态的改变；③能否及时、正确、全面地完成护理程序，并形成完整的护理文件；④护理工作能否在诊断、治疗、手术、生活服务、健康教育、环境管理及卫生管理方面完成协同作用，并发挥协调作用。

（四）护理质量管理

护理质量管理（nursing quality management）是指按照护理质量形成的过程和规律，对构成护理质量的各要素进行计划、组织和控制，以保证护理服务达到规定的标准、满足服务对象需求及合理期望的过程。

护理质量管理的目的旨在使护理人员思想职业道德规范、业务素质行为活动各方面都符合质量要求和患者的合理需求。使护理始终能处于对工作、对患者有利的符合质量标准要求的状态，用最佳的参数、最短的时间、最好的技术、最低的成本，达到最优化的治疗护理效果，促进患者早日康复。

护理质量管理的内容通常包括制定护理质量方针、目标和标准，建立护理质量体系，实施护理质量保证，持续改进护理质量，进行护理质量资源的管理等方面。近些年，随着我国医药卫生体制改革的深化，尤其是新医改政策实施以来，护理质量管理的内涵、外延与重点也处于不断演变的过程，护理工作者面临着一场转变观念、提高认识的新挑战。

二、护理质量管理的基本原则

（一）以患者为中心原则

无论是临床护理工作流程设计、优化，护理标准的制订，还是日常服务活动的评价都必须打破以工作为中心的模式，建立尊重患者人格，满足患者需求，提供专业化服务，保障患者安全的文化与制度。

（二）预防为主原则

在护理质量管理中树立"第一次就把事情做对"的观念，对形成护理质量的要素、过程和结果的风险进行识别，建立应急预案，采取预防措施，降低护理质量缺陷的发生。要充分理解质量是做出来的，不是检验出来的。

（三）全员参与原则

护理服务是护理人员劳动的结果，各级护理管理者和临床一线护理人员的态度和行为直接影响着护理质量。因此，护理管理者必须重视人的作用，对护理人员进行培训和开发，增强护理人员的质量意识，引导每一位护理人员能自觉参与护理质量管理工作，充分发挥全体护理人员的主观能动性和创造性，不断提高护理质量。

（四）质量标准化原则

质量标准化是护理质量工作的基础，要建立健全质量管理制度，保证护理人员在服务过程中有章可循、有据可依。护理质量标准化包括建立各项规章制度、各级岗位职责、各种操作常规、各类工作标准和质量评价标准等。在质量管理过程中只有遵循各项标准，才能使管理科学化、规范化。

（五）持续改进原则

质量改进是质量管理的灵魂。要满足护理服务对象日益增长和不断变化的需求，必须遵循持续质量改进的原则。护理管理者和全体护理人员应对影响质量的因素具有敏锐的洞察能力、分析能力和反省能力，不断地发现问题、提出问题、解决问题，以达到持续质量改进的目的。

三、护理质量管理任务

（一）建立护理质量管理体系，明确护理管理的职责

完善的质量管理体系是开展质量管理，实现质量方针，达到质量目标的重要保证。护理质量是在护理服务活动过程中逐步形成的，要使护理服务过程中影响质量的因素都处于受控状态，必须明确规定每一位护理人员在质量工作中的具体任务、职责和权

限，建立完善的护理质量管理体系，才能有效地实施护理管理活动，保证服务质量的不断提高。

（二）进行质量教育，强化质量意识

质量教育是质量管理的一项重要的基础工作，护理管理者应加强质量教育，不断强化质量意识，使每一位护理人员认识到自己在提高质量中的责任，明确提高质量对于整个社会、医院的重要作用，自觉地掌握和运用质量管理的方法和技术，提高管理水平和技术水平，不断地提高护理工作质量。

（三）制定护理质量标准，规范护理行为

护理质量标准是护理质量管理的基础，也是规范护理行为的依据。没有标准，不仅质量管理无法进行，而且护理行为也没有遵循的准绳。因此，建立和完善质量标准是护理质量管理的一项基本任务和基础工作。

（四）进行全面质量控制，持续改进护理质量

质量持续改进是质量管理的灵魂。只有对影响护理质量的各个要素、各个过程都进行全面质量控制，树立"第一次就把工作做好，做不好是不正常的，只能不断改进、追求卓越，不能安于现状"的意识，才能实现护理质量的持续改进。

四、护理质量管理标准

（一）标准及标准化概念

（1）标准　标准（standard）是指为在一定范围内获得最佳秩序，对活动或其结果规定共同的和重复使用的规则、导则或特性的文件。它以科学技术和实践经验为基础，经有关方面协商同意，由公认的机构批准，经特定的形式发布。其目的是为了获得最佳的工作秩序和社会效益。我国的标准分国家标准、行业标准、地方标准和企业标准。

（2）标准化　标准化（standardization）是为在一定范围内获得最佳秩序，对实际的或潜在的问题制定共同的和重复使用的规则的活动。它是组织现代化生产的重要手段，是科学质量管理不可缺少的组成部分，是以制定和贯彻标准为工作内容的、有组织的活动过程，是不断循环螺旋式上升的过程，每完成一次循环运动就使标准化水平得到进一步完善和提高。标准化的基本形式包括：简化、统一化、系列化、通用化和组合化。

（二）护理质量标准概念及分类

1. 护理质量标准

护理质量标准（nursing quality standard）是依据护理工作内容、特点、流程、管理要求、护理人员及服务对象特点和需求而制订的护理人员应遵循的准则、规定、程序和方法。护理质量标准是护理管理的重要依据，它不仅是衡量护理工作优劣的准则，也是指导护士工作的指南。如在医院工作中，各种条例、制度、岗位职责、医疗护理技术操作常规均属于广义的标准。2008 年颁布的《中华人民共和国护士管理条例》、2008 年颁布的《医院管理评价指南（2008 年版）》、2009 年颁布的《综合医院分级护理指导原则（试行）》、2011 年颁布的《临床护理实践指南（2011 版）》以及《患者安

全目标》、《三级综合医院评审标准实施细则（2011 年版)》等，均是正式颁布的国家标准。

知识链接

《三级综合医院评审标准（2011 年版)》中关于护理管理的内容介绍

1．确立护理管理组织体系

（1）院领导履行对护理工作领导责任，对护理工作实施目标管理，协调与落实全院各部门对护理工作的支持，具体措施落实到位。

（2）执行三级（医院-科室-病区）护理管理组织体系，逐步建立护理垂直管理体系，按照《护士条例》的规定，实施护理管理工作。

（3）实施护理人员分级管理，病房实施责任制整体护理工作模式，落实责任制，明确临床护理内涵及工作规范，对患者提供全面、全程的责任制护理措施。

（4）实行护理目标管理责任制、岗位职责明确，落实护理常规、操作规程等，有相应的监督与协调机制。

2．护理人力资源管理

（1）有护理人员管理规定、实现岗位管理制度，明确岗位设置、岗位职责、岗位技术能力要求和工作标准，同工同酬。

（2）护理人力资源配备与医院的功能和任务一致，有护理单元护理人员的配置原则，有紧急状态下调配护理人力资源的预案。

（3）以临床护理工作量为基础，根据收住患者特点、护理等级比例、床位使用率对护理人力资源实行弹性调配。

（4）建立基于护理工作量、质量、患者满意度并结合护理难度、技术要求等要素的绩效考核制度，并将考核结果与护理人员的评优、晋升、薪酬分配相结合，实现优劳优得，多劳多得，调动护理人员积极性。

（5）有护理人员在职继续教育计划、保障措施到位，并有实施记录。

3．临床护理质量管理与改进

（1）根据分级护理的原则和要求，实施护理措施，有护理质量评价标准，有质量可追溯机制。

（2）依据《护士条例》、《护士守则》、《综合医院分级护理指导原则》、《基础护理服务工作规范》与《常用临床护理技术服务规范》规范护理行为，优质护理服务落实到位。

（3）临床护理人员护理患者实行责任制，与患者沟通交流，为患者提供连续、全程的基础护理和专业技术服务。

（4）有危重患者护理常规，密切观察患者的生命体征和病情变化，护理措施到位，患者安全措施有效，记录规范。

（5）遵照医嘱为围术期患者提供符合规范的术前和术后护理。

（6）遵照医嘱为患者提供符合规范的治疗、给药等护理服务，及时观察、了解患者用药和治疗反应。

（7）遵照医嘱为患者提供符合规范的输血治疗服务。

（8）保障仪器、设备和抢救物品的有效使用。

（9）为患者提供心理与健康指导服务和出院指导。

    （10）有临床路径与单病种护理质量控制制度，质量控制流程，有可追溯机制。

    （11）按照《病历书写基本规范》书写护理文件，定期质量评价。

    （12）建立护理查房、护理会诊、护理病例讨论制度。

    4．护理安全管理

    （1）有护理质量与安全管理组织，职责明确，有监管措施。

    （2）有主动报告护理安全（不良）事件与隐患信息的制度，改进措施到位。

    （3）有护理安全（不良）事件成因分析及改进机制。

    （4）有护理风险防范措施，如跌倒、坠床、压疮、管路滑脱、用药错误等。

    （5）临床护理技术操作常见并发症的预防与处理规范。

    （6）有紧急意外情况的应急预案和处理流程，有培训与演练。

    5．特殊护理单元质量管理与监测

    （1）按照《医院手术部（室）管理规范》有手术部（室）护理质量管理与监测的有关规定及措施，护理部有监测改进效果的记录。

    （2）按照《消毒供应中心管理规范》有消毒供应中心（室）护理质量管理与监测的有关规定及措施，护理部有监测改进效果的记录。

    （3）有新生儿室护理质量管理与监测的有关规定及措施，护理部有监测改进效果的记录。

2. 护理质量标准分类

    根据管理过程结构可以把护理质量标准分为要素质量标准、过程质量标准和终末质量标准，三者是不可分割的标准体系。

    （1）要素质量标准　　要素质量是指构成护理工作质量的基本元素。要素质量标准既可以是护理技术操作的要素质量标准，也可以是管理的要素质量标准，每一项要素质量标准都应有具体的要求。如三级综合医院评审标准中对临床护理质量管理与持续改进的具体要求是：根据分级护理的原则和要求建立分级护理制度质量控制流程，落实岗位责任制，明确护理工作内涵和工作规范；有护理质量评价标准和考核指标，建立质量可追溯机制等。

    （2）过程质量标准　　过程质量是各种要素通过组织管理所形成的各项工作能力、服务项目以及工作程序或工序质量，它们是一环套一环的，所以又称为环节质量。过程质量中强调的医疗服务体系能保障提供连贯的医疗服务。连贯的医疗服务主要指急诊与入院的衔接、诊断与治疗的衔接、诊疗程序的衔接、科室之间的衔接、医院与社区之间的衔接。体现护理过程质量标准的项目，如执行医嘱、观察病情、患者管理、护理文件书写、技术操作、心理护理、健康教育等。

    （3）结果质量标准　　护理工作的终末质量是指患者所得到护理效果的综合质量。它是通过某种质量评价方法形成的质量指标体系。例如住院患者的护理结果标准是以重返率（再住院和再手术）、死亡率（住院死亡和术后死亡）、安全指标（并发症与患者安全）三个结果质量为重点，同时还包括患者及社会对医疗护理工作的满意率等。体现护理结果质量标准的项目如皮肤压疮发生率、差错发生率、一级护理合格率、住院满意度、出院满意度等患者对护理服务的满意度调查结果等。

（三）护理质量标准化管理

护理质量标准化管理，就是制定和执行护理质量标准，并不断进行护理标准化建设的工作过程。

1. 制定护理质量标准的原则

（1）可衡量原则　没有数据就没有质量的概念，理想的护理质量标准和指标应是详细说明行为或结果，将其存在的状况、程度和成果的数量。尽量用数据来表明。

（2）科学性原则　护理质量标准不仅要符合法律法规和规章制度要求，而且要能够满足患者的需要，有利于规范护士行为，以提高护理质量和医院的管理水平。

（3）先进性原则　护理工作的服务对象是患者，任何疏忽、失误或处理不当都会给患者造成不良影响或严重后果。因此，在制订护理质量标准时，要结合国内外护理工作的经验和教训，在循证的基础上按照质量标准形成的规律和特点制定标准。

（4）实用性原则　应明确标准的类型和水平，从客观实际出发，看是否具备实行标准的条件，是否有评价方法可以测量，是否反映服务对象的需求和实践需要等。对于使用者来讲，标准值应是基于事实，略高于事实，经过努力才能达到的。

（5）严肃性和相对稳定性　在制订各项质量标准时要有科学的所属人员参与依据和群众基础，标准一经审定，必须严肃认真地执行，凡强制性、指令性标准应真正成为质量管理的法规；其他规范性标准也应发挥其规范指导作用。此外，需要保持各项标准的相对稳定性，不可朝令夕改。

2. 制定护理标准的步骤

（1）调查研究，收集资料　调查国内外有关资料、标准对象的历史现状、科研成果、实践经验和技术数据统计资料、有关的意见和要求等。资料收集后应进行认真的分析、归纳和总结。

（2）拟定标准，并进行验证　在对资料综合分析的基础上，拟定标准的初稿。初稿完成后交有关单位、人员进行讨论、修改，然后试行或试验验证，在试行的基础上再加以补充、修订。

（3）报批审定，公布实行　将拟定的标准交决策机构审定批准，然后颁布实行。

（4）标准的修订　在原标准的基础上，依据学科的发展需要对原标准的不足部分进行修订，对不完善部分进行补充，以确保护理质量的不断提升。

第三节　护理质量管理模式

护理质量管理常用的模式有 PDCA 循环、临床路径、六西格玛管理、JCI 认证、质量管理圈活动和五常法等。PDCA 循环是护理质量管理最基本的模式之一，而临床路径和五常法也在临床广泛应用。

一、PDCA 循环管理

（一）PDCA 循环概述

PDCA 循环是由美国质量管理专家爱德华·戴明（W. Edwards Deming）提出的，

又称"戴明环"。PDCA循环由P计划（plan）、D执行（do）、C检查（check）、A处理（action）四个阶段组成。PDCA循环的过程就是发现问题解决问题的过程。它是全面质量管理所应遵循的科学程序，在质量管理中得到广泛应用。

（二）PDCA循环步骤

每一次PDCA循环都要经过四个阶段、八个步骤。

（1）计划阶段　计划阶段包括制定质量方针、目标、措施和管理项目等计划活动。这一阶段分为四个步骤：①调查分析质量现状，找出存在的问题；②分析调查产生质量问题的原因；③找出影响质量的主要因素；④针对主要原因，拟定对策、计划和措施。

（2）执行阶段　执行阶段是管理循环的第五个步骤。它是按照拟定的质量目标、计划、措施具体组织实施和执行。

（3）检查阶段　是管理循环的第六个步骤。它是把执行结果与预定目标进行对比，检查计划目标的执行情况。在此阶段，应对每一项阶段性实施结果进行全面检查，注意发现新问题、总结经验、分析失败原因，以指导下一阶段的工作。

（4）处理阶段　包括管理循环的第七、八两个步骤。第七步为总结经验教训，将成功的经验形成标准，将失败的教训进行总结和整理，记录在案，以防再次发生类似事件。第八步是将不成功和遗留的问题转入下一循环中去解决。

（三）PDCA循环特点

（1）大环套小环（图10-1），互相促进　整个医院是一个大的PDCA循环，护理部是其中一个中心PDCA循环，各护理单位如病区、门诊、急诊室、手术室等又是小的PDCA循环。大环套小环，直至把任务落实到每一个人；反过来小环保大环，从而推动质量管理不断提高。

（2）阶梯式运行，每转动一周就提高一步（图10-2）　PDCA四个阶段周而复始地运转，每循环一圈就要使质量水平和管理水平提高一步，呈阶梯式上升。PDCA循环的关键在于"处理阶段"，就是总结经验，肯定成绩，纠正失误，找出差距，避免在下一循环中重复错误。

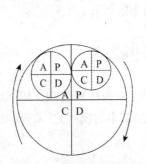

图10-1　大环套小环示意图

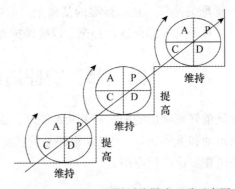

图10-2　PDCA循环阶梯式上升示意图

（3）在PDCA循环中，A是一个循环的关键　因为处理阶段就是解决存在问题、总结经验和吸取教训的阶段。该阶段的重点又在于修订标准。

二、临床路径

（一）临床路径概念

临床路径（clinical pathway，CP）临床路径是一组人员共同针对某一病种的治疗、护理、康复、检测等所制定的一个最适当的，能够被大部分患者所接受的照护计划。临床路径最早开展于20世纪80年代的美国。

（二）临床路径的实施

临床路径应由从事临床工作的医师、护士和管理人员组成的专家小组制定，主要采用流程图描述各个临床工作流程：①确定各个临床工作过程的合理时间，尽量缩短各个工作流程时间；②明确划分医务人员的责任和权限；③尽量减少不同医务人员之间的诊疗差异；④减少不必要的实验室诊断和流程；⑤降低医疗成本和其他服务、管理成本，提高医疗服务质量。

临床路径的制定可以依靠国内有经验的专家，也可依靠医院自己的力量。制定临床路径一定要有客观基础，可以分析参考医院的病历以及国家或本专业有关的诊疗标准或临床规范。在实施临床路径过程中，应及时评价，发现问题及时调整。

（三）临床路径的作用

（1）临床路径可以提高工作效率，降低平均住院日　临床路径通过明确医疗职责，规范临床工作程序，明确了患者检查、治疗的时间安排，避免了可引起拖延、脱节的环节，有效地提高了工作效率，降低了患者的平均住院日。

（2）提高医疗护理质量，减少医疗差错发生　由于临床路径是医疗专家共同讨论研究制订的，它使医护人员在工作中有章可循，避免了医护人员个人在工作中的随意性，有助于提高医疗护理质量。

（3）降低医疗成本　实施临床路径，规范了医疗行为，减少了医疗服务的随意性，减少了浪费，降低了医疗成本。

三、六西格玛管理

（一）六西格玛管理概述

六西格玛（6σ）概念于1986年由摩托罗拉公司的比尔·史密斯提出。西格玛（Σ，σ）是希腊字母，这是统计学里的一个单位，表示与平均值的标准偏差，旨在生产过程中降低产品及流程的缺陷次数，防止产品变异，提升品质。西格玛值越大，缺陷或错误就越少。六西格玛是一个目标，这个质量水平意味的是在所有的过程和结果中，99.999 66%是无缺陷的，也就是说做100万件事情，其中只有3.4件是有缺陷的。

六西格玛管理（Six Sigma Management）是一种统计评估法，通过"测量"一个过程有多少缺陷，系统地分析出怎样消除它们和尽可能的接近"零缺陷"。六西格玛管理认为，没有测量就没有管理，量出"缺陷"是改进"缺陷"的前提。从质量、成本、周期、顾客满意等方面测量出过程的缺陷，围绕这些缺陷开展质量改进活动，经营绩效就会增长。近几年来，该管理模式在医院领域得到很好的尝试与应用。

（二）六西格玛管理步骤

六西格玛管理的魅力不仅在于它强调了测量对于管理的意义，还在于它提出了一套科学严谨的用以支持过程绩效改进的方法论，其中被广泛认同并使用的是用于对现有过程进行改进的 DMAIC 方法，以及对新产品和新业务过程进行开发设计的 DFSS 方法。DMAIC 方法是由定义（define）、测量（measure）、分析（analysis）、改进（improve）和控制（control）五个阶段构成的过程改进方法，也被称为过程改进五步法。DMAIC 方法将过程改进分为上述五个阶段，每个阶段都有特定的工作和要求。

（1）定义阶段　六西格玛管理从患者的需求出发，通过头脑风暴法、树图等常用工具和技术找到护理工作中存在的问题，确定质量关键点，为护理质量的改进寻找一个可实现的目标。

（2）测量阶段　根据六西格玛管理方法，护理工作人员先详细了解患者重视什么，期望什么，再根据患者需求制定不同类型的患者需求调查表，进行测量，收集数据。

（3）分析阶段　利用统计学方法对数据进行分析，找出有统计学意义并影响患者满意度的关键因素，提出解决的方案，最后选择可操作性最优的方案。

（4）改进阶段　根据调查和分析的结果，六西格玛管理利用最优方案，根据流程服务的标准，改进标准，同时收集反馈信息和建议，使护理改进工作做得更加平稳、更安全、更有效，更加满足患者的需要。

（5）控制阶段　六西格玛管理在实施改进的基础上，制定控制措施，进行二次数据收集，并对比分析，看护理质量是否有提高。

（三）六西格玛管理特点

六西格玛管理是以顾客为关注焦点的管理理念。通过提高顾客满意度和降低资源成本促使组织的业绩提升；注重数据和事实，使管理成为一种真正意义上基于数字上的科学；以项目为驱动力，强调骨干队伍的建设，实现对产品和流程的突破性质量改进。

四、JCI 认证

（一）JCI 认证的概念

JCI（Joint Commission International）是联合委员会国际部的简称，创建于 1998 年，是美国医疗机构认证联合委员会的国际部，也是世界卫生组织（the World Health Organization，WHO）认可的全球评估医院质量的权威评审机构。JCI 认证是一种医院质量管理和改进的有效手段，属于国际医院质量评审方法。

（二）JCI 标准的特点

JCI 标准最大的特点是以满足服务对象的全方位合理需求作为主要的依据，其理念是最大限度地实现医疗服务"以患者为中心"，并建立相应的政策、制度和流程，以鼓励持续不断地质量改进，规范医院管理，为患者提供周到、优质的服务。2005 年引入第二版 JCI 标准，结合我国通过 JCI 认证医院的成功经验，以"医院管理年"为契机颁布的《医院管理评价指南（试行）》，成为医院评审标准的雏形。2011 年颁布的《三级综合医院评审标准（2011 年版）》的特点是：突出以患者的需求为导向，更加关注患者就医的感受，以"质量、安全、服务、管理、绩效"为重点，监测指标是以过程（核心）质量与结果质量指标并重的模式展现。

（三）JCI 认证的意义

JCI 标准的管理模式强调以患者为中心，它的意义不仅是提供一套医院服务质量标准，更是协助医院进行科学管理的工具。只要医院按照标准进行管理和持续改进，医院的各项工作都会得到提升。医疗机构必须建立连续监测患者安全的系统，以构建零风险的就医环境为最终目标。根据 JCI 提供的方法，以满足患者安全需求为出发点，建立患者安全监测指标及意外事件报告程序，对医疗服务细节的安全进行评估，可有效地防止不良事件的发生。

五、ISO 9000 系列标准

"ISO" 是国际标准化组织（International Organization for Standardization）的缩写，是非政府性的各国标准化团体组成的世界性联合会，下设许多专业技术委员会，负责起草标准。其标准是在总结世界发达国家先进质量管理和质量保证经验的基础上编制发布的一套实用而有效的管理标准。

"ISO 9000 系列标准" 是指由国际标准化组织中的质量管理和质量保证技术委员会（简写为 ISO/TC 176）制定并发布的所有标准，"9000" 是标准的编号。

ISO 9000 系列标准提供的是一种标准化的质量管理制度，可以为护理质量管理提供目标，明确划分为质量职能、人员培训、仪器设备质量、护理服务质量、质量监控、预防护理缺陷、质量评价、质量改进与奖惩、质量文件与记录 10 个方面的管理标准。

我国政府十分重视 ISO 9000 系列标准，1988 年宣布等效采用，1992 年改为等同采用，并发布了 GB/T 19000《质量管理和质量保证》国家标准。先后成立了"国家质量管理和质量保证标准化技术委员会"和"中国质量体系认证机构国家认可委员会"等机构。

为了加强医院的质量管理，国内一些医院引进 ISO 9000 系列标准并通过认证，用以证明医院符合国际标准，具有稳定地提供满足患者要求和适用法律法规要求的医疗服务的能力，最新的版本是 2008 年进行的修订。ISO 9000 系列标准的导入与建立，首先可以为护理质量管理提供标准化、规范化的基础平台，其次将法律、法规和制度转化为体系约束条件，使护理工作中诸环节始终处于受控状态，再次可以从系统的角度优化整体护理工作，最后 ISO 9000 系列标准属于第三方评审认证，可以提供从不同角度提供客观、科学的评价与指导。

> **知识链接**
>
> **五常法**
>
> 源于日本生产型企业提倡的"5S"管理，即整理（seiri）、整顿（seiton）、清扫（seiso）、清洁（seiketsu）和素养（shitsuke）这 5 个词的缩写。指的是在生产现场，对材料、设备人员等生产要素开展相应的整理、整顿、清扫、清洁、修养等活动。"5S" 作为现场管理的有效工具，已受到全球企业和医疗界的广泛关注和认同。1994 年香港何广明教授对"5S"进行改良并定名注册为五常法。即常组织、常整顿、常清洁、常规范、常自律。2001 年广东省人民医院从香港引进五常法，应用于医疗护理工作管理，取得了良好效果。目前国内许多医院采用五常法对病区的护理质量进行管理。

第四节　护理质量评价

护理质量的评价是护理质量管理的重要手段，贯穿于护理过程的始终。通过护理质量评价可以了解护理工作质量、工作效率和人员情况，为以后的管理提供信息和依据，寻求持续质量改进的机会，从而不断提高护理质量。

一、护理质量评价方法

（一）以要素质量为导向的评价

以要素质量为导向的评价是以构成护理服务要素质量基本内容的各个方面为导向所进行的评价。这些基本内容包括：与护理活动相关的组织结构、物质设施、资源和仪器设备及护理人员的素质等。具体表现如下。

（1）环境　病房结构布局是否合理，患者所处环境是否安全、舒适、整洁。

（2）护理人员工作安排　人员素质和业务技术水平是否合乎标准，选择的护理工作方法是否恰当，管理者的组织协调是否合理等。

（3）仪器设备　与护理工作相关的仪器、设备的使用和维护，仪器设备是否处于正常的工作状态，包括药品、物品基数及保持情况。

（4）患者　护士是否掌握患者的病情，护理计划和措施是否有效，患者的健康是否得到全方位的照顾。

（5）护理文书　护理文书是否完整，医院规章制度是否落实，后勤保障工作是否到位等。

以要素质量为导向的评价方法有现场检查和考核、问卷调查、查阅资料等。

（二）以流程优化为导向的评价

护理流程优化是对现有工作流程的梳理、完善和改进的一项策略，不仅仅要求护理人员做正确的事，还包括如何正确地做这些事。医院护理单元通过不断发展、完善、优化流程以提高护理质量。以流程优化为导向的评价是指以护理流程的设计、实施和改进为导向对护理质量进行评价。具体表现如下。

（1）护理管理方面　护理人员配置是否可以发挥最大价值的护理工作效益，排班是否满足患者需求，是否有利于护理人员健康和护理工作的安全有效执行，护理操作流程是否简化且使得患者、护理人员、部门和医院均受益等。

（2）服务方面　接待患者是否热情，患者安置是否妥当及时，入院及出院介绍是否详细，住院过程中是否能做到主动沟通，有问必答等。

（3）技术方面　急救流程、操作流程、药品配置流程、健康教育流程等。

（4）成本方面　病房固定物资损耗情况、水电消耗、一次性物品等护理耗材使用情况等。

以护理流程优化为导向的评价方法主要为现场检查、考核和资料分析。包括定性的评价内容和各种用于定量分析的相关经济指标、护理管理过程评测指标及其指标值。

（三）以患者满意为导向的评价

以患者满意为导向的评价是将测评重点放在患者的满意方面，将监督、评价护理质量的权力直接交给患者，既维护了患者权益，又最大限度地实现了护理工作以满足患者需求为目的的服务宗旨。根据患者对护理服务的评价，给予分析、评估护理服务的效果，从而达到护理服务质量持续改进的目的。评价内容包括：护理人员医德医风、工作态度、服务态度、技术水平、护患沟通、满足患者生活需要、健康教育（即入院宣教、检查和手术前后宣教、疾病知识、药物知识宣教、出院指导）、病区环境管理、护士长管理水平等。以患者满意为导向的评价方法包括：

（1）与患者直接沟通　医院可以采取定期召开患者座谈会，设立患者信访室专人接待，开通患者热线电话等方式。

（2）问卷调查　可通过信函、传真、电子邮件、网上调查、现场发放调查表等形式进行。

（3）患者投诉　一般要求医院主动设立公开投诉热线电话，在重要场所设立投诉信箱。此外，还可以通过新闻媒体的报道，权威机构的调查结果，行业协会的调查结果等获取患者满意度信息。

二、护理质量评价结果分析

护理质量评价的结果直接表现形式主要是各种数据，但数据尚不能直接用于对护理质量的判断，必须进行统计分析。护理质量评价结果分析方法较多，可根据收集数据的特性采用不同的方法进行分析。常用的方法有定性分析和定量分析两种。定性分析法包括调查表法、分层法、水平对比法、流程图法、亲和图法、头脑风暴法、因果分析图法、树图法和对策图法等。定量分析法包括排列图法、直方图法和散点图的相关分析等。

（一）因果图法

因果图（cause and effect diagram）又称鱼骨图，是整理、分析影响质量（结果）的各种原因及各种原因之间的关系的一种工具。因果分析图运用系统分析方法，从结果出发，首先找出影响质量问题的大原因，然后再从大原因中找出中原因，再进一步找出影响质量的小原因……以此类推，步步深入，一直找到能够采取改进措施为止。

因果图的制作步骤如下。

（1）明确要解决的质量问题，用一条主干线指向结果。

（2）将影响质量的原因分类，先按大的方面分，然后由大到中、由中到小依次细分，一直到可以直接采取措施为止，并用箭头表示到图上。分析大原因时，应从人、设备、材料、方法、环境等方面考虑。

（3）为了醒目，对起到决定作用的因素画重线或标记。重要原因可采用排列图法、评分法来确定。

图 10-3 是某医院就精神病患者出走原因进行的鱼骨图分析。

（二）排列图法

排列图法（pareto diagram）又称巴雷特图法或主次因素分析图法，经常被描述为 80/20 原则，意思是在很多情况下，80% 的问题是由 20% 的原因引起的。它是定量找出影响质量的主要问题或因素的一种有效方法。1897 年，意大利经济学家巴雷特通过这种方法分析社会财富的分布状况，发现绝大多数人都处于贫困状态，而少数人占有大部分社会财富，支配着整个社会经济发展动向，起着关键作用，即所谓的"关键的少数和次要的多数"关系。1951 年，美国质量管理专家把它应用于质量管理。

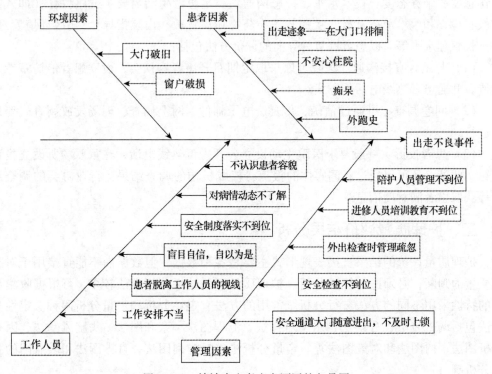

图 10 - 3　精神病患者出走原因的鱼骨图

排列图由左右两个纵坐标、一个横坐标、多个直方柱和一条折线构成。左边纵轴表示质量问题频数，右边纵轴表示累计频率，横轴表示影响质量的各项因素，按其影响大小，从左至右依次排列。直方柱高度表示因素影响大小，折线表示各项累计频率的连线。

按照累计百分数把影响质量的因素分为三类：0 ~ 80% 的是 A 类，为主要因素；80% ~ 90% 是 B 类，为次要因素；90% ~ 100% 是 C 类，为一般因素。抓住主要因素，就可以集中力量加以解决，从而达到控制和提高产品质量的目的。

排列图的绘制步骤如下。

（1）确定所要调查的问题，收集相关数据。

（2）做排列图数据表，表中须列有质量不合格的项目类型、每个项目类型的频数、每个项目类型的累计频率。

（3）按每个项目类型的频数从大到小的顺序，将数据填入排列图数据表中，将频数很小的数据合并为"其他"项，将其列在最后，可以不考虑"其他"项的数据大小。

（4）画左、右两个纵轴和一个横轴。左边的纵轴标上频数刻度，最大刻度为总频数；右边纵轴标上累计频率刻度，最大刻度为 100%；在横轴上按频数大小从大到小依次列出各项。

（5）在横轴上按频数大小画出直方柱。

（6）在每个直方柱右侧上方，标上累计频率，并在图表上累计频率对应位置描点，用直线连接个点，画累计频率折线，也叫巴雷特曲线。

图 10 – 4 是某医院运用排列图分析影响护理人员职业安全的因素。

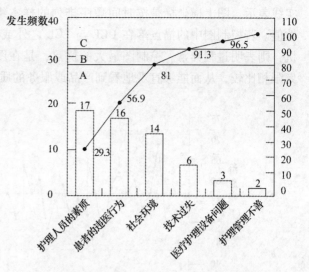

图 10 – 4　影响护理人员职业安全因素分析图

（三）流程图法

流程图（flow chart）是通过图示的方法表示项目需要完成的事件的顺序并列出可能的环节。通常，用椭圆表示"开始"和"结束"，方框表示主要的行动，菱形表示做出"是"或"否"的选择。流程图适于计划简单直接的行动，缺点是没有时间指示，不适用于复杂的项目。建立医院工作流程图可以有效地帮助医院质量管理人员明确和优化服务流程，提高医院服务质量。图 10 – 5 为北京某医院的出院流程图。

（四）控制图法

控制图（control chart）是一种对过程变异进行分析的图形工具，通过当前数据和由历史数据计算所得的控制限的比较，我们可以判定当前过程是否稳定，是否受到某个特定因素的干扰。它源自美国贝尔实验室休哈特提出的过程控制理论。

控制图理论认为存在两种变异，第一种变异是由偶然原因导致，假定为过程所固有；第二种变异则是特殊原因或者系统性原因导致，俗称异常原因，这种原因一般可查明，非过程固有，可以归结为原材料不均匀、工具破损、工艺或操作的问题等等。

控制图由中心线（central line, CL）、上控制线（upper control line, UCL）和下控制线（lower control line, LCL），以及按时间顺序抽取的样本统计量数值的描点序列（质量波

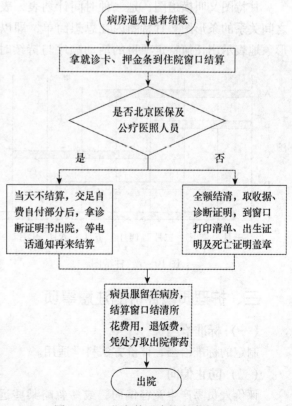

图 10 – 5　北京某医院的出院流程

动曲线）构成。UCL、CL 与 LCL 统称为控制线，UCL 和 LCL 一般用虚线表示，CL 用实线表示。图上横坐标是按时间顺序排列的样本组号，纵坐标表示需要控制的质量特性值。若控制图中的描点落在 UCL 与 LCL 之外或描点在 UCL 与 LCL 之间的排列不随机，则表明过程异常。控制图最大的优点，是在图中将所描绘的点与控制界限或规范界限相比较，从而能够直观地看到产品或服务的质量。如图 10 – 6。

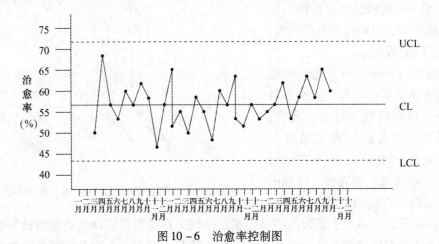

图 10 – 6　治愈率控制图

（五）甘特图法

甘特图又叫横道图，是一种时间计划表，表示计划的工作任务及其计划完成日期之间关系的条形图。甘特图内在思想简单，即以图示的方式通过活动列表和时间刻度形象地表示出任何特定项目的活动顺序与持续时间。一般在图表的横向标出时间，左边纵向标出任务，图中的线条表示在整个期间上计划和实际的活动完成情况。甘特图的优点是明确地表示出时间限制，能够将完成任务的实际进程和计划需要的时间进行对比，而且绘制十分简单。管理者由此可便利地弄清一项任务（项目）还剩下哪些工作要做，并可评估工作进度。缺点是不适合大而且复杂的项目。如图 10 – 7。

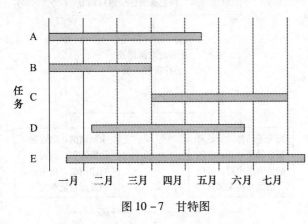

图 10 – 7　甘特图

三、护理质量评价的注意事项

（一）标准恰当

制定的标准恰当，评价方法科学适用。

（二）防止偏向

评价人员易产生宽容偏向，或易忽略某些远期发生的错误，或对近期发生的错误比较重视，使评价结果发生偏向，应对此加以克服。

（三）提高能力

为增进评价的准确性，需提高评价人员的能力，必要时进行培训，学习评价标准、方法，明确要注意的问题，使其树立正确的评价动机，以确保评价结果的准确性、客观性。

（四）积累资料

积累完整、准确的记录以及有关资料，既能节省时间，便于查找，又能促进评价的准确性。

（五）重视反馈

评价会议前准备要充分，会议中应解决关键问题，注意效果，以达到评价目的。评价结果应及时、正确地反馈给被评价者。

（六）加强训练

按照标准加强对护理人员的指导训练较为重要。只有平时按标准提供优质护理服务，检查与评价时才能获得优秀结果。

四、护理质量持续改进

持续质量改进（continuous quality improvement，CQI）是组织进行质量改进的一种科学选择。自 20 世纪 90 年代引入以来一直受到国内医院管理者和护理人员的高度关注。2010 年在全国开展的"优质护理服务示范工程"，明确强调了"完善临床护理质量管理，持续改进质量"的重点内容，其内涵应包括：①"以患者为中心"，为患者提供全过程的质量改进服务；②持续性是 CQI 的本质属性，要求医疗质量达到一个不断向上的持续循环过程；③全员参与，注重环节控制，达到整体医疗质量提升的目标。

护理质量改进包括寻找机会和对象，确定质量改进项目和方法，制定改进目标、质量计划、质量改进措施，实施改进活动，检查改进效果，不断总结提高。

护理质量改进机会包括以下两方面。

（1）出现护理质量问题后的改进，应及时针对护理服务过程进行检查，体系审核，收集顾客投诉中呈现出的问题，组织力量分析原因予以改进。

（2）没有发现问题时的改进，主要是针对护理服务过程主动寻求改进机会，主动识别顾客新的期望和要求，在与国内外同行比较中明确方向和目标，寻求改进措施并予以落实。

目标检测

一、填空题

1. 质量的三层含义是指_____、_____、_____。
2. 质量管理的主要形式是_____、_____、_____、_____。
3. 护理质量管理的基本原则包括_____、_____、_____、_____。
4. 护理质量评价方法有_____、_____、_____。
5. PDCA 循环由_____、_____、_____、_____四个阶段组成。

二、单选题

A₁ 型题（单句型最佳选择题）

1. 护理管理的核心是（　　）。

    A. 质量管理　　　　　　B. 技术管理　　　　　　C. 经济管理

    D. 物资管理　　　　　　E. 信息管理

2. 下列哪种质量管理工具是根据"关键的少数和次要的多数"原理制作的?（　　）

    A. 因果图法　　　　　　B. 调查表法　　　　　　C. 排列图法

    D. 散点图　　　　　　　E. 控制图

3. 下列哪种质量管理工具是分析和表示某一结果与其原因之间关系的一种工具?（　　）

    A. 控制图　　　　　　　B. 排列图法　　　　　　C. 因果图法

    D. 直方图　　　　　　　E. 调查表法

4. 护理质量评价是判断预定的护理标准所取得的进展和（　　）。

    A. 要素质量　　　　　　B. 环节质量　　　　　　C. 终末质量

    D. 综合质量　　　　　　E. 以上均不是

5. 体现护理质量标准体系结构中要素质量内容的是（　　）。

    A. 护士编制　　　　　　B. 患者管理　　　　　　C. 出院满意度

    D. 健康教育　　　　　　E. 技术操作

A₂ 型题（案例摘要型最佳选择题）

6. 病区护士长通过召开陪护会议了解本病区护理人员服务态度、健康教育等情况，作为护理质量评价的依据，这种评价方法是（　　）。

    A. 以要素质量为导向的评价

    B. 以流程优化为导向的评价

    C. 以患者满意为导向的评价

    D. 以过程质量为导向的评价

    E. 以上均不是

7. 护士执行医嘱、观察病情、书写护理文件、对患者进行心理护理、健康教育等项工作，应遵循哪种护理质量标准?（　　）

    A. 护理过程质量标准　　　　　　　　　B. 护理要素质量标准

    C. 护理结果质量标准　　　　　　　　　D. 护理程序质量标准

    E. 以上均不是

A₃ 型题（案例组型最佳选择题，8~10 题共用题干）

护理质量控制以预防为主。护理部质控组运用 PDCA 的管理办法，定期到临床查找存在问题，在检查中注重要素质量、环节质量和终末质量及分析产生质量问题的原因，针对主要原因定出具体实施计划，贯彻和实施预定的计划和措施，反馈预定目标执行情况，并总结经验教训，将存在问题转入下一个管理循环中。

8. 护理质量控制的作用是（　　）。

    A. 监督指导　　　　　　B. 持续改进　　　　　　C. 循环管理

    D. 检查落实　　　　　　E. 目标管理

9. 护理质量控制的依据是（　　）。

   A. 质量标准　　　　B. 统计数据　　　　C. 个人观察

   D. 书面报告　　　　E. 问卷调查

10. 从患者得到的护理效果评价是（　　）。

   A. 患者管理　　　　B. 心理护理　　　　C. 出院

   D. 观察病情　　　　E. 环境质量

三、多选题

1. 持续质量改进的内涵体现在（　　）。

   A. 持续性　　　　　B. 主动性　　　　　C. 注重环节控制

   D. 全员参与　　　　E. 以患者为中心

2. 下列属于护理质量标准的有（　　）。

   A. 医院规章制度　　B. 医务人员岗位职责　C. 医疗护理技术操作常规

   D.《医院管理评价指南（试行）》

   E.《中华人民共和国护士管理条例》

3. 根据管理过程结构，把护理质量标准分为（　　）。

   A. 要素质量标准　　B. 过程质量标准　　C. 终末质量标准

   D. 护理技术标准　　E. 护理业务标准

4. 临床路径的作用包括（　　）。

   A. 提高工作效率　　B. 降低平均住院日　C. 提高医疗护理质量

   D. 减少医疗差错发生　E. 降低医疗成本

5. 制定护理质量标准的原则有（　　）。

   A. 可衡量原则　　　B. 科学性原则　　　C. 先进性原则

   D. 实用性原则　　　E. 灵活性原则

四、简答题

1. 简述持续质量改进的内涵。

2. 护理质量管理的任务有哪些？

3. 护理质量管理的概念及基本原则是什么？

4. PDCA 循环的步骤分别是什么？

5. 临床路径的目的有哪些？

实训题　社会实践

一、方式

社会调查。

二、目标

通过社会实践，正确理解质量的内涵及其意义。

三、实施步骤

1. 3～5 人组成一个实践小组。利用自身消费的机会或专程深入服务机构，如超市、医院、移动公司等去享受服务。预先设定观察重点。接受服务后由组长组织讨论，提交书面报告，主要内容为角色的内心感受。确定角色，分组模拟演示。

2. 以小组为单位，开展满意度测量实践活动。分析原因，讨论改进方法。

3. 提交自身作为顾客的体会报告（500 字左右）。

（曾　伟）

第十一章

护理信息管理

【引导案例】

王护士长工作兢兢业业，每天早上班，晚下班，不停地奔忙在科室里，进行护士调配、协调各部门工作、处理医嘱、健康教育、护理质量检查、协调护患关系等，各项事务应接不暇。尽管王护士长很努力地工作，但是还是总感觉力不从心，大量的信息让她不知应该如何有效地处理。

问题：
1. 病区管理中如何应对各种大量的信息？
2. 如何提高临床护理信息管理水平？

管理信息系统是计算机技术和通讯技术综合发展的结果，信息化技术能促进医院各项改革措施的落实，推动医院改革的深化，日益成为提高医院科学管理水平和医疗服务质量的有力手段，极大地提高管理效率。伴随着信息论、信息科学和计算机技术的迅速发展，护理信息管理得到空前发展，已成为医院护理管理工作中的重要组成部分。

第一节　信息及信息管理概述

一、信息概念

信息（information）是信息论中的一个术语，关于信息的定义有狭义和广义之分。

狭义的信息是指经过加工整理后，对接受者具有某种使用价值的数据、消息、情报的总称。广义的信息泛指事物变化的最新反映，并经过传递而再现，指客观世界中反映事物特征及变化的语言、文字、符号、声像、图形、数据等。信息的概念包含五层含义：①信息是客观事物最新的变化和特征的反映；②信息要经过传递；③信息包括的范围很广；④信息是客观事物相互作用、相互联系的表现；⑤人们获得新信息的过程是加工、整理和有序化的过程。

信息资源在社会生产和人类生活中发挥日益重要的作用。如果没有信息管理，信息就不能被有效的利用，搞好信息管理有利于促进生产力的发展、科学技术的进步和管理水平的提高。

二、信息的特征

信息的特征是信息区别于其他事物的本质属性。信息的一般特征包括以下几个。

（一）事实性

信息必须是对客观事物存在及其特征的正确反映。不符合事实的信息是失真的信息，不仅没有价值，而且会对管理决策产生危害。因此，事实是信息第一和基本的性质。在管理信息中，要充分重视信息的真实性，避免虚假信息的产生。

（二）实效性

信息的价值随着时间的变化而变化，信息价值的实效周期分为升值期、峰值期、减值期和负值期4个阶段，信息在不同的阶段呈现不同的价值，这就是信息的实效性。在信息使用时，要注意信息的及时性，滞后的信息使用价值会降低，甚至会导致错误的决策。

（三）依附性

信息本身是无形的，信息的传递交流和信息价值的实现要求信息必须依附于一定的物质形式－信息载体。人们通过语言、文字、符号、图像、磁带、光盘等物质载体存储、传递、显示、识别和利用信息。

（四）共享性

信息与其他资源相比，具有在使用过程中不会消耗的属性。这种属性决定了它的可共享性，主要表现在同一内容的信息可以供多用户同时使用，提高了信息的使用率和用户的工作效率。

三、信息的种类

信息现象的复杂性以及信息存在和信息内涵的广泛性，决定了信息种类的多样性。用不同的标准对信息进行分类，可以把信息分为以下类型。

按信息的来源可分为自然信息、生物信息、社会信息。①自然信息：是指自然界中各种非生命物体传播出来的种种信息，如天气变化和地壳运动等；②生物信息：是指自然界中具有生长、发育和繁衍能力的各种动物、植物、微生物之间相互传递的种种信息；③社会信息：是指人与人之间交流的信息，既包括通过手势、身体、眼神所传达的非语言信息，也包括用语言、文字、图表等语义信息所传达的一切对人类社会运动变化状态的描述。按照人类活动领域，社会信息又可以分为科技信息、经济信息、政治信息、军事信息、卫生信息和文化信息等。

按信息表现形式可分为文本信息、声音信息、图像信息、数据信息。①文本信息：是指用文字来记载和传达的信息，是信息的主要形态；②声音信息：是指人们用耳朵听到的信息，无线电、电话、录音机等都是人们用来处理声音信息的工具；③图像信息：是指人们用眼睛看到的信息；④数据信息：是计算机能够生成和处理的所有事实、数字、文字和符号等。

四、信息管理及其作用

（一）信息管理概念

信息管理（information management）的初始含义是指对信息进行收集整理，使其满足组织要求的过程。人们对信息管理的对象和范畴理解存在差异，因而信息管理也有狭义和广义的解释。

（1）狭义的信息管理　认为信息管理就是对信息的管理，即对信息进行收集、组织、整理、加工、储存、控制、传递、利用，并引向预定的目标。

（2）广义的信息管理　不仅是指对信息的管理，而且还要对涉及信息活动的各种要素（信息、设备、人员、资金等）进行合理的组织和控制，以实现信息及有关资源的合理配置，从而有效地满足对信息的需求。

（二）信息管理的作用

信息管理是信息社会有序运转和发展的基本条件，信息管理在现代社会中具有以下四个作用：①信息管理是现代社会的需要；②信息管理是生产力发展的需要；③信息管理是管理人员个人能力与智力发展的需要；④信息管理是新技术革命挑战的需要。

第二节 医院信息管理

一、医院信息管理概念

医院信息管理（hospital information management），是在医院活动中围绕医疗服务而开展的医院信息的收集、处理、反馈和管理等活动，即通过信息为管理服务，把管理决策建立在对信息的充分利用基础上。医院信息管理遵循信息获取、加工、存储、传输、应用和反馈这种信息处理的一般过程。通过信息管理为管理决策和临床决策服务。

二、医院信息系统

我国医院信息系统的研发工作起始

> **知识链接**
>
> **"十二五"期间信息化建设总体框架"3521"工程**
>
> "3521"工程，即建设国家、省市级3级卫生信息平台，加强公共卫生、医疗服务、新农合、基本药物制度、综合管理5项业务应用，建设健康档案和电子病历2个基础数据库和1个专用网络，加强信息标准体系和信息安全建设，确保资源共享，实现互联互通。

于 20 世纪 80 年代初, 至今约有 30 年的历史。医院对信息的需求永远是医院信息化建设与发展的原动力。2002 年卫生部信息化工作领导小组在《医院信息系统基本功能规范》中提出, 医院信息系统是指利用计算机软硬件技术、网络通讯技术等现代化手段, 对医院及其所属各部门的人流、物流、财流进行综合管理, 对在医疗活动各阶段中产生的数据进行采集、存贮、处理、提取、传输、汇总、加工生成各种信息, 从而为医院的整体运行提供全面的、自动化的管理和各种服务的信息系统。

目前医疗制度的改革正在把"患者－医院"的二元关系改变为"患者－医院－保险机构—政府监督"的多元关系, 有关患者的诊断、治疗、用药、资源消耗等大量信息不仅在医院内部而且要在许多部门之间流通、传递, 这就要求医院要遵循"以患者为中心"的理念, 加快信息化建设步伐, 在"患者就医流程最优化; 医院管理科学化、精细化"的方面不断探索创新, 从而打造数字化医院、智能化医院。

(一) 医院信息系统的作用

(1) 优化工作流程, 提高工作效率 医院信息系统使信息处理速度大为加快, 促使管理过程中各个环节首尾相连, 越加紧密。例如在药品管理子系统中, 可以迅速反应药物的使用情况、剩余存储量, 及时补充购买药品, 可有效避免药物出现断档或积压。

(2) 减轻事务人员的劳动强度, 降低医院运作成本 医院信息系统是帮助窗口业务人员减轻日常繁重窗口业务的工具。借助计算机系统, 使他们凌乱的工作变得有条理, 解脱他们需要记忆大量信息 (药品的规格、价钱, 疾病的名称与编码等) 的困难。保证他们遵守某些规范, 减轻他们汇总、统计、报告、传递这些信息的负担。且可以通过财务监管、财务管理、医疗质量等分析系统有效提高医院服务质量, 降低医院运行成本。

(3) 预防差错事故 支持医院的行政管理与事务处理业务, 进行严格的数据检验, 尽可能地避免人为差错事故的发生。医院管理信息系统可以减少因工作人员判断或计算失误而对患者造成的损失和伤害。如在为患者计算住院费用时, 只需要录入手术或药品名称, 系统可以自行计算出所需费用清单, 避免了人工计算时出现的误差和重算。

(4) 辅助医院管理, 辅助高层领导制定决策 医院信息系统不与任何具体的事务处理相联系, 即除了接收下层的数据和提出各种查询、统计请求外, 没有数据录入。该系统往往与一些财务管理、经济核算、质量控制、动态分析等专门化的与医院管理有关的模型和算法相联系。例如医疗质量的监督与评价、医院财务执行情况的监督与评价、各部门医疗工作量负担的监督与评价等等。该系统强调产生报告的形式, 例如图形、图表等, 比较灵活、通俗、易懂。

(二) 医院信息系统的内容

(1) 管理信息系统 管理信息系统 (management information system, MIS) 主要包括财务系统、人事系统、住院患者管理系统、药品库存管理系统等。其主要目标是支持医院的行政管理与事务处理业务, 减轻事务处理人员的劳动强度, 辅助医院管理, 辅助高层领导决策, 提高医院的工作效率, 从而使医院能够以较少的投入获得更好的社会效益与经济效益。

（2）临床信息系统 临床信息系统（clinical information system，CIS）是指以提高医疗质量为目的，利用计算机软硬件技术、网络通信技术对患者的临床信息进行收集、整理、存储、处理，为医护和医技人员提供大量的医学知识，并提供临床咨询、辅助诊疗、辅助临床决策的信息系统。临床信息系统是一个广义的范畴，它包括了所有以临床信息管理为核心的系统，主要有电子病历、护理信息系统、医学图像存档及通信系统、放射信息系统、实验室信息系统、临床监护信息系统、手术麻醉信息系统、专家决策支持信息系统、临床诊疗指导、临床诊疗路径等等。随着临床医学理论和技术的发展、计算机网络技术的发展，新的系统还会不断产生。

虽然临床信息系统是整个医院信息系统中一个重要的组成部分，但临床信息系统和医院管理信息系统是两个完全不同的概念。MIS 是面向医院管理的，是以医院的人、财、物为中心，以医院管理人员为服务对象，以事务处理为基本管理单元，以医院信息化管理、提高医院管理效益为目的，其功能明确，数据的采集和加工方法相对固定。而 CIS 是面向临床医疗管理的，是以患者为中心，以医院的医务人员为服务对象，以医疗过程的处理为基本管理单元，以提高医疗质量为目的，医疗过程是一个依据知识和信息进行推理决策的智能化过程，个体性强、重复性差。因此，二者既相互区别，又相互依存、相互关联。MIS 是 CIS 的基础，CIS 是 MIS 发展的必由之路。从医院管理内涵来看，CIS 是本质、是核心，因为医院管理的根本是围绕患者的诊疗过程展开的，医院的社会和经济效益主要来自于这个过程。

（3）区域医疗信息共享和交换 根据国际经验，医院信息化将经历医院管理信息系统（HMIS）、临床信息系统（CIS）、区域信息系统（GMIS）三个阶段。医院管理信息系统阶段是以降低医院运行成本、提高医院经济管理效率为目标，以财务结算为中心；临床信息系统阶段以提高医院医护人员医疗服务质量为目的，以患者为中心、医疗为主线；区域信息系统以整合医疗信息资源，提升整体医疗水平为目标，以临床信息共享为中心。

区域医疗信息共享和交换是实现区域医疗信息化的核心环节。所谓的区域医疗信息共享是指，从各级医疗机构进行信息采集，在医疗监管机构中心建立综合数据库和应用支撑系统，构建区域医疗数据交换、共享平台，以实现医院管理信息系统相关信息的自动采集、传输、整合与存储。从服务对象来看，区域医疗信息共享主要是为两类人群服务：一是为百姓提供方便，诸如远程挂号预约、就地采集样本、远程会诊等；二是为医护人员服务，例如医生接诊时能够为其提供就诊者所有的医疗记录和检验结果，使医生的诊断更为准确，有效的保证"双向转诊"时治疗的连续性。

三、病案信息管理

（一）概念及内涵

电子病历（electronic medical record，EMR）是指由医疗机构利用计算机信息技术将门诊、住院患者的临床诊疗和指导干预信息以电子化方式创建、保存和使用的数据集成系统，是居民个人在医疗机构历次就诊的完整、详细的临床信息资源。电子病历与纸张病历相比，可为医护人员提供完整的、实时的、随时随地的患者信息访问，有助于提高医疗质量；结合医疗知识库的应用，通过校验、告警、提示等手段，可以有效降低医疗差错率；通过电子化的信息传输和共享，优化医院内部的工作流程，提高工作效率；为医疗管理、科研、教学、公共卫生提供数据源；通过医疗信息共享，支持患者在医疗机构之间的连续医疗。

（二）电子病历的临床应用

电子病历系统建设是衡量医院信息化建设水平高低的标志之一。我国许多医院以《电子病历基本功能规范》、《电子病历管理规范》为依据，制定了自己的电子病历管理规范，建立了电子病历系统，实现住院电子病历、申请单、治疗单、处方等文书的结构化，以及医嘱、申请单、处方等计费的自动化。电子病历作为医院信息建设的重要组成部分，其使用已成为一种必然的趋势。

第三节　护理信息管理

一、护理信息的概念

护理信息系统（nursing information system，NIS）是一个可以迅速收集、储存、处理、检索、显示所需动态资料并进行对话的计算机系统，是信息科学和计算机技术在护理工作中的应用，是医院信息系统的重要组成部分。应用计算机信息管理系统进行护理管理，对提高护理质量，促进护理管理的科学化、标准化、现代化将是一个飞跃。

二、护理信息的特征

护理信息除了具有信息的一般特点外，还有其专业本身的特点。

（一）生物医学属性

护理信息主要是与患者健康有关的信息，因此具有生物医学属性的特点，在人体这个复杂的系统中，由于健康和疾病处于动态变化状态下，护理信息又具有动态性和连续性。如脉搏就汇集着大量的信息，既反映人体心脏的功能，血管的弹性，还反映血液的血容量等信息。

（二）相关性

护理信息和多方面相关，涉及的部门和人员特别多，各方面的密切配合至关重要，如临床护理的数据直接影响到财务科计费的准确性。

（三）准确性

护理信息除部分客观资料外，很大部分来自护理人员的主观判断，而这种判断又依靠护理人员的业务水平和经验，如观察患者神志、意识的变化、出血量的多少等，都需要护理人员准确地判断，这种综合分析信息的能力，对患者的预后常产生影响。

（四）大量性

主要是指医院每天都要面对许许多多患者，产生大量的信息，而信息大都分散在各个科室，各个专业和不同的医务人员，信息量大，分布面广，不集中。

（五）重复性

护理人员每日都要重复收集着患者的相关信息，如生命体征、病情变化。

（六）随机性

护理工作中常有突发事件，无规律可言，护理人员应具备敏锐的观察、判断和分析能力。

三、护理信息的收集方法

1. 计算机处理

目前大部分大中型医院广泛采用计算机进行信息处理。利用计算机处理信息，运算速度快、计算精确、有大容量的存储功能和逻辑判断能力，是一种先进的信息管理方法。用计算机进行处理护理信息的系统主要有：护士注册系统、护理管理信息系统、临床护理信息系统和护理知识信息系统。目前计算机在临床护理中的应用越来越广泛和深入，减少了很多人工处理过程，如医嘱信息计算机系统。

2. 人工处理

人工处理是指以口头传达或书写的方式对信息进行收集、传递、加工、存储的过程。常见的有以下三种方式。

（1）口头传达　这是较常用的护理信息沟通方式，如抢救患者时的口头遗嘱、晨间交班、及床头交接班等。其特点是简单方便，传递信息快。缺点是容易产生错误，且无证可查。

（2）文书传递　这是传统常用的传递信息的方式。如交班报告、护理记录、各种护理文件等。其特点是准确、保存期长、有据可查。缺点是传递速度慢。

（3）简单计算方式　如护理工作量统计、质量评价结果统计、护理人员工作评价结果统计等。其特点是操作简单。缺点是无法将结果进行科学分析，已经不适用于现代护理管理的发展。

四、护理信息的分类

医院的护理信息种类繁多，主要分为护理科技信息、护理业务信息、护理教育信息和护理管理信息。

（一）护理科技信息

包括国内外护理新进展、新技术、护理科研成果、论文、著作、译文、学术活动情报、护理专业考察报告、护理专利、新仪器、新设备、外院各种疾病的护理常规、卫生宣教资料等。同时还包括院内护理科研计划、成果、论文、著作、译文、学术活动、护士的技术档案资料、护理技术资料等。

（二）护理业务信息

主要有临床直接观察的护理信息、个案病例护理信息、病房护理工作基本信息源，如医嘱信息、护理文件书写资料等。院内护理质量指标涉及原始材料、患者出入院、种类护理工作卡片，各种护理工作量统计表，各种日报表、月报表、季和年报表、各种护士排班表、护士考勤表等。

（三）护理教育信息

主要包括教学计划、实习和见习安排、教学会议记录、进修生管理资料、继续教育计划、培训内容、业务学习资料、历次各级护士考试成绩及标准卷等内容。

（四）护理管理信息

包括护士的基本档案，三级医院评定标准、各级护理人员职责、院内外各种护理规章制度、各级护理技术人员工作的质量标准、各级护理管理人员的职责、各种护理模式的管理制度各班护理人员的工作质量标准和护士长管理的资料信息等有关管理内容。

五、护理电子信息系统的应用

（一）护理电子病历

护理病历系统提供患者生命体征记录和各类护理文件记录功能，包括护理评估单、患者体温单、护理记录单等。护理电子病历是电子病历重要的组成部分，也是评价电子病历系统实现水平的指标之一，目前，国内比较成熟的是电子体温单，当护理人员录入体温数据时，系统直接生成体温图线，极大的简化的护理人员的工作。护理电子病历属于护理文书，除了有举证的作用外，更关系到患者的隐私，故严格权限与安全控制尤其重要，应采用密码登录。护理电子病历软件对电子病历的书写权限、书写质量进行事前提醒，事中监督，事后评价的全过程实时监督，为护理病历质量控制提供了方便、便捷、安全的管理途径。

（二）移动护士工作站

移动护士工作站以医院信息系统（HIS）为支撑平台，以终端掌控电脑为硬件平台，以无线局域网为网络平台，充分利用 HIS 的数据资源，实现 HIS 向病房的扩展和延伸。移动护士工作站具有移动性、便携性特点和适时记录、修改的功能。

（三）医护患呼叫对讲系统

该系统可使患者随时清楚护士所在方位，护士在病房工作时可以直接与呼叫患者对话，及时动态了解患者需要，使患者得到及时的护理，避免医疗纠纷的发生。

六、护理人员使用信息管理

（一）建立健全的网络安全管理制度

制定健全的信息网络安全管理制度，做到职责分明，按章办事。例如：①信息系统各岗位的工作职责，操作规程；②信息网络系统升级、维护制度；③信息网络系统安全检查制度；④信息网络系统应急制度；⑤信息系统信息资料处理制度。从各个方面强化计算机信息系统管理，确保医院信息系统正常运转。

（二）提高对信息管理的认识

各级护理人员，尤其是护理部的工作人员要重视护理信息管理的重要性，自觉参与护理信息的收集、整理、分析、利用等。加强信息管理制度，实行护士长、科护士长、护理部主任分级负责，减少信息传递过程中的不必要环节，防止数据丢失。

（三）保证信息渠道畅通

护理人员应对信息及时传递、反馈，经常检查和督促信息管理工作，对违反信息管理制度和漏报和迟报信息，影响正常医疗护理工作或造成患者受损的情况，应追究责任，并给予责任人严肃处理。

（四）提高护理人员素质

目前，我国护理信息的研究尚处于起步阶段，护理人员掌握和运用信息技术的能力不足，因此，护理人员应加强新技术和新方法的学习，强化护理信息系统知识和技能的培养，提高应用先进信息技术为临床护理实践和护理管理服务的能力。

目标检测

一、填空题

1. 信息按照来源的不同可分为_____、_____、_____。
2. 信息的特征包括_____、_____、_____。
3. 护理信息分为_____、_____、_____、_____。

二、单选题

A₁ 型题（单句型最佳选择题）

1. 护理人员每日都要对住院患者进行病情观察和生命体征监测，表明了护理信息的（   ）。

    A. 大量性   B. 重复性   C. 随机性

    D. 相关性   E. 准确性

2. 患者的体温和脉搏属于下列哪类信息？（   ）

    A. 自然信息   B. 生物信息   C. 社会信息

    D. 发展信息   E. 以上均不是

3. 下列哪项不是护理信息的特点？（   ）

    A. 相关性   B. 生物医学属性   C. 准确性

    D. 非连续性   E. 以上均不是

4. 护理信息较常用的传递方式（   ）。

    A. 口头方式   B. 文书传递   C. 简单的计算机工具

    D. 计算机处理   E. 以上都是

5. 移动护士工作站的特点及功能不包括（   ）。

    A. 移动性   B. 便携性   C. 适时记录

    D. 修改   E. 统计病区费用

A₂ 型题（案例摘要型最佳选择题）

6. 某病区护士长，利用计算机进行排班，录入密码后显示排班程序，可修改，打印，并与护理部通过电子邮件保持联络，使信息沟通便捷。体现了信息的何种特征？（   ）

    A. 事实性   B. 实效性   C. 依附性

    D. 共享性   E. 均不是

7. 护士可以通过医院的信息管理系统查询国内外护理新进展、新技术及护理科研成果、护理专利、新仪器及新设备等资料，这些信息属于护理信息的哪一类？（   ）

    A. 护理业务信息   B. 护理教育信息   C. 护理管理信息

    D. 护理科技信息   E. 护理学术信息

三、多选题

1. 信息的特征包括（　　　）。

A. 事实性　　　　　B. 实效性　　　　　C. 依附性

D. 共享性　　　　　E. 不可识别性

2. 信息按表现形式可分为（　　　）。

A. 文本信息　　　　B. 声音信息　　　　C. 图像信息

D. 数据信息　　　　E. 文化信息

3. 信息收集的基本方法包括下列哪几类（　　　）。

A. 人工处理　　　　B. 口头方式　　　　C. 文书方式

D. 计算机处理　　　E. 人－机共同处理方式

四、简答题

1. 什么是信息？信息的特征有哪些？

2. 简述护理信息管理的内容。

3. 简述何为护理信息系统。

4. 简述护理信息的收集方法。

实训题　医院信息管理系统应用调研

一、方式

学生深入医院参观医院管理信息系统在临床中的实际应用。开展课堂讨论，具体分析较传统的人工经营模式医院信息管理系统的优势有哪些。

二、目标

学习医院信息管理系统的模式。

三、实施步骤

1. 调研阶段。学生以小组为单位前往调查医院参观学习，并写出调研报告。

2. 课堂讨论。各组选出一名同学，汇总该小组的调研结果并向全班同学汇报；阐述本次调研活动的体会；阐述医院管理信息系统的功能及应用现状，明确医院管理信息系统主要由哪几个子系统组成并详细阐述医院管理信息系统的优势，如强化医院管理、提高医疗质量、方便患者就医和查询，提高医院的服务效率和服务质量等。

3. 教师总结。

（曾　伟　张　敏）

第十二章

护理管理与医疗卫生法律法规

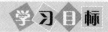

知识目标
1. 掌握卫生法、护理法、医疗事故、侵权行为、失职行为的概念。
2. 熟悉《中华人民共和国护士管理条例》、《护士注册管理办法》及《医疗事故处理条例》相关内容；熟悉护士依法执业及执业安全问题。
3. 了解我国护理立法情况；了解护士的权利和义务。
技能目标
1. 熟练掌握相关法律法规及条例，学会指导护理职业行为。
2. 明确护士执业中的法律责任。

【引导案例】

　　患者，女，58岁，因急性泌尿系统感染在某市一家医院的门诊输液室静脉输注抗生素治疗。在输液过程中，患者感到寒战、身体发热，于是立刻叫来护士，根据患者出现的症状护士判断为输液反应，故立即停止输液，并遵医嘱给予患者肌内注射盐酸异丙嗪25mg。约20min后，患者感好转后自行回家，护士随即将剩余的液体撤掉。次日，患者和家人一起来到医院讨说法，认为出现输液反应是因为医院药品质量有问题，要求医院赔偿5万元，面对患方对药品质量的质疑，医方无言以对。

　　问题：

　　1. 何为医疗事故？如何分级的？

　　2. 护士的法律职业义务有哪些？

　　随着社会与经济的快速发展，民众的自我权益保护意识不断增强，医患关系的和谐受到前所未有的挑战。护理管理者首先应做到知法、懂法，加强护士的法律教育，并利用有效的管理手段规范护理服务，提高护理服务质量。

第一节　与护理管理相关的法律法规

　　医疗卫生相关法律法规是规范医疗卫生行业从业人员职业行为的准则，依法办事是每一个公民的责任和义务。护理职业活动与人的健康和生命息息相关，认真贯彻执行与护理有关的法律法规，是护理人员从业的首要条件。

一、卫生法体系与护理法

（一）我国的卫生法体系

卫生法是由国家制定或认可，并由国家强制力作保证，用以调整人们在卫生活动中的各种社会关系的行为规范的总和。是我国法律体系的一个重要组成部分。医疗卫生法的表现形式既有国家立法机关正式颁布的规范性文件，也有许多非正式立法机关颁布发行的在其所辖范围内普遍有效的规范性决定、条例、办法等。目前我国卫生法还没有一部统一、完整的法典，只是以公共卫生与医政管理为主的单个法律法规构成的一个相对完整的卫生法体系。

（二）护理法

护理法（nursing legislation）是指由国家制定的，用以规范护理活动（如护理教育、护士注册和护理服务）及调整这些活动而产生的各种社会关系的法律规范的总称。

护理立法始于20世纪初欧洲。英国于1919年率先公布了《英国护理法》；荷兰于1921年也颁布护理法；芬兰、意大利、波兰等国也相继公布了自己国家的护理法。1953年世界卫生组织（WHO）发表了第一份有关护士立法的研究报告；1968年国际护士委员会特别设立了一个专家委员会，制定了护理历史上划时代的文件《系统制定护理法规的参考指导大纲》，为各国护理立法必须涉及的内容提供了权威性的指导。

我国的护理立法起步也比较早。1948年，在广州召开的第三届中国护士学会全国会员代表大会上，提出了"护士法草案提请商讨案"，通过"护士法草案会商报告请公决案"，但因国内战事最终未付诸表决。在新中国成立后，政务院于1952年发布了《医士、药剂士、助产士、护士、牙科技士暂行条例》；卫生部在1956年发布了《国家卫生技术人员职务名称和职务晋升条例》，于1979发布了《卫生技术人员职称及晋升条例》及《关于加强护理工作的意见》等。1993年3月26日，卫生部发布了《中华人民共和国护士管理办法》（以下简称《办法》）。《办法》的实施在我国护理管理史上发挥了重要的作用，它使我国有了较为完善的护士注册及考试制度，并使我国的护理管理逐步走向了法制化、标准化的管理轨道。在此基础上，结合我国护理工作实情，卫生行政主管部门就《办法》的实施情况进行广泛的调研，并着手制定《护士管理条例》。2008年1月23日，《中华人民共和国护士管理条例》（以下简称《条例》）于国务院第206次常务会议通过，并于2008年5月12日开始实施。从《办法》到《条例》，提高了管理条文的法律效力。护理法的制定与实施，对于加强护理队伍建设，规范护士执业管理，提高护理质量，保障医疗护理安全发挥了积极的作用。

二、我国与护理管理相关的法律法规

（一）与护理法律相关的法律、法规、政策

目前我国的护理执业风险法律并不多，没有直接与护理执业风险相关的法律，但是有与护理工作直接相关的法律，包括：《中华人民共和国执业医师法》、《中华人民共和国传染病防治法》、《中华人民共和国药品管理法》、《中华人民共和国献血法》等。

国务院制定的与护理执业风险相关的行政法规主要有：《中华人民共和国护士管理条例》、《中华人民共和国医疗事故处理条例》、《中华人民共和国医疗器械管理条例》、《中华人民共和国医疗机构管理条例》、《中华人民共和国医疗废物管理条例》、《艾滋病防治条例》、《中华人民共和国血液制品管理条例》、《突发公共卫生事件应急条例》等。国务院单独制定或者与其他部门联合制定的与护理执业风险相关的行政法规主要有：《护士管理办法》、《医疗机构管理条例实施细则》、《处方管理办法》、《医疗事故分级标准》、《重大医疗过失行为和医疗事故报告制度的规定》、《医疗事故技术鉴定暂行办法》、《病历书写基本规范（试行）》、《医疗机构病历管理规定》、《医疗机构临床用血管理办法》（试行）、《医疗卫生机构医疗废物管理办法》、《医疗废物分类目录》、《消毒管理办法》、《医疗机构传染病预检分诊管理办法》等。与护理有关的技术规范有：《临床输血技术规范》、《内镜清洗消毒技术操作规范（2004 年版)》、《医院感染管理规范（试行)》、《早产儿治疗用氧和视网膜病变防治指南》等。

以上所列文件，除《中华人民共和国护士管理条例》之外，其他规范性文件均不是专门针对护理管理的，仅有少数涉及护理管理问题。护理风险管理的规范性文件，目前主要是《护士管理条例》、《医疗事故处理条例》及其配套文件。

（二）《中华人民共和国护士管理条例》

《中华人民共和国护士管理条例》（以下简称《条例》）共 6 章 35 条，包括总则、执业注册、权利和义务、医疗卫生机构的职责、法律责任和附则 6 个部分。《条例》一方面维护护士正在从事护理专业技术工作中的合法权益，另一方面也保障护士履行义务应具备的基本条件，从而保证护理质量和提高护理服务水平，以维护护理服务对象的健康权益。如《条例》在总则中明确立法宗旨是"维护护士的合法权益，规范护理行为，促进护理事业发展，保障医疗安全和人体健康"，并提出："护士的人格尊严、人身安全不受侵犯。护士依法履行职责，受法律保护。"此外，还规定了护士在执业活动中应当享有的权利包括：按照国家有关规定获取工资报酬、享受福利待遇、参加社会保险的权利；获得与其所从事护理工作相适应的卫生防护、医疗保健服务的权利；按照国家有关规定获得与本人业务能力和学术水平相应的专业技术职务、职称的权利；参加专业培训、从事学术研究和交流、参加行业协会和专业学术团体的权利；获得疾病诊疗、护理相关信息的权利和其他履行护理职责相关的权利。同时《条例》明确规定了护士准入制度，保障了护理队伍的基本素质。护士执业资格是护理专业人员从业必须具备基本理论和实践能力水平的标志。明确护士执业资格，建立严格的护士准入制度，是确保护士队伍素质，保障人民群众健康和安全的重要措施。

因此，《条例》突显了以下 6 个特点：①明确提出了政府在护理管理中要加强宏观监督管理。②对医疗机构提出了具体要求：护士的配备数量要达到一定标准；保障护士的工资、福利待遇。③强调维护护士的合法权益。④强化了护士的权利和义务。⑤调整了护理执业规则，护士执业操作必须遵循的行为规范。⑥明确了法律责任，《条例》从卫生行政机关、医疗卫生机构、护士和他人侵犯护士权益等层面来分别规定各自的违规责任。

（三）医疗事故处理条例

《疗事故处理条例》于 2002 年 2 月 20 日国务院第 55 次常务会议通过，并于 2002

年 9 月 1 日起施行。

1. 医疗事故定义及分级标准

按照《医疗事故处理条例》规定：医疗事故的定义是指医疗机构及其医务人员在医疗活动中，违反医疗卫生管理法律、行政法规、部门规章和诊疗护理规范、常规，过失造成患者人身损害的事故，并且根据对患者人身造成的损害程度分为四级：一级医疗事故是指造成患者死亡、重度残疾的；二级医疗事故是指造成患者中度残疾、器官组织损伤导致严重功能障碍的；三级医疗事故是造成患者轻度残疾、器官组织损伤导致一般功能障碍的；四级医疗事故是指造成患者明显人身损害的其他后果的。

2. 医疗事故预防及处置

该条例对于医疗事故的预防与处置也做了明确的规定，如因抢救危急患者，未能及时书写病历的，有关医务人员应当在抢救结束后 6h 内据实补记，并加以注明。严禁涂改、伪造、隐匿、销毁或者抢夺病历资料。在医疗活动中，医疗机构及其医务人员应当将患者的病情、医疗措施、医疗风险如实告知患者，及时解答其咨询；但是，应当避免对患者产生不利后果。对疑似输液、输血、注射、药物等引起不良后果的，医患双方应当共同对现场实物进行封存和启封，封存的现场实物由医疗机构保管；需要检验的，应当由双方共同指定的、依法具有检验资格的检验机构进行检验；双方无法共同制定时，由卫生行政部门指定。疑似输血引起不良后果，需要对血液进行封存保留的，医疗机构应当通知提供该血液的采供血机构派员到场。患者死亡，医患双方当事人不能确定死因的，可延长至 7 日。尸检应当经死者近亲属同意并签字。尸检应当由按照国家有关规定取得相应资格的机构和病理解剖专业技术人员进行。

第二节　护理管理中常见的法律问题

一、护士的职业权利和义务

（一）护士的职业权利

1. 保障护士的工资、福利待遇

保障护士的工资、福利待遇被当作护士的第一项权利，护士执业，有按照国家有关规定获取工资报酬、享受福利待遇、参加社会保险的权利。任何单位或者个人不得克扣护士工资，降低或者取消护士福利等待遇。《条例》第 29 条还规定医疗机构对在艰苦边远地区工作，或者从事直接接触有毒有害物质、有感染传染病危险工作的护士，未按照国家有关规定给予津贴的，要依照有关法律、行政法规的规定给予处罚；如果是国家举办的医疗机构情节严重的，还应当对负有责任的主管人员和其他直接责任人员依法给予处分。

2. 卫生防护与医疗保健服务

护士执业，有获得与其所从事的护理工作相适应的卫生防护、医疗保健服务的权利。从事直接接触有毒有害物质、有感染传染病危险工作的护士，有依照有关法律、行政法规的规定获得赔偿的权利。医疗机构有为护士提供卫生防护用品，采取有效的卫生防护措施、医疗保健措施的责任。

3. 职称晋升和参加学术活动的权利

护理工作属于专业技术工作，国家依法设立有护士的专业技术职务。《条例》第14条明确规定："护士有按照国家有关规定获得与本人业务能力和学术水平相应的专业技术职务、职称的权利；有参加专业培训、从事学术研究和交流、参加行业协会和专业学术团体的权利。"

4. 教育和参加培训的权利

为了避免医疗机构出于压缩和减少医院开支的考虑，不给护士提供培训的机会，或者仅给予有限的培训，《条例》中明确规定了医疗机构在护士培训中的义务。《条例》第24条规定医疗卫生机构应当制定、实施本机构护士在职培训计划，并保证护士接受培训。护士培训应当注重新知识、新技术的应用；根据临床专科护理发展和专科护理岗位的需要，开展对护士的专科护理培训。《条例》第30条还规定，医疗卫生机构未制订、实施本机构护士在职培训计划或者未保证护士接受培训的，由县级以上地方人民政府卫生主管部门依据职责分工责令限期改正，给予警告。接受培训既是护士的权利也是护士的义务。

5. 执业知情权、建议权

护士作为医疗机构的主体，作为医疗行为的主要参与者，在执业上应当享有与医师同样的权利。执行护理任务的护士只有充分了解患者疾病诊疗、护理等相关信息，才能把护理工作做得更好保证护理质量。同时，护理人员作为国家认可的医疗卫生技术专业人员，在实际工作中可能会发现我国医疗卫生工作中的问题，因此他们有权利向医疗卫生机构和卫生主管部门的工作提出意见和建议。这也是宪法赋予公民的言论自由、参政议政的权利的具体体现。

6. 护士的其他职业权利

在岗护士培训、医疗机构配备护理人员的比例、政府对护理人员表彰等方面，也体现了对护理人员权利的保障。

（二）护士的法律职业义务

1. 依法执业义务

《条例》第16条明确规定："护士执业应当遵守法律、法规、规章和诊疗技术规范的规定。"这是护士执业的最基本的准则。护士执业过程中通过法律、法规、规章及诊疗技术规范的约束，护士履行对患者、患者家属及社会的义务。如完成护理工作的人必须具有护士执业资格，严格按照规范进行护理操作；认真执行医嘱，注重与医生之间相互沟通交流；为患者提供良好的环境，确保其安全和舒适；主动征求患者及家属的意见，及时改进工作中的不足；积极开展健康教育，指导人们建立正确的卫生观念并培养健康行为，加强民众对健康的重视，促进地区或国家健康保障机制的建立和完善。

2. 紧急处置义务

护士对患者的病情变化往往最先掌握和了解。护士在了解患者病情变化后应作出积极的反应和处置，把握最佳抢救时机，维护患者的健康甚至是挽救患者的生命。《条例》第17条规定护士在执业活动，发现患者病情危急，应当立即通知医师；在紧急情况下为抢救垂危患者生命，应当先行实施必要的紧急救护。

3. 问题医嘱报告义务

护士的医疗行为直接表现为执行医嘱，护士是医嘱的执行者也是医嘱的审阅者。《条例》第17条第二款规定，护士发现医嘱违反法律、法规、规章或者诊疗技术规范规定的，应当及时向开具医嘱的医师提出；必要时，应当向该医师所在科室的负责人或者医疗机构负责医疗服务管理的人员报告。因此，护士在执行医嘱的过程中如果发现以下情况：医嘱书写不清楚，医嘱书写有明显错误（包括医学术语错误和剂量、用法错误），医嘱内容违反诊疗常规、药物使用的规则，医嘱内容与平常医嘱内容有较大的差别，其他医嘱错误或者疑问，护士应当首先要求开出医嘱的医师核实情况，经核实无误后应当由医师签字确认；如果提出疑问后医师未予理采，或找不到开出医嘱的医师时，护士应向该医师所在科室的负责人或医疗卫生机构负责医疗服务管理的人员报告。

4. 尊重关爱患者，保护患者隐私的义务

患者的隐私权是一项基本的人格权，我国法律明确规定予以保护，侵犯他人隐私权的行为应当承担相应的法律责任。《条例》第18条规定，护士应当尊重、关心、爱护患者，保护患者的隐私。在医院环境下患者的隐私主要包括以下几个方面：①患者私生活方面的一般信息，包括患者的婚姻状况、工作单位、工作性质、家庭住址、配偶情况、电话号码、宗教信仰等；②患者私生活方面的特殊信息，如个人不良嗜好、夫妻性生活、婚外恋情等；③患者身体方面的信息，如患者的病史、疾病诊断（尤其是传染病）、身高、体重、女性三围、身体缺陷、身体特殊标记等；④患者私人物品。如患者放在病床、床头柜中的物品，尤其是随身携带的手机、挎包等，不得擅自接触，如确实需要移动，可以请患者及家属自己摆放；⑤患者的私人空间。在病房中患者所生活的场所虽然是医疗机构的公共场所，但是具体到患者使用的那一部分，应当视为患者的私人空间。护士应当尽可能不要接触患者的抽屉、衣橱、枕头下等。

5. 服从国家调遣的义务

护士是国家的卫生资源，其个人职业具有一定的公益性。在国家遇到突发紧急事件，尤其是发生重大灾害、事故、疾病流行或者其他意外情况时，护士应当服从国家的调遣，参加医疗救护。

二、依法执业问题

（一）侵权行为与犯罪

侵权行为是指医护人员对患者的权利进行侵害导致患者利益受损的行为。侵权行为是违反法律的行为，情节严重者需承担刑事责任。主要涉及三个内容①侵犯自由权：患者的自由权受宪法保护。护士执业时，应重视并保证患者的自由权，如护士以治疗的名义，非法拘禁或以其他形式限制和剥夺患者的自由，是违反宪法的。②侵犯生命健康权：护士执业时，错误使用医疗器械，不按操作规程办事，造成患者身体受损；或使用恶性语言和不良行为，损害患者利益，都侵犯了公民的生命健康权。《刑法》第

335 条规定：医务人员由于严重不负责任造成就诊人员死亡或者严重损害就诊人身体健康处三年以下有期徒刑或拘役。③侵犯隐私权：护士执业时，得悉患者的隐私，应遵守职业道德，为患者保密不得泄露。否则，是违法的。

犯罪分为故意犯罪和过失犯罪。故意犯罪是明知自己的行为会发生危害社会的结果，并希望或者放任这种结果发生，因而构成犯罪。过失犯罪是应当预见自己的行为可能发生危害社会的结果，因疏忽大意而没有预见、或已经预见而轻视能够避免，以致发生不良后果构成犯罪。如因患者是熟人，护士相信患者说以前多次打过青霉素都没有过敏反应，未做皮试就为其注射青霉素导致过敏反应死亡，属于过失犯罪。

（二）失职行为与渎职罪

主观上的不良行为或明显的疏忽大意，造成严重后果者属失职行为。例如：对急、危、重症患者不采取任何急救措施，不遵循首诊负责制原则或不请示医生进行转诊，贻误治疗或丧失抢救时机，造成严重后果的行为；不认真履行职责或擅自离岗，以致贻误诊疗或抢救的时机，造成严重后果的行为；不严格执行查对制度，不遵守操作规程，以致打错针、发错药的行为；不认真执行消毒、隔离制度和无菌操作规程，使患者发生了交叉感染；患者转运途中观察病情不仔细；不认真履行护理基本职责，护理文书书写不实事求是等。护士执业时，违反护士职业道德要求，如为戒酒、戒毒者提供酒或毒品是严重渎职行为。

（三）临床护理记录不规范

临床护理记录不但是衡量护理质量的重要资料，也是医生观察诊疗效果、调整治疗方案的重要依据。临床护理记录在法律上有其不容忽视的重要性，不认真记录或错记均可能导致误诊误治，引起医疗纠纷。一旦发生医疗、护理纠纷，临床护理记录将成为重要的法庭上的证据或侦破刑事案件的重要线索。因此，随意对原始护理记录进行添删或篡改，都是非法的。

（四）执行医嘱问题

医嘱通常是护理人员对患者施行诊断、治疗和护理措施的依据。一般情况下，护理人员应一丝不苟地执行医嘱，随意篡改或无故不执行医嘱都属于违规的行为。但护理人员发现医嘱有明显的错误，护理人员有权拒绝执行，并向医生提出质疑和申辩；反之，若明知医嘱可能给患者造成损害，造成严重后果，仍旧执行，护理人员将与医生共同承担所引起的法律责任。因抢救、手术等特殊情况，执行口头医嘱时护士应向医生复诵一遍，确认无误后方可执行。执行医嘱后，应保留用过的安瓿，经两人核对后方可丢弃，并请医生及时补写书面医嘱。

（五）麻醉药品与物品管理

"麻醉"药品主要是指哌替啶、吗啡类药物。临床上只用于晚期癌症或术后镇痛等情况。护理人员若利用自己的工作权力窃取病区麻醉药品，使自己成瘾视为吸毒；将药物提供给不法分子贩卖捞取钱财构成贩毒罪，都将受到法律的严惩。因此，护理管理者应严格监督落实这类药品管理制度的贯彻执行，并经常向有条件接触这类药品的护理人员进行法律教育。此外，护理人员还负责保管、使用各种贵重药品、医疗用品、办公用品等，绝不允许利用职务之便占为己有。如有占为己有的情况发生，若情节严重，可被起诉犯盗窃公共财产罪。

（六）明确实习护生的职责范围

护生在护理活动中不具备独立操作的资格，必须在执业护士的严密监督和指导下进行护理操作。如果护生在执业护士的指导下，因操作不当给患者造成损害，发生护理差错或事故，除本人负责外，带教护士也要负法律责任。护生如果离开了注册护士的指导，独立进行操作对患者造成了损害，就应负法律责任。所以带教老师要严格带教，护理管理者不能以任何理由安排他们独立上岗。

三、执业安全问题

（一）无证上岗问题

《条例》第二章第七条规定护士执业，应当经执业注册取得护士执业证书。第四章第21条明确规定，医疗卫生机构不得允许下列人员在本机构从事护理工作。①未取得执业证书的人员；②未按《条例》规定办理执业地点变更手续的护士；③执业注册有效期届满未延续注册的护士。在教学、综合医院进行临床护理实习的人员应当在护士指导下开展有关工作。护理管理者应该安排她们在注册护士的指导下做一些护理辅助工作，保障患者安全的同时也保护了尚未取得护士执业证书的护士，不能以任何理由安排他们独立上岗，否则视为无证上岗、非法执业。

（二）职业安全问题

职业安全是以防止职工在职业活动中发生各种伤亡事故为目的的工作领域及在法律、技术、设备、组织制度和教育等方面所采取的相应措施。由于护理服务对象及工作环境的特殊性，护理人员面临着多方面的职业危害，如生物性危害、化学性危害、物理性危害、心理社会性危害等。鉴于此为维护护士的职业健康，护士应当获得与其所从事的护理工作相适应的卫生防护措施、医疗卫生保健服务的权利。《条例》第13条明确规定："从事直接接触有毒有害物质、有感染传染病危险工作的护士，有依照有关法律、行政法规的规定接受职业健康监护的权利。"《条例》第33条也明确规定："扰乱医疗秩序，阻碍护士依法开展执业活动，侮辱、威胁、殴打护士，或者有其他侵犯护士合法权益行为的，由公安机关依照治安管理条例处罚法的规定给予处罚；构成犯罪的，依法追究刑事责任。"护理管理者要重视护理职业安全问题，加强教育，增加护士的防护知识，提高护士的防护意识，为护士提供必要的防护用具、设备和药品，最大限度地保障护士的职业安全。

（三）职业保险问题

职业保险是指从业者通过定期向保险公司交纳保险费，使其一旦在职业保险范围内突然发生责任事故时，由保险公司承担对受损害者的赔偿。护士职业保险在很大程度上有效的分散了护士的执业风险性，同时保障了护患双方的利益。该保险的发展已经成为各国社会保障制度及民事法律制度完善的重要指标之一，目前世界上大多数国家的护士几乎都参加这种责任保险。2007年7月3日卫生部、国家中医药管理局和中国保监会联合下发了《关于全国范围内推动医疗职业保险的有关问题的通知》。

职业保险的益处是：首先，保险公司可在政策范围内为其提供法定代理人，以避免其受法庭审判的影响或减轻法庭的判决。其次，保险公司可在败诉以后为其支付巨额赔偿金，使其不至于因此而造成经济上的损失。再次，因受损害者得到及时合适的经济补偿，而减轻自己在道义上的负罪感，较快地达到心理平衡。因此，参加职业保险可被认为是对护理人员自身利益的一种保护，它虽然并不摆脱护理人员在护理纠纷或事故中的法律责任，但实际上却可在一定程度上减轻为该责任所要付出的代价。同时参加职业保险可以为患者提供一定程度的保护。

目标检测

一、填空题

1. 医疗事故根据对患者人身造成的损害程度分为_____级。

2. 医院环境下患者的隐私主要包括_____、_____、_____、_____、_____。

3. 护士执业注册有效期为_____。

二、单选题

A₁ 型题（单句型最佳选择题）

1. 三级医疗事故是指造成患者的不良后果为（　　）。

    A. 造成死亡 　　　　B. 重度残疾 　　　　C. 中度残疾

    D. 轻度残疾 　　　　E. 人生损害

2. 如因抢救危急患者，未能及时书写病历的，有关医务人员应当在抢救结束后几小时内据实补记，并加以注明（　　）。

    A.4h 　　　　　　　B.6h 　　　　　　　C.8h

    D.24h 　　　　　　E.12h

3. 卫生法律责任不包括（　　）

    A. 行为责任 　　　　B. 行政责任 　　　　C. 刑事责任

    D. 民事责任 　　　　E. 法律责任

4.《中华人民共和国护士管理条例》开始实施的时间为（　　）。

    A.2008 年 1 月 23 日 　B.2008 年 5 月 12 日 　C.2008 年 5 月 1 日

    D.2009 年 5 月 12 日 　E.2009 年 5 月 1 日

A₂ 型题（案例摘要型最佳选择题）

5. 某患者无青霉素过敏史，青霉素皮试为阴性，护理随即遵照医嘱给药。几分钟后患者突然发生休克。这种状况应判定为（　　）。

    A. 护理事故 　　　　B. 医疗事故 　　　　C. 护理差错

    D. 意外事故 　　　　E. 护理缺陷

A₃ 型题（案例组型最佳选择题，8～10 题共用题干）

一急诊患者在就诊过程中，护士没有询问患者有无青霉素过敏史即为患者做了青霉素试验，造成了患者休克死亡。

6. 护士的医疗过失行为所占的比重是（　　）。

    A. 完全责任 　　　　B. 主要责任 　　　　C. 同等责任

    D. 次要责任 　　　　E. 轻微责任

7. 如果属于医疗事故，属于几级？（　　　）

  A. 一级　　　　　　　　B. 二级　　　　　　　C. 三级

  D. 四级　　　　　　　　E. 不属于医疗事故

8. 护士在给药的操作中，对于过敏药下列错误的选项是（　　　）。

  A. 备药前要检查药品标签、有效期

  B. 给药前应询问有无过敏史

  C. 使用前应做好过敏试验，皮试阴性方可执行

  D. 注意配伍禁忌

  E. 可不必检查药物的批号

三、多选题

1. 医疗事故的主体是（　　　）。

  A. 医疗机构　　　　　　B. 医务人员　　　　　C. 患者

  D. 陪护　　　　　　　　E. 工勤人员

2. 医护人员的侵权行为主要涉及的内容（　　　）。

  A. 侵犯自由权　　　　　B. 侵犯生命健康权　　C. 侵犯隐私权

  D. 侵犯肖像权　　　　　E. 侵犯人身权

四、简答题

1.《护士管理条例》中对护士的执业资格及首次注册是如何规定的？

2. 简述医疗事故的分级。

3. 简述护士的执业权利和义务。

4. 何为医疗事故？

五、案例分析

  患儿，男，5 岁，因手外伤而急诊。医嘱：注射破伤风抗毒素（TAT）1500IU。其母带患儿到注射室时，遇到值班护士小张，小张是患儿邻居，其母要求小张给患儿做青霉素皮试。小张询问青霉素过敏史并要求查看医嘱，但患儿母亲谎称"孩子不过敏，经常注射"。小张顾于情面未再追究，做了青霉素、TAT 皮试。小李接班后，观察皮试结果，青霉素阴性、TAT 阳性，给予 TAT 脱敏注射。小李先在病儿左臀部注射青霉素 40 万 U，随后在右臀部注射第 1 次 TAT 量 0.1ml。2～3min 后，患儿出现全身发痒、胸闷、烦躁等症状。小李立即唤医生，医生认为自己未开青霉素医嘱，立即带病儿母亲去找院长，院长在外地开会未找到，当医生再回到注射室时，小李已给患儿注射过肾上腺素和地塞米松。因抢救无效患儿死亡。

  问题：

  1. 该案例属什么性质？

  2. 小张、小李、医生各有什么过错？谁负主要责任？

实训题　案例分析

一、方式

教学中应用医疗事故案例分析法，进行课堂讨论。

二、目标

通过情景设置、差错事故再现、问题提出、关键点分析等，提高护生对差错事故的认识。

三、实施步骤

1．情景设置：由老师根据实习大纲、护生学习兴趣、知识水平选择医疗差错事故案例，用文字使差错事故再现。

2．问题提出：由老师提出问题，组织护生对案例中的情节进行分析、讨论。

3．老师对案例作总结和关键点分析。

（张　敏）

附录

附录一 不同类型的组织结构的优缺点比较

组织结构类型	优点	缺点
直线型结构	组织关系简明,部门目标清晰;责任明确,命令统一	组织结构较简单,不适于规模较大、业务复杂的组织;权力高度集中于最高领导人,易造成权力滥用
职能型结构	管理分工较细,能充分发挥职能机构专业管理作用,减轻上层管理者的负担	多头领导,不利于组织统一指挥;职能机构横向联系不够,易造成管理混乱;当环境变化时适应性有一定的局限。实际工作中,纯粹的此类结构较少
直线参谋型结构	权力集中、职责清楚、秩序井然、工作效率高,组织稳定性高	限制下级部门的主动性和积极性的发挥;部门间的信息交流少,协作性差;组织反应慢,适应性差
直线职能参谋型结构	可统一指挥、严格责任制;可根据分工和授权程度,发挥职能人员的作用	管理者需花大量的时间协调组织内信息沟通
矩阵型结构	加强了横向联系,机动灵活,适应性强;利于提高组织内各项资源的利用率	有的项目小组属临时性组织,缺乏稳定性;纵横双重领导易产生矛盾
委员会	集思广益;防止权力过分集中;利于沟通,代表集体利益;具有一定权威性,易获得群众的信任;促进管理者成长	较费时间;职责分离,有些人只参与讨论不负责执行决议,不利于落实组织决定
团队	打破部门界限快速地组合、重组、解散,行动灵活,效率高;能够促进成员参与决策,增强民主气氛,调动积极性;可以作为传统的部门结构的补充	组成人员来自不同部门,隶属关系仍在原单位,管理困难,没有足够的激励与惩治手段;当任务完成后,仍要回原单位,因而容易产生临时观念与短期行为,对工作有一定影响

附录二　卫生部关于实施医院护士岗位管理的指导意见

卫医政发〔2012〕30 号

各省、自治区、直辖市卫生厅局，新疆生产建设兵团卫生局：

在医院护士队伍中实施岗位管理，是提升护理科学管理水平、调动护士积极性的关键举措，是稳定和发展临床护士队伍的有效途径，是深入贯彻落实《护士条例》的具体措施，也是公立医院改革关于完善人事和收入分配制度的任务要求。为进一步加强医院护士队伍的科学管理，提高护理质量和服务水平，更好地为人民群众健康服务，现就实施医院护士岗位管理提出以下意见。

一、指导思想

贯彻落实公立医院改革关于充分调动医务人员积极性、完善人事和收入分配制度的任务要求，在改革临床护理模式、落实责任制整体护理的基础上，以实施护士岗位管理为切入点，从护理岗位设置、护士配置、绩效考核、职称晋升、岗位培训等方面制定和完善制度框架，建立和完善调动护士积极性、激励护士服务临床一线，有利于护理职业生涯发展的制度安排，努力为人民群众提供更加安全、优质、满意的护理服务。

二、基本原则

（一）以改革护理服务模式为基础。医院要实行"以病人为中心"的责任制整体护理工作模式，在责任护士全面履行专业照顾、病情观察、治疗处置、心理护理、健康教育和康复指导等职责的基础上，开展岗位管理的相关工作。

（二）以建立岗位管理制度为核心。医院根据功能任务、医院规模和服务量，将护士从按身份管理逐步转变为按岗位管理，科学设置护理岗位，实行按需设岗、按岗聘用、竞聘上岗，逐步建立激励性的用人机制。通过实施岗位管理，实现同工同酬、多劳多得、优绩优酬。

（三）以促进护士队伍健康发展为目标。遵循公平、公正、公开的原则，建立和完善护理岗位管理制度，稳定临床一线护士队伍，使医院护士得到充分的待遇保障、晋升空间、培训支持和职业发展，促进护士队伍健康发展。

三、工作任务

（一）科学设置护理岗位。

1. 按照科学管理、按需设岗、保障患者安全和临床护理质量的原则合理设置护理岗位，明确岗位职责和任职条件，建立岗位责任制度，提高管理效率。

2. 医院护理岗位设置分为护理管理岗位、临床护理岗位和其他护理岗位。护理管理岗位是从事医院护理管理工作的岗位，临床护理岗位是护士为患者提供直接护理服务的岗位，其他护理岗位是护士为患者提供非直接护理服务的岗位。护理管理岗位和临床护理岗位的护士应当占全院护士总数的 95% 以上。

3. 根据岗位职责，结合工作性质、工作任务、责任轻重和技术难度等要素，明确岗位所需护士的任职条件。护士的经验能力、技术水平、学历、专业技术职称应当与岗位的任职条件相匹配，实现护士从身份管理向岗位管理的转变。

（二）合理配置护士数量。

1. 按照护理岗位的职责要求合理配置护士，不同岗位的护士数量和能力素质应当满足工作需要，特别是临床护理岗位要结合岗位的工作量、技术难度、专业要求和工作风险等，合理配置、动态调整，以保障护理质量和患者安全。

2. 病房护士的配备应当遵循责任制整体护理工作模式的要求，普通病房实际护床比不低于 0.4∶1，每名护士平均负责的患者不超过 8 个，重症监护病房护患比为（2.5~3）∶1，新生儿监护病房护患比为（1.5~1.8）∶1。门（急）诊、手术室等部门应当根据门（急）诊量、治疗量、手术量等综合因素合理配置护士。

3. 根据不同专科特点、护理工作量实行科学的排班制度。需要 24 小时持续性工作的临床护理岗位应当科学安排人员班次；护理工作量较大、危重患者较多时，应当增加护士的数量；护士排班兼顾临床需要和护士意愿，体现对患者的连续、全程、人性化护理。

4. 医院应当制定护士人力紧急调配预案，建立机动护士人力资源库，及时补充临床护理岗位护士的缺失，确保突发事件以及特殊情况下临床护理人力的应急调配。

（三）完善绩效考核制度。

1. 医院应当建立并实施护士定期考核制度，以岗位职责为基础，以日常工作和表现为重点，包括护士的工作业绩考核、职业道德评定和业务水平测试。考核结果与护士的收入分配、奖励、评先评优、职称评聘和职务晋升挂钩。

2. 工作业绩考核主要包括护士完成岗位工作的质量、数量、技术水平以及患者满意度等情况；职业道德评定主要包括护士尊重关心爱护患者，保护患者隐私，注重沟通，体现人文关怀，维护患者权益的情况，其中护理管理岗位还应当包括掌握相关政策理论、管理能力、德才兼备的情况；业务水平测试主要包括护士规范执业，正确执行临床护理实践指南和护理技术规范，为患者提供整体护理服务和解决实际问题的能力。

3. 实行岗位绩效工资制度，护士的个人收入与绩效考核结果挂钩，以护理服务质量、数量、技术风险和患者满意度为主要依据，注重临床表现和工作业绩，并向工作量大、技术性难度高的临床护理岗位倾斜，形成有激励、有约束的内部竞争机制，体现同工同酬、多劳多得、优绩优酬。

4. 完善护士专业技术资格评价标准，更加注重工作业绩、技术能力，更加注重医德医风，更加注重群众满意度。可以根据国家有关规定放宽职称晋升的外语要求，不对论文、科研作硬性规定。

（四）加强护士岗位培训。

1. 建立并完善护士培训制度。根据本医院护士的实际业务水平、岗位工作需要以及职业生涯发展，制定、实施本医院护士在职培训计划，加强护士的继续教育，注重新知识、新技术的培训和应用。护士培训要以岗位需求为导向、岗位胜任力为核心，突出专业内涵，注重实践能力，提高人文素养，适应临床护理发展的需要。

2. 加强新护士培训。实行岗前培训和岗位规范化培训制度。岗前培训应当包括相关法律法规、医院规章制度、服务理念、医德医风以及医患沟通等内容；岗位规范化培训应当包括岗位职责与素质要求、诊疗护理规范和标准、责任制整体护理的要求及临床护理技术等，以临床科室带教式为主，在医院内科、外科等大科系进行轮转培训，提高护士为患者提供整体护理服务的意识和能力。

3. 加强专科护理培训。根据临床专科护理发展和专科护理岗位的需要，按照卫生部和省级卫生行政部门要求，开展对护士的专科护理培训，重点加强重症监护、急诊急救、血液净化、肿瘤等专业领域的骨干培养，提高专业技术水平。

4. 加强护理管理培训。从事护理管理岗位的人员，应当按照要求参加管理培训，包括现代管理理论在护理工作中的应用、护士人力资源管理、人员绩效考核、护理质量控制与持续改进、护理业务技术管理等，提高护理管理者的理论水平、业务能力和管理素质。

（五）保障合同制护士权益。

1. 医院应当根据核定的人员编制标准，落实护士编制。医院不得随意减少编制内护士职数，不得随意增加编外聘用合同制护士。

2. 医院落实国家有关工资、奖金、岗位津贴、福利待遇及职称晋升等规定，保证聘用的合同制护士与编制内护士享有同等待遇；合同制护士同样享有参加继续教育权利。

3. 医院应当根据服务规模、床位数量和床位使用率等因素，动态调整护士配置数量并落实护士编制，保证医疗护理质量。

四、有关工作要求

（一）提高思想认识，强化组织领导。各级卫生行政部门和医院要充分认识实施护士岗位管理的重要性、必要性和紧迫性，切实加强组织领导，做好调查研究，逐步推进岗位管理工作。各省级卫生行政部门要结合本地实际情况制定医院护士岗位管理实施细则，对所辖区域内医院的护理岗位设置、护士配置等内容进行细化。医院领导层面要高度重视岗位管理工作，强化领导职责，制定切实可行的实施方案，落实人员，健全机制，为推动医院人事和收入分配制度改革奠定坚实基础。

（二）密切部门合作，推动顺利实施。各省级卫生行政部门要积极与编制、财政、人力资源社会保障等部门密切协作，积极争取有利于推进护士岗位管理的制度和政策措施，努力营造有关部门支持医院实施岗位设置管理的政策环境。医院内部加强财务、人事、护理管理等部门之间协调，明确职责分工，加强团结合作，推动护士岗位管理工作顺利实施。

（三）加强指导检查，不断总结提高。各级卫生行政部门要加强对医院实施护士岗位管理的指导检查，主要包括建立岗位管理规章制度及落实情况、护士的配置、护士履行岗位职责、护士的绩效考核、职称晋升和待遇、在职培训等情况。工作过程中要及时研究解决遇到的问题和困难，掌握和分析实施情况和实际效果，总结有益经验，促进护士科学化管理水平的提高。

（四）坚持典型引路，发挥示范作用。实施岗位设置管理需要各级卫生行政部门和医院的共同探索与实践。工作中要及时总结各地取得的新进展新经验，培养和树立一批典型，予以宣传推广，发挥示范引领作用，激发各医院的改革和创新活力，争取以点带面、推动全局，确保医院护士岗位管理工作扎实推进。

二〇一二年四月二十八日

附录三　面试的基本步骤

步骤	主试者	面试者	主要作用
1. 准备	将面试者的材料放在案头并浏览；回顾面试计划并对某些问题做一些必要的记号	注意穿着形象，早早到面试处报到，等待面试并回顾自己回答问题的要点	双方都给对方以好印象，表示互相尊重
2. 接触	握手欢迎，自我介绍，请面试者就座并适当寒暄	握手，在请坐时坐下，用简短语言概括介绍自己（开场白）	消除应聘者的紧张恐惧感（应聘者给主试者留下鲜明印象）
3. 了解背景	询问面试者个人、家庭和社会背景，包括受教育情况	自述	核实材料中有关内容，考查面试者社交性、集体性是否与将就职的工作团体相适应，考查其灵活变通性
4. 询问有关工作问题	询问面试者的职业经历、职业计划，以及调换工作的原因；曾受过的培训；就该职位，了解面试者有关的技能和专业知识	提供工作经历、个人技能的有关情况，尽力表达申请此职位的动机和信心	在主动性、自我批评、主要能力、调换工作的理由、自我发展的愿望等方面得出结论，并校对其书面材料
5. 向面试者提供某些信息	向面试者介绍企业组织及其各部门、各工作岗位的情况，并回答面试者的问题	询问有关工作福利、提升机会的情况，了解公司背景等	让面试者了解组织，避免对未来的工作有误解
6. 结束	稍作总结，表示面试结束，起身握手告别，示意面试者可以出去了	等待主试者示意结束，询问下一步如何做，起身告别	正式结束面试
7. 面试评价	根据面试提纲及评分标准进行评价		甄选应试者

附录四　求职护士面试提纲示例

面试题目	评测要点	提问要点
工作动机与愿望	过去和现在对工作的态度，更换工作与求职原因，对未来的追求与抱负，对医院所提供的职位或工作能否满足其工作要求和期望	请谈谈你现在的工作情况，包括待遇、工作性质、工作满意度 你为何选择来本院工作 进入本单位你想有什么希望和理想
工作经验	从事所聘职业的工作经验与丰富程度，职位的升迁或工作变化情况，从其所述工作经历中判断其工作责任心、组织领导力、创新意识	你毕业后最初在哪家医院就职 你在这家医院里，担任过什么职务，曾在哪些科室工作 你在这家医院里做出了哪些你自己认为值得骄傲的成就 你在工作中，遇到过什么困难，你是怎样处理和应付的 请你谈谈职务的升迁和工资变化情况
经营意识	判断应聘者是否具有效率观念、竞争意识以及是否具备基本医院经营理念	可通过案例来判断是否有这方面的观念和意识
知识水平与专业特长	应聘者是否具有应聘岗位所需要的专业知识和专业技能	你工作期间接受过哪些培训，是否发表过文章 你在学校对哪些课程最感兴趣，哪些课程学得最好 询问专业术语和有关专业领域的问题 询问一些专业领域的案例，要求其进行分析判断
精力、活力、兴趣、爱好	应聘者是否精力充沛、充满活力，其兴趣和爱好是否符合应聘职位要求	你怎样消磨闲暇时间 你经常参加体育锻炼吗
思维力、分析力、语言表达力	对所提的问题是否能够通过分析判断，抓住事物本质并且说理透彻，分析全面，条理清晰，是否能顺畅地将自己的思想、观点、意见用语言表达出来	你认为成功和失败有什么区别 如果让你进入一个新病区工作，你将从何入手 提一些案例，要求分析、判断
反应力与应变力	头脑的机敏程度，对突发事件的应急处理能力，对提出的问题能否迅速、准确地理解，并尽快做出相应的回答	询问一些案例或提出某些问题要求其回答
工作态度、诚实性纪律性	工作态度如何，谈吐是否实在、诚实，是否热爱工作，奋发向上	你目前所在单位管得严吗 在工作中看到别人违反制度和规定，你怎么办 你经常向领导提合理化建议吗 除本职工作外，你还在其他单位兼职吗 你在处理各类问题时经常向领导汇报吗 你在领导与被领导之间喜欢哪种关系
自知力、自控力	应聘者是否能够通过经常性的自我检查，善于发现自己的优缺点，同时遇到批评、遭受挫折以及工作有压力时，能否克制、容忍、理智地对待	你认为你自己的长处在哪里 你觉得你个性上最大的优点是什么 领导和同事批评你时，你如何对待 你准备如何改正自己的缺点

附录五　保障病人安全的 29 项措施

1. 进一步完善与落实各项诊疗活动的查对制度，在抽血、给药或输血时，应至少同时使用两种患者识别的方法，如姓名、年龄、出生年月、病历号、床号等（不得仅以床号作为识别的依据）。

2. 在实施任何介入或其他有创高危诊疗活动前，责任者都要用主动与患者（或家属）沟通的方式，作为最后确认的手段，以确保正确的患者、实施正确的操作。

3. 完善关键流程识别措施，即在各关键的流程中，均有患者识别准确性的具体措施、交班规范与记录文件。

（1）急诊与病房、与手术室、与 ICU 之间流程管理的识别具体措施、交接规范与记录文书。

（2）手术（麻醉）与病房、与 ICU 之间流程管理的识别具体措施、交接班规范与记录文书。

（3）产房与病房之间流程管理的识别具体措施、交接规范与记录文书。

4. 建立使用"腕带"作为识别标示制度：至少应对手术、昏迷、神志不清、无自主能力的重症患者，在诊疗活动中使用"腕带"，作为各项诊疗操作前识别病人的一种手段，并首先应在重症监护病房、手术室、急诊抢救室、新生儿等科室中得到实施。

5. 病房药柜内的药品存放、使用、限额、定期核查均有相应的规范；存放毒、剧、麻醉药有管理和登记制度，符合法规要求。

6. 病房药柜存放高危药品有规范；不得与其他药物混合存放，高浓度电解质制剂（包括氯化钾、磷化钾及超过 0.9% 的氯化钠等）。肌肉松弛剂与细胞毒化剂等高危药品单独存放，有醒目的标志。

7. 病区药柜的注射药、内服药与外用药严格分开放置。

8. 所有处方或用药医嘱在转抄和执行时都有严格核对程序，认真遵循。

9. 在下达与执行注射剂的医嘱（或处方）时要注意药物配伍禁忌。

10. 病房建立重点药物用药后的观察制度和程序，医师、护士须知晓这些观察制度和程序，并能执行。

11. 药师应为门诊患者提供合理用药的方法及用药不良反应的服务指导。

12. 进一步完善输液安全管理制度，严把药物配伍禁忌关，控制静脉输注流速，预防输液反应。

13. 紧急抢救急危重症的特殊情况下，对医师下达的口头临时医嘱，护士应向医生重复背述，在执行时双重检查的要求（尤其是在超常规用药情况下），事后应准确记录。

14. 对接获的口头或电话通知的"危急值"或其他重要的检验（包括医技科室其他检查）结果，接获者必须规范、完整地记录检验结果和报告者的姓名与电话，进行确认后方可提供医师使用。

15. 临床实验室应根据所在医院就医患者情况，制定出适合本单位的"危急值"

报告制度。

16. "危急值"报告有规定的可靠途径，检验人员能为临床提供咨询服务，重点对象是急诊科、手术室、各类重症监护病房等部门的急危重症患者。

17. "危急值"项目可根据医院实际情况认定，至少应包括血钙、血钾、血糖、血气、白细胞计数、血小板计数、凝血酶原时间、活化部分凝血活酶时间等。

18. 对属"危急值"报告的项目实行严格的质量控制，尤其是分析前质量控制措施，如有标本采集、存储、运送、交接、处理规定，并认真落实。

19. 建立与实施手术前确认制度与程序，有交接核查表，以确认手术必需的文件资料与物品（如病历、影像资料、术中特殊用药等）均已备妥。

20. 有术前由手术医师在手术部位作标示的制度与规范，并主动邀请患者参与认定，避免错误的部位、错误的病人、实施错误的手术。

21. 制定并落实医护人员手部卫生管理制度和手部卫生实施规范，配置有效、便捷的手卫生设备和设施，为执行手部卫生提供必需的保障。

22. 制定并落实医护人员在手术操作过程中使用无菌医疗器械（器具）规范，手术后的废弃物应当遵循医院感染控制的基本要求。

23. 认真实施有效的跌倒、坠床与压疮防范制定与措施。

24. 建立跌倒、坠床与压疮的报告认定制度。

25. 做好基础护理，要配合用好护理人力资源，开放床位与上岗护士配比1:0.4。

26. 医院要倡导主动报告不良事件，有鼓励医务人员报告的机制。

27. 积极参加中国医院协会自愿、非处罚性的不良事件报告系统，为行业的医疗安全提供信息。

28. 形成良好的医疗安全文化氛围，提倡非处罚性、不针对个人的环境，有鼓励员工积极报告威胁病人安全的不良事件的措施。

29. 医院能够将安全信息与医院实际情况相结合，从医院管理体系上、从运行机制上、从规章制度上进行有针对性的持续改进，医院每年至少有两件系统改进案例。

附录六　中华人民共和国护士管理条例

第一章　总　则

第一条　为了维护护士的合法权益，规范护理行为，促进护理事业发展，保障医疗安全和人体健康，制定本条例。

第二条　本条例所称护士，是指经执业注册取得护士执业证书，依照本条例规定从事护理活动，履行保护生命、减轻痛苦、增进健康职责的卫生技术人员。

第三条　护士人格尊严、人身安全不受侵犯。护士依法履行职责，受法律保护。全社会应当尊重护士。

第四条　国务院有关部门、县级以上地方人民政府及其有关部门以及乡（镇）人民政府应当采取措施，改善护士的工作条件，保障护士待遇，加强护士队伍建设，促进护理事业健康发展。

国务院有关部门和县级以上地方人民政府应当采取措施，鼓励护士到农村、基层医疗卫生机构工作。

第五条　国务院卫生主管部门负责全国的护士监督管理工作。

县级以上地方人民政府卫生主管部门负责本行政区域的护士监督管理工作。

第六条　国务院有关部门对在护理工作中做出杰出贡献的护士，应当授予全国卫生系统先进工作者荣誉称号或者颁发白求恩奖章，受到表彰、奖励的护士享受省部级劳动模范、先进工作者待遇；对长期从事护理工作的护士应当颁发荣誉证书。具体办法由国务院有关部门制定。

县级以上地方人民政府及其有关部门对本行政区域内做出突出贡献的护士，按照省、自治区、直辖市人民政府的有关规定给予表彰、奖励。

第二章　执业注册

第七条　护士执业，应当经执业注册取得护士执业证书。

申请护士执业注册，应当具备下列条件：

（一）具有完全民事行为能力；

（二）在中等职业学校、高等学校完成国务院教育主管部门和国务院卫生主管部门规定的普通全日制3年以上的护理、助产专业课程学习，包括在教学、综合医院完成8个月以上护理临床实习，并取得相应学历证书；

（三）通过国务院卫生主管部门组织的护士执业资格考试；

（四）符合国务院卫生主管部门规定的健康标准。

护士执业注册申请，应当自通过护士执业资格考试之日起3年内提出；逾期提出申请的，除应当具备前款第（一）项、第（二）项和第（四）项规定条件外，还应当在符合国务院卫生主管部门规定条件的医疗卫生机构接受3个月临床护理培训并考核合格。

护士执业资格考试办法由国务院卫生主管部门会同国务院人事部门制定。

第八条 申请护士执业注册的，应当向拟执业地省、自治区、直辖市人民政府卫生主管部门提出申请。收到申请的卫生主管部门应当自收到申请之日起20个工作日内做出决定，对具备本条例规定条件的，准予注册，并发给护士执业证书；对不具备本条例规定条件的，不予注册，并书面说明理由。

护士执业注册有效期为5年。

第九条 护士在其执业注册有效期内变更执业地点的，应当向拟执业地省、自治区、直辖市人民政府卫生主管部门报告。收到报告的卫生主管部门应当自收到报告之日起7个工作日内为其办理变更手续。护士跨省、自治区、直辖市变更执业地点的，收到报告的卫生主管部门还应当向其原执业地省、自治区、直辖市人民政府卫生主管部门通报。

第十条 护士执业注册有效期届满需要继续执业的，应当在护士执业注册有效期届满前30日向执业地省、自治区、直辖市人民政府卫生主管部门申请延续注册。收到申请的卫生主管部门对具备本条例规定条件的，准予延续，延续执业注册有效期为5年；对不具备本条例规定条件的，不予延续，并书面说明理由。

护士有行政许可法规定的应当予以注销执业注册情形的，原注册部门应当依照行政许可法的规定注销其执业注册。

第十一条 县级以上地方人民政府卫生主管部门应当建立本行政区域的护士执业良好记录和不良记录，并将该记录记入护士执业信息系统。

护士执业良好记录包括护士受到的表彰、奖励以及完成政府指令性任务的情况等内容。护士执业不良记录包括护士因违反本条例以及其他卫生管理法律、法规、规章或者诊疗技术规范的规定受到行政处罚、处分的情况等内容。

第三章 权利和义务

第十二条 护士执业，有按照国家有关规定获取工资报酬、享受福利待遇、参加社会保险的权利。任何单位或者个人不得克扣护士工资，降低或者取消护士福利等待遇。

第十三条 护士执业，有获得与其所从事的护理工作相适应的卫生防护、医疗保健服务的权利。从事直接接触有毒有害物质、有感染传染病危险工作的护士，有依照有关法律、行政法规的规定接受职业健康监护的权利；患职业病的，有依照有关法律、行政法规的规定获得赔偿的权利。

第十四条 护士有按照国家有关规定获得与本人业务能力和学术水平相应的专业技术职务、职称的权利；有参加专业培训、从事学术研究和交流、参加行业协会和专业学术团体的权利。

第十五条 护士有获得疾病诊疗、护理相关信息的权利和其他与履行护理职责相关的权利，可以对医疗卫生机构和卫生主管部门的工作提出意见和建议。

第十六条 护士执业，应当遵守法律、法规、规章和诊疗技术规范的规定。

第十七条 护士在执业活动中，发现患者病情危急，应当立即通知医师；在紧急情况下为抢救垂危患者生命，应当先行实施必要的紧急救护。

护士发现医嘱违反法律、法规、规章或者诊疗技术规范规定的，应当及时向开具医嘱的医师提出；必要时，应当向该医师所在科室的负责人或者医疗卫生机构负责医疗服务管理的人员报告。

第十八条 护士应当尊重、关心、爱护患者，保护患者的隐私。

第十九条 护士有义务参与公共卫生和疾病预防控制工作。发生自然灾害、公共卫生事件等严重威胁公众生命健康的突发事件，护士应当服从县级以上人民政府卫生主管部门或者所在医疗卫生机构的安排，参加医疗救护。

第四章 医疗卫生机构的职责

第二十条 医疗卫生机构配备护士的数量不得低于国务院卫生主管部门规定的护士配备标准。

第二十一条 医疗卫生机构不得允许下列人员在本机构从事诊疗技术规范规定的护理活动：

（一）未取得护士执业证书的人员；

（二）未依照本条例第九条的规定办理执业地点变更手续的护士；

（三）护士执业注册有效期届满未延续执业注册的护士。

在教学、综合医院进行护理临床实习的人员应当在护士指导下开展有关工作。

第二十二条 医疗卫生机构应当为护士提供卫生防护用品，并采取有效的卫生防护措施和医疗保健措施。

第二十三条 医疗卫生机构应当执行国家有关工资、福利待遇等规定，按照国家有关规定为在本机构从事护理工作的护士足额缴纳社会保险费用，保障护士的合法权益。

对在艰苦边远地区工作，或者从事直接接触有毒有害物质、有感染传染病危险工作的护士，所在医疗卫生机构应当按照国家有关规定给予津贴。

第二十四条 医疗卫生机构应当制定、实施本机构护士在职培训计划，并保证护士接受培训。

护士培训应当注重新知识、新技术的应用；根据临床专科护理发展和专科护理岗位的需要，开展对护士的专科护理培训。

第二十五条 医疗卫生机构应当按照国务院卫生主管部门的规定，设置专门机构或者配备专（兼）职人员负责护理管理工作。

第二十六条 医疗卫生机构应当建立护士岗位责任制并进行监督检查。

护士因不履行职责或者违反职业道德受到投诉的，其所在医疗卫生机构应当进行调查。经查证属实的，医疗卫生机构应当对护士做出处理，并将调查处理情况告知投诉人。

第五章 法律责任

第二十七条 卫生主管部门的工作人员未依照本条例规定履行职责，在护士监督管理工作中滥用职权、徇私舞弊，或者有其他失职、渎职行为的，依法给予处分；构成犯罪的，依法追究刑事责任。

第二十八条　医疗卫生机构有下列情形之一的，由县级以上地方人民政府卫生主管部门依据职责分工责令限期改正，给予警告；逾期不改正的，根据国务院卫生主管部门规定的护士配备标准和在医疗卫生机构合法执业的护士数量核减其诊疗科目，或者暂停其6个月以上1年以下执业活动；国家举办的医疗卫生机构有下列情形之一、情节严重的，还应当对负有责任的主管人员和其他直接责任人员依法给予处分：

（一）违反本条例规定，护士的配备数量低于国务院卫生主管部门规定的护士配备标准的；

（二）允许未取得护士执业证书的人员或者允许未依照本条例规定办理执业地点变更手续、延续执业注册有效期的护士在本机构从事诊疗技术规范规定的护理活动的。

第二十九条　医疗卫生机构有下列情形之一的，依照有关法律、行政法规的规定给予处罚；国家举办的医疗卫生机构有下列情形之一、情节严重的，还应当对负有责任的主管人员和其他直接责任人员依法给予处分：

（一）未执行国家有关工资、福利待遇等规定的；

（二）对在本机构从事护理工作的护士，未按照国家有关规定足额缴纳社会保险费用的；

（三）未为护士提供卫生防护用品，或者未采取有效的卫生防护措施、医疗保健措施的；

（四）对在艰苦边远地区工作，或者从事直接接触有毒有害物质、有感染传染病危险工作的护士，未按照国家有关规定给予津贴的。

第三十条　医疗卫生机构有下列情形之一的，由县级以上地方人民政府卫生主管部门依据职责分工责令限期改正，给予警告：

（一）未制定、实施本机构护士在职培训计划或者未保证护士接受培训的；

（二）未依照本条例规定履行护士管理职责的。

第三十一条　护士在执业活动中有下列情形之一的，由县级以上地方人民政府卫生主管部门依据职责分工责令改正，给予警告；情节严重的，暂停其6个月以上1年以下执业活动，直至由原发证部门吊销其护士执业证书：

（一）发现患者病情危急未立即通知医师的；

（二）发现医嘱违反法律、法规、规章或者诊疗技术规范的规定，未依照本条例第十七条的规定提出或者报告的；

（三）泄露患者隐私的；

（四）发生自然灾害、公共卫生事件等严重威胁公众生命健康的突发事件，不服从安排参加医疗救护。

护士在执业活动中造成医疗事故的，依照医疗事故处理的有关规定承担法律责任。

第三十二条　护士被吊销执业证书的，自执业证书被吊销之日起2年内不得申请执业注册。

第三十三条　扰乱医疗秩序，阻碍护士依法开展执业活动，侮辱、威胁、殴打护士，或者有其他侵犯护士合法权益行为的，由公安机关依照治安管理处罚法的规定给予处罚；构成犯罪的，依法追究刑事责任。

第六章　附　则

第三十四条　本条例施行前按照国家有关规定已经取得护士执业证书或者护理专业技术职称、从事护理活动的人员，经执业地省、自治区、直辖市人民政府卫生主管部门审核合格，换领护士执业证书。

本条例施行前，尚未达到护士配备标准的医疗卫生机构，应当按照国务院卫生主管部门规定的实施步骤，自本条例施行之日起3年内达到护士配备标准。

第三十五条　本条例自2008年5月12日起施行。

参考答案

第一章

单选题　1. A　2. E　3. C　4. B　5. E　6. D　7. D　8. B　9. E　10. B

多选题　1. ABCDE　2. ABCDE　3. ABC　4. ABCD

第二章

单选题　1. C　2. D　3. C　4. C　5. C　6. C　7. C　8. C　9. B

多选题　1. ABD　2. ABCDE　3. ABCDE　4. BCD　5. ABCE

第三章

单选题　1. A　2. D　3. E　4. D　5. B　6. B　7. C　8. D　9. B　10. C

多选题　1. ABCD　2. ABCDE　3. ABCD　4. ABC　5. ABCD

第四章

单选题　1. C　2. A　3. C　4. D　5. B　6. A　7. E　8. D　9. A　10. B

多选题　1. ABCE　2. ABE　3. ABCDE　4. ABCDE　5. ABCD

第五章

单选题　1. B　2. A　3. B　4. E　5. B　6. C　7. D　8. C　9. E　10. B

多选题　1. ABCDE　2. ABD　3. CE　4. ABCDE　5. ABDE

第六章

单选题　1. D　2. A　3. B　4. A　5. A　6. C　7. B　8. B　9. D　10. C

多选题　1. CE　2. ABCD　3. ABC　4. BCD　5. ABC

第七章

单选题　1. D　2. D　3. B　4. C　5. A　6. C　7. A　8. E　9. A　10. C

多选题　1. ABCDE　2. ABCD　3. ABC　4. CDE　5. BCD

第八章

单选题　1. D　2. A　3. B　4. D　5. E　6. D　7. B　8. B　9. A　10. B

多选题　1. ABC　2. AB　3. ABD　4. ABCDE　5. ABCD

第九章

单选题　1. A　2. E　3. D　4. D　5. D　6. A　7. B　8. A　9. C　10. D

多选题　1. BCE　2. ABC　3. ADE　4. ABCDE　5. BCE

第十章

单选题　1. A　2. C　3. C　4. C　5. A　6. C　7. A　8. B　9. A　10. C

多选题　1. ABCDE　2. ABCDE　3. ABC　4. ABCDE　5. ABCD

第十一章

单选题　1. B　2. B　3. D　4. A　5. E　6. D　7. D

多选题　1. ABCD　2. ABCD　3. ABCD

第十二章

单选题　1. D　2. B　3. A　4. B　5. D　6. A　7. A　8. E

多选题　1. AB　2. ABC

参考文献

1. 李继平．护理管理学．第3版，北京：人民卫生出版社，2012．

2. 陈海英．护理管理学．北京：人民卫生出版社，2011．

3. 姜小鹰．护理管理理论与实践．北京：人民卫生出版社，2011．

4. ［美］德鲁克．管理——任务、责任与实践．北京：中国社会科学出版社，1987．

5. 王建民．管理学原理．北京：北京大学出版社，2011．

6. 张培珺．现代护理管理学．第3版．北京：北京大学医学出版社，2005．

7. 殷翠．护理管理与科研基础．第2版．北京：人民卫生出版社，2011．
   刘化侠．护理管理学．北京：人民卫生出版社，2004．

8. 安基罗·克尼基．管理学基础（中文版）．北京：中国财政经济出版社，2004．

9. 杰弗里·泰勒．动物法则　管理的金科玉律．北京：东方出版社，2004．

10. 郑晓明．人力资源管理导论．北京：机械工业出版社，2005．

11. 朱家勇．人力资源管理学．北京：科学出版社，2009．

12. Angelo Kinicki，Brain K. Williams．管理学基础．梁巧转译．北京：中国财政经济出版社，2004．